文化
普华
PUHUA BOOKS

我们一起解决问题

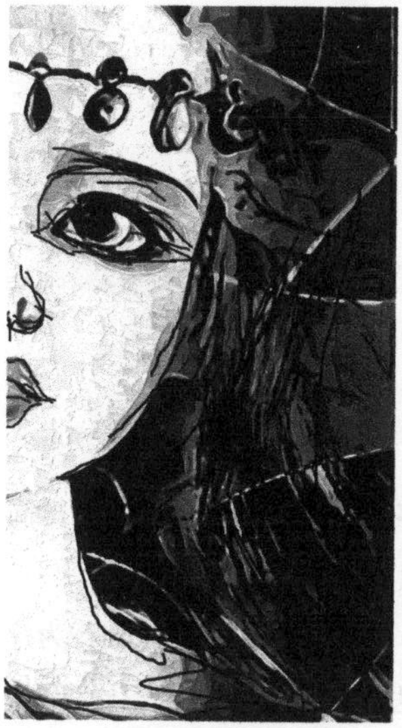

认知行为疗法进阶

郭召良◎著

人民邮电出版社
北京

图书在版编目（CIP）数据

认知行为疗法进阶 / 郭召良著. -- 北京 : 人民邮电出版社, 2020.5
ISBN 978-7-115-53561-0

Ⅰ. ①认… Ⅱ. ①郭… Ⅲ. ①认知－行为疗法 Ⅳ. ①R749.055

中国版本图书馆CIP数据核字(2020)第040269号

内容提要

《认知行为疗法进阶》是对《认知行为疗法入门》内容的深入与升级，目的是提高读者有关认知行为疗法的理论素养，提升读者的实务工作能力。

本书内容侧重于培养心理咨询师的职业素养，一方面，为了教导读者从认知行为疗法的角度分析来访者的心理问题，详细讲解了认知行为疗法心理咨询中的概念化、结构化、认知评估和干预策略；另一方面，强调实务操作，深入讲解了自动思维阶段、中间信念阶段和核心信念阶段会用到的各种认知行为疗法的技术应用。另外，鉴于能够恰当处理与来访者之间的矛盾和冲突是心理咨询师成长的必经阶段，为此本书还安排了咨询设置和咨询关系方面的内容。

希望读完本书，能够帮各位心理咨询师、认知行为疗法的初学者和爱好者以及有心理自助需求的朋友掌握认知行为疗法技术，并在工作与生活中加以应用。

◆ 著　郭召良
责任编辑　姜　珊
责任印制　彭志环
◆ 人民邮电出版社出版发行　北京市丰台区成寿寺路 11 号
邮编　100164　电子邮件　315@ptpress.com.cn
网址　https://www.ptpress.com.cn
固安县铭成印刷有限公司印刷

◆ 开本：700×1000　1/16
印张：24.75　2020 年 5 月第 1 版
字数：300 千字　2025 年 4 月河北第 24 次印刷

定　价：89.00 元

读者服务热线：（010）81055656　印装质量热线：（010）81055316
反盗版热线：（010）81055315

推荐

自 20 世纪 20 年代起，在欧美国家的临床心理学领域，先后出现了精分、行为、人本、认知等心理治疗理论和方法。

20 世纪 70 年代后，将认知疗法与行为疗法有机整合在一起的认知行为疗法，因其科学实证、短程高效和结构清晰而广被认可，逐渐成为心理咨询与治疗的主流方法。

近三十年来，已有学者将认知行为疗法引进中国，但大多是译作和简单应用，很少有人做系统而全面的研究。

我的学生郭召良博士，对认知行为疗法情有独钟。他经过多年潜心研究和临床应用，收获颇丰。特别是在认知行为疗法的推广与普及方面，他也做出了令人瞩目的成绩。

这套“认知行为疗法心理咨询师实践必读丛书”，就是召良多年心血的结晶。

该系列系统全面地介绍了认知行为疗法的基本理论、技术方法、心理问题解决方案以及咨询技能培训可能遇到的各种问题。

熔理论与实践于一炉，铸科学性与实用性为一体，具有很强的可操作性，是该系列的重要特色。

作为召良读博士时的导师，我愿负责任地将这套书推荐给广大心理咨询师和心理咨询爱好者。

长江后浪推前浪，一代更比一代强！

我为弟子骄傲，我为召良点赞！

郑日昌

中国心理卫生协会常务理事

北京高校心理咨询研究会理事长

认知行为疗法作为在国内比较普及的心理治疗方法，其实用性已在多年的推广中被证实。郭召良老师一直是前线推广中的一员，今年他将自己对认知行为疗法的理论认识与多年的实践结合，完成了这套“认知行为疗法心理咨询师实践必读丛书”。这套书最大的特点就是手把手，细致拆分每个知识点，并配上个案实践过程，这种讲解方法对认知行为疗法的学习者很有益处。

许燕

中国社会心理学会前任会长

北师大心理学部博士生导师

序

我们已经迈入21世纪20年代，随着我国经济的不断发展，人们的财富逐步增加，大家对心理咨询和心理健康的兴趣越来越大。许多人都希望通过学习心理学知识，帮助自己提升生活品质，帮助家人获得幸福，助力社会更加和谐。

心理咨询流派和疗法众多，令人眼花缭乱，对于初学者而言，往往不知从何着手。许多心理咨询疗法在国内都有介绍，不仅有图书出版物，也有培训课程。在阅读图书和参加培训课程的人中，不仅有专业的咨询师，也有心理学爱好者，更有存在心理困惑、希望从中得到解决方法的自助者。

在众多心理咨询疗法中，认知行为疗法（Cognitive Behavior Therapy，CBT）是目前国际心理学界主流的心理咨询疗法，是众多心理问题和心理疾病的首选治疗方法，在欧美等国家被广泛推广与应用。

认知行为疗法主要因其科学实证、短程高效和结构化而被认可和接受。和其他一些心理疗法相比，认知行为疗法能够治愈绝大多数心理疾病，并已经得到科学验证，尤其是研究发现，认知行为疗法在治疗抑郁障碍和焦虑障碍等方面有着很高的治愈率，在预防复发方面也有其优势。而其他一些心理疗法往往只能报告成功个案，缺少大量研究报告支持其疗法的有效性。

认知行为疗法的科学实证还表现在它的理论观点和技术方法是以心理学知识为基础发展起来的。相比而言，有些心理咨询疗法缺少心理学理论和技术的支撑。从这个角度讲，认知行为疗法是一种科学的心理咨询疗法。

相当多的心理咨询疗法，是创始人根据自己多年的实践经验总结出来的，与心理学知识之间并没有直接联系。这些研究者提出一些怪怪的名词术语，姑且不论这些疗法是否有效、有用，仅这些名词术语就已经增加了学习者和患者理解的难度和障碍。相比而言，认知行为疗法的理论观点和技术方法便于在生活中实践，概念术语也容易理解，因此容易被大家所接受。

短程高效是认知行为疗法的重要优势之一。认知行为疗法强调对症治疗，会针对患者存在的症状去规划治疗方案，安排咨询会谈。这样的会谈就非常有效率，普通的抑郁症、焦虑症、强迫症、恐惧症等心理问题经过十几次会谈一般就能得到解决。

相比其他一些疗法过多强调陪伴，而对心理咨询过程缺少规划，**认知行为疗法是非常结构化的**，它更关注明确的咨询问题和具体的咨询目标，有清晰的咨询计划。认知行为疗法从诊断患者问题开始，然后确定咨询目标，制订咨询计划，规划整个咨询进程。

结构化也就意味着标准化，它规范了心理咨询的各个阶段和环节。心理咨询机构可以制定各环节的规范和质量标准，对心理咨询进行质量管理，让心理咨询变得更加标准化。如果没有结构化优势，要把心理咨询过程规范化和标准化是不可想象的。

无论你是心理咨询师，还是心理学爱好者，如果你只想学习一种疗法，或者先学习某种疗法再学习其他疗法，我的建议就是先学习认知行为疗法。我从本科到博士都是主攻心理学专业的，博士阶段的研究方向就是心理咨询和心理测评，学习期间对心理咨询的各个流派积累了一定的了解，比较各种疗法后我开始对这种短程高效的心理疗法感兴趣。我发现欧美等国家的主流心理咨询疗法就是认知行为疗法，又鉴于国内比较多的心理咨询培训是精神分析方向的，对认知行为疗法的推广甚少，因此我选择了认知行为疗法作为研究、培训和实务的主要方向。

有些人学习某个疗法后会发现自己不能完全解决患者的问题，便去学习其他疗法，希望通过学习更多的疗法来武装自己。其结果就是，习得的心理咨询流派技术往往是零散的、不成系统的，这个学派了解一些，那个流派学习一些。这些人所学的理论和技术往往是杂糅的，应用时没有规划，咨询质量得不到保障，还美其名曰“折中”或“整合”。其实就像一堆砖头，没有系统、没有结构，就不能盖成一栋房子。这类咨询师遇到具体咨询个案的时候，想用什么就用什么，并且在多数时候回避自己解决不了的问题。

实际上，这不是因为他们学习的疗法不够多，而是这些疗法不够系统，以及其所受的训练不完整。造成这种局面的原因是很多心理咨询培训不够系统全面，心理咨询类图书也不够系统全面，学习者自然难以提升自己的实战能力。

要解决这个问题，**我们需要系统的出版物和系统的培训课程**。

目前，国内也陆续出版了一些认知行为疗法的相关图书，但主要是国外的译作。对于已经出版的图书而言（包括其他疗法的图书），它们的主要问题是，不同认知行为疗法专家的观点不同，所使用的概念术语差异很大。相同的内容，不同的研究者使用到的词汇或概念不同，这就给读者带来了理解上的困难，妨碍了其进一步应用。此外，想加深学习的读者也难以只关注一位研究者，因为很多研究者往往针对认知行为疗法只出版一本专著，如果读者想进一步学习其理论与观点，也没有更多的书可读。

为了解决心理咨询师系统培训的问题，出版一本书是不够的，需要出版一套书，这样才可以解决心理疗法培训系统性问题和图书之间概念术语差异的问题。基于这样的思考，我撰写了这套“认知行为疗法心理咨询师实践必读丛书”，全面系统地介绍了认知行为疗法的基本理论、技术方法、心理问题解决方案、咨询技能培训的方方面面。心理咨询师可以系统学习认知行为疗法的理论知识和实务技能，心理咨询爱好者也可以选择自己感兴趣的内容阅读，满足对心理咨询的好奇心并解决自己的困扰。

心理咨询行业流行“江湖派”和“学院派”的划分，这样的称呼不过是为了肯定自己和否定对手的标签战术。当我们说对方是“学院派”，给对方贴上“学院派”的标签，表面上我们的意思是指对方空有理论缺乏实践，但我们实际上是想肯定自己具有丰富的实战经验；当我们说对方是“江湖派”，给对方贴上“江湖派”标签的时候，表面上我们的意思是对方缺乏理论修养，实际上我们是想肯定自己的理论素养。你可以发现，当我们贬低别人的时候，我们其实对别人没有什么兴趣，只是想通过贬低别人来肯定自己。

如果从正面来解读“学院派”和“江湖派”，他们各有优势，“学院派”具有理论素养优势，“江湖派”具有实践经验的优势。作为一位合格的心理咨询师，既要有实践经验也要有理论素养，二者都不可偏废。咨询师要在累积丰富实践经验的同时，也要加强理论学习。行走江湖的人也要能登大雅之堂，而从事理论研究的人，也要通过积累实践经验来滋养理论研究，否则难有突破。

那我是什么派呢？我把自己定位在“学者行走江湖派”。

学者必须要有研究，我在这套书中给大家介绍了自己多年来在认知行为疗法领域的研究心得。在一些人眼中，认知行为疗法是“治标不治本”的，其实认知行为疗法是“治标又治本”的。在这套书中，我从认知行为疗法的角度分析了心理问题的成因，这个成因既有当下的直接原因，也有源于童年的深层原因。认知行为疗法不仅仅关注当下的具体问题，它还可以深入，回到个人成长的过去，探究现在与过去之间的联结。

“行走江湖”必须要有实践，接待来访者只是心理咨询实践的一小部分。作为咨询师，我们能接待的人数是有限的，因我们的咨询而受益的人数也是有限的。我们不仅要自己能做咨询，还要让更多的心理咨询师能做咨询，让更多人去帮助更多人。

为了实现这样的目标，我自2015年起在全国20多个城市巡回开展认知行为疗法的培训工作，经过这几年的努力，认知行为疗法已被更多人了解、喜欢和使用。我还将把培训进行下去。

“认知行为疗法心理咨询师实践必读丛书”的出版是昭良心理整个努力工作成果的一部分。

为了培养更多认知行为疗法取向的心理咨询师，我将在本丛书出版的基础上开设有关认知行为疗法的网络学习课程，并逐步提供更多见习、实习和进修提升的机会。我们还将推出认知行为治疗师的注册和认知行为治疗师评级项目，建设认知行为治疗师的培养、评定和认证体系。你可以关注微信公众号CBTmaster，获取最新信息，了解相关进展。

在此基础上，我们将在全国建立以认知行为疗法为技术核心、以昭良心理为品牌的心理咨询连锁机构。在这里，我们欢迎经过认知行为治疗师系统培训的心理咨询师加入我们，成为认知行为疗法大家庭中的一员，共同推动心理咨询在我国的普及和提升。在这里，我们也欢迎有着心理困扰并希望生活更加幸福快乐的朋友，我们将以正规的、可信赖的理念为你提供高质量的心理健康服务。

让我们共同努力创造健康人生。

郭召良

2020年2月于北京

目录

导读

本书是“认知行为疗法心理咨询师实践必读丛书”中《认知行为疗法入门》的进阶读物，是对《认知行为疗法入门》一书内容的延续和深化，目的是提高读者有关认知行为疗法的理论素养，提升读者的实务工作能力，为有兴趣研究和从事认知行为疗法心理咨询的学生或心理咨询师提供进一步的学习材料。

《认知行为疗法入门》中涉及的心理咨询的自动思维、中间信念和核心信念三个阶段的咨询在这里得到了深化，读者可以结合两本书相应章节的内容一起学习。

“自动思维”一章从理论和策略的角度阐释自动思维咨询，如临床症状与认知概念化、认知内容与认知方式、认知行为疗法自助表设计和其他可用的认知行为技术等内容，这些内容是独特的、全新的。

“中间信念”一章介绍了自动思维和中间信念的联系和过渡，中间信念阶段咨询中的心理教育、认知改变技术和行为改变技术的应用。这些内容在其他同类书籍中少有涉及，可以帮助心理咨询师开展中间信念的咨询工作。

“核心信念”一章介绍了核心信念和人格的关系，中间信念与核心信念之间的联系和过渡，以及核心信念的识别、心理教育、信念修正、成长经验的重构等心理咨询实务中涉及的内容。

心理咨询的实务操作是一个方面，要成为一个优秀的认知行为疗法咨询师，你还需要学习从认知行为疗法的角度看问题、想问题和规划问题，也就是要训练自己的思维方式以及培养规划心理咨询的能力。为此，本书设计了“概念化”“结构化”“认知评估”和“干预策略”四章内容。

“概念化”就是用心理咨询理论模型来理解患者的问题，不能正确理解患者的问题，就谈不上解决患者的问题。本章给读者介绍了什么是概念化和各种概念化模型、贝克认知行为疗法的横向概念化和纵向概念化的方法，并通过具体实例说明概念化方法的应用。

“结构化”是对解决患者心理问题的计划或规划，心理咨询是一个有计划、有序展开的咨询过程，这一点在认知行为疗法中最为突出。本章介绍了什么是结构化，认知行为疗法的结构化方法和四种结构化，以及如何制订咨询计划的方法等内容。

心理咨询会谈是否有效需要通过评估来判断，心理咨询是继续停留在现阶段还是迈向下一个阶段，也需要通过评估提供证据。认知行为疗法非常注重实证数据，认知评估为咨询提供客观资料，为了说明评估的重要性，我专门安排了**“认知评估”**一章。这一章介绍认知评估的内容和意义、具体的评估方法和在咨询实践中如何进行认知评估。

咨询师根据来访者的问题制订咨询计划，是建立在咨询策略选择的基础之上的。在**“干预策略”**一章，我们专门讨论认知行为疗法的干预策略，如认知改变策略、行为改变策略、接纳策略、改变策略，也讨论这些策略选择的条件。

能够恰当处理与来访者之间的矛盾和冲突是心理咨询师成长所必须经历的阶段。在本书中，我们安排了“咨询设置”和“咨询关系”两个章节来讨论这个方面的问题。在这两个章节中，我们介绍了有关咨询设置问题、咨询关系问题的具体表现，以及心理咨询师应当如何去应对和解决的办法。

读完本书，你会发现自己会收获许多新东西：

（1）有关心理咨询设置的讨论；
（2）包含认知、情绪、行为和客观效果的认知评估及其方法；
（3）接纳与改变、认知和行为改变的总体干预策略；
（4）中间信念与其他疗法的关联，中间信念咨询实务的流程与技术；
（5）核心信念与人格，认知行为疗法的人格观。

希望这些能够助力各位学习者。

第 1 章 概念化

把概念化作为第 1 章是希望告诉读者，心理咨询是从理解患者问题及其原因开始的。不同心理咨询学派基于其独特的理论模型，理解患者的问题自然有不同的视角和观点。本章给大家介绍认知行为疗法是怎样理解患者问题和分析心理问题成因的。心理咨询师只有理解了患者的心理问题，才可能知道怎样去解决患者的问题。

1.1 什么是概念化

概念化，从其字面意思理解，就是理论概念的具体化，在具体个案当中找到心理咨询理论概念对应的具体内容。概念化不是只找到个别概念在具体案例中的对应内容，它需要找到所有概念在案例中对应的内容。

认知行为疗法中有四个基本的概念：**情境**、**认知**、**情绪**和**行为**。咨询师在具体个案中找到这四个概念的对应内容，就是概念化过程。例如，一位来访者对咨询师报告说：

> 我发现自己的心脏有问题，每天左胸都疼，老觉得自己有心脏病，怕心脏停止跳动，为此感到紧张害怕。妈妈带我去医院做过检查，结果身体是正常的，没有问题，但我总感觉自己真的有心脏病。这病把我折磨得不行了。

在这个个案中“左胸疼痛”可以视为情境，“觉得自己有心脏病，怕心脏停止跳动”是认知（即自动思维），“紧张害怕”是情绪，而“妈妈带我去医院做检查”则是行为。咨询师找到情境等这四个概念对应的内容也就是概念化的过程。

不同心理咨询学派，关注心理问题的侧重面不同，心理病理模型也就有差异。这些不同的病理模型是由诸多概念及其关系所构成的。概念化的过程在本质上也是心理问题的模型化过程，也就是心理咨询师用心理模型去理解患者心理问题的过程。

认知行为疗法的情境、认知、情绪和行为这四个概念，构成了一个心理模型：“**情境→认知→情绪/行为**”。在这个模型中，情境是引发情绪和行为的背景因素，认知是产生情绪和行为的直接原因。如果我们把这个模型放到上面这个个案中，这个时候我们就可以得到这样一个关系：“左胸疼痛”情境引发了来访者“自己有心脏病，怕心脏停止跳动”的想法，这个想法导致了其“紧张害怕”的情绪和“妈妈带我去医院检查”的行为。也就是说来访者的紧张害怕情绪和去医院检查的行为是在左胸疼痛的背景下产生的，但直接原因是觉得“自己心脏有病，怕心脏停止跳动”。在认知行为疗法看来，如果来访者能够改变想法，情绪和行为就能得到改变，不会出现紧张害怕和上医院检查的行为。例如，他可能会发现左胸疼痛是运动过度所致，他就会采取减少运动的行为，也不会紧张害怕了。

概念化过程，就是心理咨询师应用心理咨询理论模型去搜集资料、评估心理问题，发现心理问题原因的过程。在咨询实践中，咨询师正是因为有了心理咨询模型并在这个模型指导下，与来访者进行会谈的时候有意识地搜集相关概念的对应内容，评估问题的性质和严重程度，寻找心理问题的原因。

按照认知行为疗法的“情境→认知→情绪/行为”模型进行咨询会谈，心理咨询师可能先听到的是来访者报告其情绪状态，这个时候，咨询师要对“情绪”进行概念化：“来访者的情绪是什么呢？是焦虑、抑郁、恐惧还是其他？”

一旦完成情绪的概念化，咨询师接下来的工作，可能就是要落实情绪产生的具体情境，对“情境”进行概念化，然后了解其“认知”和“行为”两个概念的具体内容。上述搜集四个概念的具体信息，就是搜集资料的过程；找到具体认知的内容，也就是找到了心理问题的直接原因；了解情绪产生的情境及情绪和行为的严重程度，也就是在评估心理问题。

由此看来，概念化在心理咨询过程中必不可少，咨询师的概念化水平体现了心理咨询师的素养和对患者心理问题的理解能力，概念化也是心理咨询师应具备的基本素质之一。

1.2 认知概念化模型

认知概念化就是将认知行为疗法的模型应用到具体个案中，理解患者的问题及其成因的心理过程，认知概念化也是搜集资料并评估患者心理问题的过程。

认知行为疗法是由众多认知行为心理学家共同创造的，但认知行为的众多研究者都共同认为“事件 / 情境”“认知”“情绪反应”“行为反应”“生理反应”是核心要素。在认知行为学派内不同的研究者对情境 / 事件、认知、情绪和行为的关系的理解不同，所得到的认知行为的模型也有所差别。

下面我们选择几个有代表性的模型介绍给大家。

1.2.1 流程认知行为模型

1.2.1.1 艾利斯情绪 ABC 模型

阿尔伯特·艾利斯（Albert Ellis）是第一位认知行为疗法心理学家，他提出的情绪 ABC 理论，就是一个典型的认知行为模型。该模式主要解释了情绪由什么决定，这个模型说明情绪（C）是由事件（A）和认知（B）共同决定的。在这个模型中，事件是外部因素，而认知则是内部因素。遇到相同的事件，不同的人认知不同，自然就有不同的情绪结果（见图 1-1）。

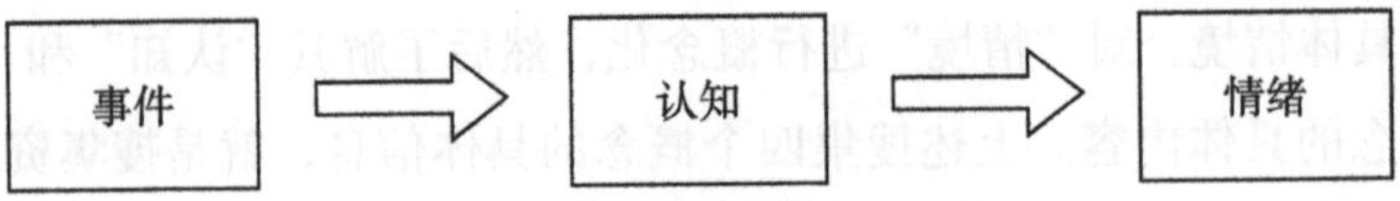

图 1-1　艾利斯情绪 ABC 模型

我们以一位有考试焦虑的学生为例来说明。学生面对考试（事情 A），担心考试结果不理想（认知 B），因而出现焦虑情绪（情绪 C）。按照艾利斯的模型，如果没有考试事件（A），或者没有担心考试结果不理想的想法（B），就不会有焦虑的情绪结果（C）。这位学生面临考试，他是无法回避这个事件的，因此，其认知（担心考试结果不理想）就成为其考试焦虑的重要原因了。

1.2.1.2　斯蒂芬·霍夫曼的认知行为模型

很多 CBT 专家都对上面的模型做了拓展，斯蒂芬·霍夫曼[①]（Stefan Hoffman）就是其中之一。霍夫曼提出的 CBT 模型与艾利斯的模型部分相同，不同的地方在于结果部分：他在认知结果方面增加了生理和行为两种结果，即包含情绪、生理和行为三种结果；同时他强调生理、情绪和行为之间的相互作用（见图 1-2）。

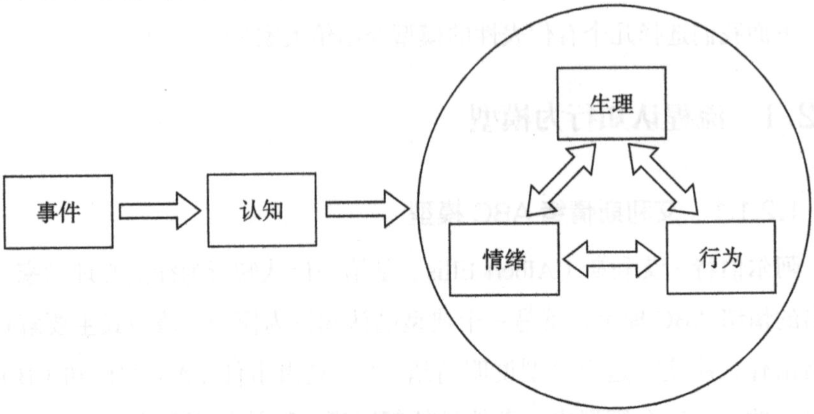

图 1-2　斯蒂芬·霍夫曼的认知行为模型

我们还是以上面存在考试焦虑的学生为例，对这个模型稍作解释。这

① 霍夫曼.认知行为治疗：心理健康问题的应对之道［M］.北京：电子工业出版社，2014：20.

位学生做家庭作业的时候，发现有一道题思考半天也做不出来（情境），于是他想到，试题太难了，但其他人肯定做出来了，而自己却不会，月考成绩肯定会很糟（认知），这个认知会先引发沮丧的情绪反应，情绪反应引发胃不舒服的生理反应，这些反应又导致其停止作业的行为反应。而他停止作业（行为）又会加重其沮丧情绪（情绪），也会让他更加感到胃不舒服（生理）。

1.2.1.3 威斯特布鲁克等人的认知行为模型

大卫·威斯特布鲁克（David Westbrook）等人[①]对情绪、行为等方面的相互作用持不同看法，他们把认知也放入相互作用的因素中，即认知也参与情绪、行为、生理之间的相互作用（见图 1-3）。

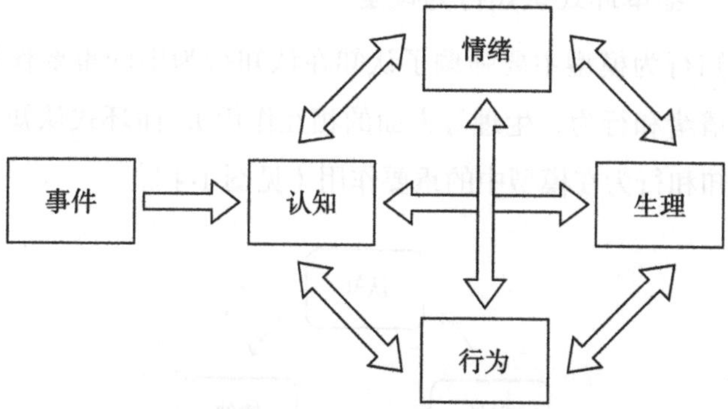

图 1-3 威斯特布鲁克等人的认知行为模型

威斯特布鲁克等人的认知行为模型强调反应（情绪、生理、行为）会影响个体的认知，而个体的认知又会引起新的反应（情绪、生理、行为）。

我们还是以那位有考试焦虑的学生为例解释这个模型。当他遇到不会做的题目（情境）时，他想到，试题太难了，但其他人肯定做出来了，而自己却不会，月考成绩肯定会很糟（认知），这个认知先引发了沮丧的情绪反应，情绪反应引发胃不舒服的生理反应，这些反应又导致了他停止写作业的行为反应。当他把注意力转移到胃上面，他感到更加沮丧（情绪），从

① 威斯特布鲁克．认知行为疗法：技术与应用［M］．北京：中国人民大学出版社，2014：16.

而加重了“自己无法考好”的认识（认知），他越是感到自己无法考好（认知），他的情绪就越沮丧，最终他可能为了逃避这种体验，决定拿出手机来玩（行为）。当他玩手机后（行为）时，心情变得好起来（情绪），胃也就不疼了（生理）。

1.2.2 环式认知行为模型

有些认知行为专家认为，用流程认知行为模型相互作用的方式并不能很好地描述认知、情绪和行为之间的相互关系，他们倾向于用环式认知行为模型来表示。所谓环式认知行为模型，就是用闭环的方式描述它们之间的相互作用。

1.2.2.1 基本环式认知行为模型

流程认知行为模型主要强调了认知在认知行为中的重要作用（虽然也包含认知、情绪和行为、生理等方面的相互作用），而环式认知行为模型则同时强调认知和行为在模型中的重要作用（见图 1-4）。

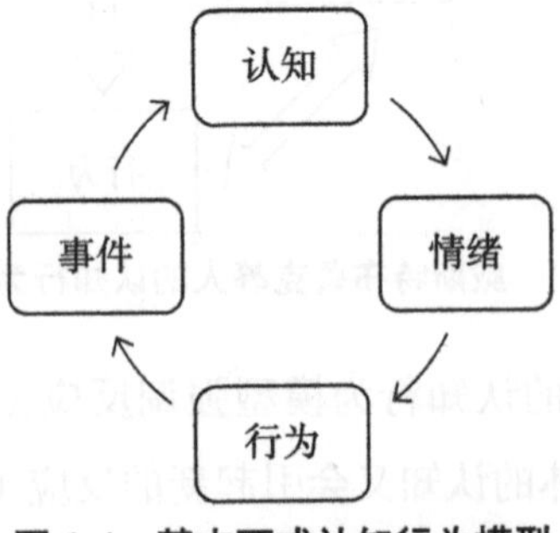

图 1-4 基本环式认知行为模型

在认知行为疗法中，有一个通用的、基本的环式认知行为模型。这个模型是由单向的箭头构成闭环，在这个闭环中，情境引发认知，认知引起情绪，情绪驱动行为，行动带来后果，这个后果构成新的情境，新的情境又再次引发认知、情绪和行为。

这个模型的前半部分与艾利斯的情绪 ABC 模型一致：情境引发认知，认知引起情绪。后面部分则是强调了情绪驱动行为和行为导致结果（新情境）。在情绪驱动行为这个方面，普通心理学有研究表明情绪有驱动行为的作用，在普通心理学[①]看来，情绪具有动机功能：情绪是动机之一，是动机系统的一个基本成分，它能够激励人的活动。情绪驱动行为部分是抑郁障碍和焦虑障碍的重要心理机制之一，抑郁患者由于其抑郁的负面情绪激发了患者的消极行为，如卧床、独处等，而焦虑患者则因为其焦虑情绪，诱发了回避行为和反应预防行为，如回避引发焦虑的情境，回避社交、去广场、坐电梯、坐飞机，而反应预防行为则表现为反复检查、过度洗涤等。

对于“行为导致结果，结果构成新情境”这部分内容，正是环式模型独特的地方。在认知行为疗法专家看来，心理过程是流动变化的，个体的不同行为与外界互动，自然会产生不同的结果。个体面对这不同的结果自然会产生不同的认知，从而使得个体有可能改变其认知，进而改变其情绪和行为。

1.2.2.2 怀特的认知行为模型

有的认知行为专家在上述基础环式模型基础上，考虑到各要素之间的相互影响的可能性，增加了不同的影响路径，其中以杰西·怀特（Jesse Wright）等人[②]的认知行为模型为代表。相比基本环式认知行为模型，怀特的认知行为模型增加了两条逆向的路径：（1）情绪影响认知；（2）行为影响认知（见图 1-5）。

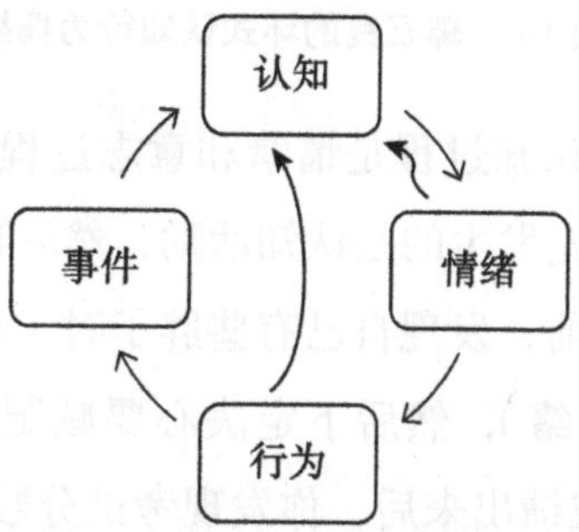

图 1-5 怀特等人的认知行为模型

① 黄希庭，郑涌．心理学导论［M］．北京：人民教育出版社，2015：485.

② 怀特．学习认知行为治疗：图解指南［M］．北京：人民卫生出版社，2010：4.

这个认知行为模型表达了这样的观点：除了一般性的事件引发认知，认知导致情绪和行为之外，情绪和行为本身也能影响认知，导致认知的改变。其实这种逆向影响箭头，可以被看作一个包含事件在内的、拓展版本的威斯特布鲁克等人的认知行为模型。威斯特布鲁克等人的认知行为模型是一个没有事件因素在内的相互作用模型，而怀特等人的模型则把事件也包含在内了。

1.2.2.3 郭召良的环式认知行为模型

从普通心理学观点看，基本环式认知行为模型和怀特等人的包括逆向路径的环式模型都有瑕疵，为此，笔者提出了自己的环式认知行为模型。这个模型与上述两个模型相比，有两个明显不同：其一是增加了认知直接影响行为的路径；其二是没有逆向路径，没有怀特等人模型中的逆向路径（情绪和行为直接影响认知的逆向路径）（见图 1-6）。

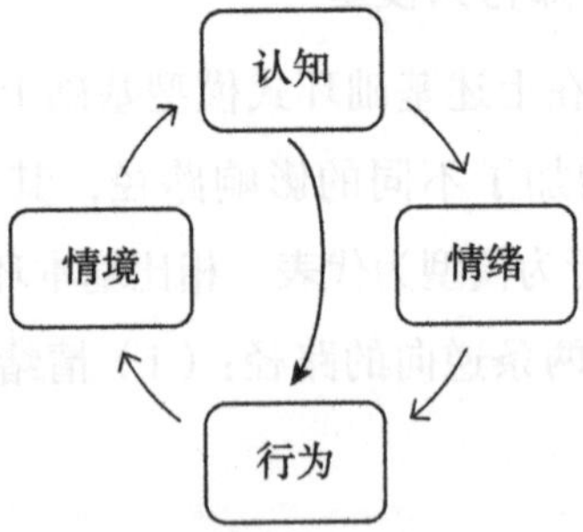

图 1-6 郭召良的环式认知行为模型

普通心理学认为，认知过程是情绪和意志过程的基础。个体对外界事物进行心理活动时，首先发生的是认知活动，然后再出现情绪和意志行为。例如，当你站在镜子面前，发现自己有些胖了时（**认知**），你对于自己的肥胖会感到有些沮丧（**情绪**），然后下定决心要减肥，并且少吃多锻炼（**行为**）。又例如，在考试成绩出来后，你发现考试分数超出了自己的期望（**认知**），感到非常兴奋（**情绪**），然后下定决心努力学习，争取在下次考试中取得更好的成绩。因此，根据普通心理学的观点，认知既可以直接引起情绪，也可以直接引起行为，不必然经过情绪中介环节。

普通心理学还认为，情绪反过来也会影响认知。有位社交焦虑患者，他对人际交往、公众演讲有着焦虑情绪，这种焦虑情绪影响了他对社交活动的认知。他认为别人会关注并且评价自己的一举一动，并借此贬低自己。然而这些并不是事实，而是在焦虑情绪影响下的认知歪曲。

行为或者意志行为也会影响认知。有位来访者担心闹钟不能叫醒自己，于是在闹钟响之前醒来，便不再入睡了。咨询师邀请他做一个行为试验，看看闹钟是否真的不能叫醒他，这位来访者同意了。他回去进行试验，在闹钟响之前醒来，然后继续入睡，直到闹钟响。经过多次试验后，来访者发现闹钟响时，自己能够醒来。这就是一个行为影响认知的例子。在这里来访者改变了行为，继续入睡，结果他发现自己能够醒来，原来“闹钟不能叫醒自己”的想法被改变了。其他如爱锻炼的人和不爱锻炼的人对锻炼的看法是不一样的，有吸烟习惯和不吸烟的人对吸烟的看法也是不同的。这些例子都说明了行为对认知的影响。

情绪与行为也是相互影响的。在这里，我们以强迫洗涤为例加以说明。强迫洗涤患者对于脏东西会感到非常焦虑，激发洗涤欲望并进行洗涤行为，做出洗涤行为后其焦虑就减轻了。过了一会儿，他可能会再次感到焦虑，于是又进行一轮洗涤。焦虑与洗涤行为之间相互影响，焦虑激发洗涤行为，洗涤行为降低了焦虑。

其实，上述的情绪影响认知、行为影响认知，抑或是情绪与行为的相互影响，都是以认知为中介的，也就是说，它们之间的影响并不是直接存在的，而是透过对其结果的评价而起作用的。例如，前面说社交焦虑患者的焦虑情绪影响认知，实际上是患者对焦虑情绪下的情绪体验和生理感受或者观众反应（这些都是情绪和行为的结果，它构成新的情境）的评价强化了患者的负面认知——别人会关注自己，并贬低自己。又例如，来访者担心闹钟不能叫醒自己，通过行为试验，来访者发现闹钟能够叫醒自己，来访者对闹钟能够叫醒自己的结果（也就是新情境）的认知，改变了来访者担心闹钟不能叫醒自己的认知。强迫性洗涤患者的焦虑和洗涤行为之间的关系，也是因为患者认识到洗涤行为可以降低焦虑情绪的结果而产生的。

1.2.3 T 形认知行为模型

大家需要明白，上述两种模型，无论是流程模型还是环式模型，都是仅涉及心理问题的表层部分。有关问题的深层原因，即问题的根源，还有"功能失调性假设""图式"等认知要素。这些要素在上述模型中并没有被体现。

把心理问题症状以及表层原因和深层原因解释得非常好的理论模型当属亚伦·贝克（Aaron Beck）的 T 形认知行为模型（见图 1-7）。

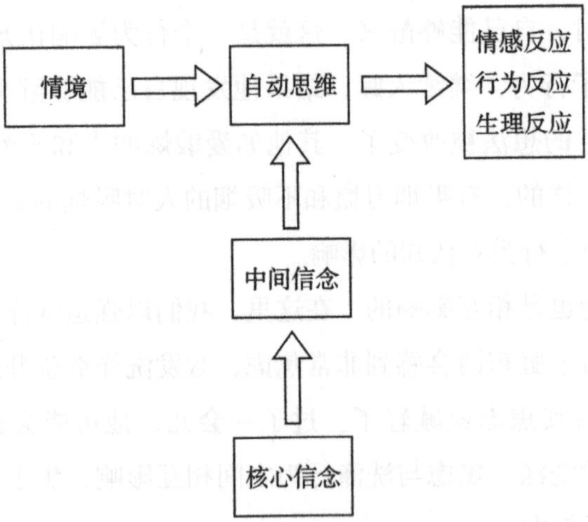

图 1-7 亚伦·贝克的 T 形认知行为模型

在亚伦·贝克的认知行为模型里，与其他理论模型有若干不相同的地方。

首先，这里是情境而不是事件。情境与事件不同的地方是，事件是对一件事的笼统的表达，情境是指在特定时间和地点事件的具体表现。例如，有考试焦虑的学生，他在做家庭作业的时候，发现有一道题思考半天也做不出来（**情境**），于是他想到，试题太难了，但其他人肯定做出来了，而自己却不会，月考成绩肯定会很糟（**自动思维，即认知**），于是感到沮丧（**情绪反应**），感到胃有些不舒服（**生理反应**），停止做作业（**行为反应**）。

其次，认知在这里被具体化为"自动思维"。贝克之所以用这个词，主要是强调患者的认知内容是自动涌现，并非刻意思考的结果。梅肯鲍姆用"自我陈述"或"自我对话"意在说明认知内容是自我暗示的意思。在许多认知行为疗法图书中，你经常看到的是“评价”这个词。

再次，认知结果部分包括了情绪、行为和生理三种反应。这就是说，情绪问题如焦虑、抑郁和恐惧，行为问题如拖延行为、强迫行为和冲动行为，生理问题如睡眠、饮食、性等方面问题，都可以通过改变认知而得以解决。

最后，也是最重要的是，贝克把认知划分为三个层次。关于认知的具体含义，在艾利斯那里是不合理信念或合理信念，而在贝克这里却把它一分为三，**即自动思维、中间信念和核心信念**。

自动思维是具体情境中的具体认知，是心理问题的直接原因，也是表面原因，解决了它，也就是实现了对症治疗，达到治标的效果。中间信念是具体某个心理领域（或侧面）的一些心理策略，核心信念则是人们有关自我、他人和世界的最一般、最概括性的认识，后者比前者更为抽象。**核心信念决定中间信念，中间信念决定自动思维，自动思维归根结底是由核心信念决定的，这三个信念又是决定与被决定的关系**。

依据认知行为疗法的观点，造成患者心理问题的直接原因是自动思维，而决定自动思维的则是核心信念。如果只解决自动思维而不解决决定它的核心信念，心理咨询当然只能做到治标而没有治本。解决自动思维就解决了心理问题的表层原因，如果还能解决核心信念，这就是在矫正心理问题的深层原因，也就达到治本的效果。

自动思维是当下情境中所产生的认知内容，是属于现在的；而核心信念和中间信念都是过去形成的（特别是核心信念），与患者的童年有关系，把自动思维与核心信念联系在一起，就实现了既关注当下又关注过去的联系，解决自动思维的同时又处理核心信念，就实现了治标与治本的结合。

介绍这些认知行为的模型的目的是，希望大家了解不同认知行为疗法专家的认知思维模型是不一样的，便于大家在阅读其他认知行为疗法图书的时候，去思考和关注作者的观点。另外，从众多认知行为疗法的模型中，相信大家可以看到，认知行为疗法专家的共识有哪些，差异又有哪些？从而既有助于扩展大家的视野，也有助于大家思考。

特别需要跟大家说明，本书以贝克的T形认知行为模型为基础，特别是三层信念模型的结构。使用贝克的T形认知行为模型，主要是因为它是一个标本兼治的认知行为结构，它解释了问题的表面原因，更重要的是它还解释了问题的深层原因。在表层病因模型方面，根据情况不同，咨询师可以应用流程认知行为模型或环式认知行为模型，向来访者或患者解释以便于帮助他们理解。二者的选择没有什么正确与错误，恰当与不恰当的问题。

1.3 横向概念化与纵向概念化

接下来我们就用贝克的T形认知行为模型来进行概念化。通常个案概念化是在首次评估性会谈中进行的，并在后续的会谈中对原来的概念化进行补充和修正。认知行为疗法的心理咨询，始终是在概念化的指导下进行的，没有个案概念化，就无法进行心理咨询。

贝克的T形认知行为模型分为“一横”和“一竖”两个部分。“一横”，即“**情境→自动思维→情绪／生理／行为**”是心理问题症状和直接病因部分，对这部分的概念化，我们称之为横向概念化。而“一竖”，即“**自动思维→中间信念→核心信念**”是心理问题深层原因的探究，对这部分概念化，我们称之为纵向概念化。简单地说，横向概念化是对患者当前心理问题的认知分析，纵向概念化则是对患者心理问题的历史成因的探寻。

1.3.1 横向概念化

认知行为疗法认为，患者存在的心理问题，首先应当从当下去寻找原因。因此横向概念化就是理解患者当下存在的问题、症状及其原因的过程。认知行为疗法的横向概念化主要涉及四个概念：情境、认知、情绪和行为。这四个概念组成了一个认知疗法的模型：“情境→认知→情绪／行为”。

咨询师在搜集患者当前存在的问题和症状（即心理问题的临床表现）的过程中，应当应用横向概念化的模型获取有关方面的内容（特别是认知方面的内容）。

横向概念化的操作流程如下。

第一步，咨询师应当确定患者存在的症状，即情绪和行为方面的问题（有些问题还会涉及生理方面的表现，如心跳、呼吸、饮食、睡眠、性的问题）。

第二步，确定存在这些情绪和行为问题的具体情境，也就是来访者在哪些情形下有这样的表现，换句话说，就是这些症状在什么时候表现出来。

第三步，咨询师要通过提问，挖掘情境和情绪行为之间的认知内容，以落实来访者的自动思维是什么。

在咨询实践中，来访者的主诉有时包含的内容比较完整，有时却缺乏很多，此时咨询师需要用提问来了解。例如，一个来访者报告说：

我现在初三，考试时总是焦虑！无法专心做题，总是关注别人，一拿笔就颤抖，遇到复杂的计算就紧张！而且总怕时间不够，我经常紧张得手足无措，呼吸紧促，心跳很快！怎么办！我想从容答题，取得我满意的成绩！

在这段主诉里我们可以知道，“焦虑”和“紧张”是情绪反应，“拿笔手颤抖”“呼吸急促”“心跳很快”等属于生理反应，“关注别人”和“遇到复杂的计算题”则是情境，“时间不够用”属于认知内容。

我们把了解到的内容用横向概念化后就是这样：

注意到别人答题（**情境**）→他们做得好，很顺利，我会考不过他们的（**这是提问补充的信息，自动思维**）→手抖（**生理反应**）、焦虑（**情绪反应**）；

遇到复杂的计算（**情境**）→时间不够用（**自动思维**）→手足无措（**行为反应**），呼吸紧促，心跳加快（**生理反应**）、紧张（**情绪反应**）。

我们来看另一位来访者的主诉，在这段主诉中来访者讲述了他们夫妻之间的冷战的起因和缺少互动的情形，以及自己的苦恼。

我和老公冷战快一个月了，必须说话时才说，也没有夫妻生活。

一个月前他突然对我非常冷淡，我也不知为什么，也没有问，以为他是因为工作的事不顺心。有一天晚上他出去玩牌，一夜没回家，早上回来后给我他赢来的钱。我当时非常生气，一下就把钱都打掉了，他也生气了。

我说了他几句就上班了，下午时感觉自己脾气太大，就给他发了一条短信道歉，同时告诉他要考虑我的感受和注意自己的身体。他看到短信后根本没理我，我就更生气了。

第二天又说了他几句，他转身就走了。他不听我说，也不理我。以后就经常凌晨三四点回来或一夜不回，也不和我说一声。

我该怎么办呢？

以前我们也有过好几次冷战，每次时间都很长，甚至有一次都快半年了。每次和好，都是我先找他谈的。我感觉很累，特别想离开这个家，可是孩子在上大学，不想让他知道后烦恼。

我一直不愿让他玩牌，除了节日会让他玩，我也不太在乎他的输赢。

他今年工作不太顺，收入不多，我的收入比他要高些，但我从不计较这些，只希望他是个有责任心的人就行了。

怎么分析上面这段叙述呢？从认知行为疗法角度来看来访者存在亲密关系或婚姻关系问题。夫妻之间冷战、互相不搭理是他们婚姻问题的症状。这个婚姻问题症状具体表现在（这里仅从上面的叙述来分析，如果咨询师进行深入访谈，能了解更全面一些）：（1）对丈夫打牌感到生气、不满意；（2）对丈夫不回自己的短信道歉不满意；（3）对丈夫不听自己说话、不理自己而感到不满意。

认知行为疗法的概念化，实际上就是对临床表现具体化，概念化就是要通过提问把横向概念化中的相关内容搜集完整，明白问题的表现和病因。咨询师通过对上面三种情形中的自动思维及情绪、行为表现来提问，得到完整的横向概念化内容。

早上丈夫回家把昨夜打牌赢来的钱交给我（**情境**）→和他说了多少遍，让他不要赌博，偏不听，屡教不改（**自动思维**）→愤怒（**情绪**）、随手把钱打掉了并指责他（**行为**）。

下午意识到自己脾气太大，有些不妥（**情境**）→这样有伤夫妻和气，但自己这样也是情有可原的（**自动思维**）→发道歉短信（**行为**）→没有收到对方的回信（**后果/新情境**）→我都道歉了，他应该表示“没关系”，以缓和夫妻关系，结果他却不理我（**自动思维**）→更加愤怒（**情绪**）。

第二天，我告诉丈夫他应该有责任心，多关心家里，不要成天和外面的人鬼混。结果他不听我说，转身就走（**情境**）→难道我说的不对吗？一个人和你说话，难道你不应该回应一下吗？你打狗一下，它还知道嗷嗷两声。这个人居然不回应，漠视我的存在，把我当空气，岂有此理（**自动思维**）→生气（**情绪**）、把手里的东西摔坏了（**行为**）。

再给大家举一个例子，说明如何概念化。在咨询过程中，如果咨询师不打断和引导来访者的叙述，来访者经常就会说一些与横向概念化不相关的东西。下面这个来访者讲述了“不敢与人讲话”这个问题的起源、之前求助心理咨询师得到的建议的过程，以及他目前的困惑。

初三开始，我就不敢和女生说话了，一说话很紧张。后来也不敢和那种感觉很有气势的男生说话。到高二的时候就不敢和所有人说话了，就连和家里人说话也紧张。

高三毕业后我就开始用森田疗法进行治疗，我当时很怕和人说话，但我鼓起勇气，拼命和人说话。大一上学期感觉还可以，也敢和人说话了。

这样，新的问题又来了。

我一紧张就拼命想和人说话，但我发现：自己说话一点都不自然，说的话也不是我真正想要说的。

后来又接受了几次心理治疗。心理医生告诉我真想去说才去说，不要因为焦虑而去说。我和人说话时会感到紧张、焦虑，而且总想说点什么来缓和这种焦虑感。我知道正确的状态是想说什么就说什么，不想说就不要强迫自己去说。但在现实中，我很难做到。

当别人和我说了句话或者打了个招呼时，我就会想：我应该回应他一下，或者回他一句话。一旦这时候我没有想到合适的话，我就会感到紧张。我想：要是自己不回应对方，对方就会觉得我不礼貌，对和他聊天没有兴趣，这样会影响我和他的关系。

这位来访者的问题是社交焦虑。主要症状是和别人说话时紧张焦虑。从认知行为疗法的角度来看，具体的临床表现主要体现在最后一段里面。

当别人和我说话或者打招呼时，一旦没有想到合适的话（**情境**）→要是自己不回应对方，对方会觉得我不礼貌，对和他聊天没兴趣，这样会影响我和他的关系（**自动思维**）→紧张（**情绪**）、拼命找话说（**行为**）→意识到自己说话不自然，说的内容也不是想要说的（**后果 / 新情境**）→我不应该说言不由衷的话，我说话应该非常自然才是（**自动思维**）→失望（**情绪**）、自责（**行为**）。

从上面三个案例的概念化，我们可以发现，一旦我们能够正确进行概念化，我们就可以找到我们所需要的资料（不论是从个案主诉中提取，还是通过提问来补充），暂时放弃那些与横向概念化无关的内容（如果咨询师能提问引导和适时打断，来访者的叙述及会谈就会更加有效率）。

一旦完成概念化，我们也就明白了患者的心理问题是什么、具体表现又如何，我们也会明白问题的直接原因是什么。从认知行为疗法的角度看，情境是引发焦虑和行为后果的环境因素，认知是直接原因，情绪反应、行为反应和生理反应是临床表现，情境和反应共同构成心理问题的诊断。

在第一个案例中，来访者的心理问题是考试焦虑，具体表现就是在考场上关注别人答题和遇到复杂计算的时候紧张焦虑，并且出现手抖等反应，直接原因是其自动思维——“我考不过他们”和“时间不够用”。

在第二个案例中，来访者的心理问题是亲密关系问题或婚姻问题，具体表现就是与丈夫互动并对丈夫的不回应感到非常不满意，她期望丈夫应该做出某种反应，但丈夫的反应让她感到失望。直接原因就是这三个横向概念化中的自动思维——他“屡教不改”“应该表示没关系才是”“应该回应我才是”，等等。

至于第三个案例，来访者的心理问题是社交焦虑，具体表现是与人交往中出现紧张焦虑的情绪，没话找话，事后又自责自己说话不自然和言不由衷。有这些问题的直接原因是其自动思维——“对方会觉得我不礼貌，会影响我和他的关系”“说话应当自然，内容应当与想法一致”。

可见，横向概念化非常重要，它不仅可以有助于我们对患者问题进行心理诊断，也能帮助我们找到这些具体表现的直接原因。

1.3.2 纵向概念化

从横向概念化模型（情境→自动思维→情绪 / 行为）来看，个体的情绪和行为问题是由情境和自动思维共同决定的。在不同情境下，人们的自动思维和情绪体验不同是很自然的事，可在相同情境下，人们却有不同的自动思维，这又是为什么呢？

贝克认为，表层的认知（即自动思维）是由更深层次的认知（即核心信念）所决定的。个体由于其核心信念不同，就决定了其在相同情境下会产生不同的自动思维。纵向概念化就是透过表层的自动思维去探究深层次的核心信念的过程，找到决定自动思维背后的深层次的认知原因。

纵向概念化的模型如下：

自动思维→中间信念→补偿策略→核心信念→童年经历

这个模型有四个要点：（1）自动思维是由核心信念决定；（2）核心信念则是在童年经历中形成；（3）一旦核心信念形成，个体会发展出一种补偿策略来应对自己的核心信念；（4）补偿策略体现在中间信念中，中间信念就直接决定自动思维的产生内容。

核心信念的概念化，其实就是从自动思维开始，通过逆向回溯的方式，找到决定自动思维的核心信念和决定核心信念的童年经历，以及相应的应对策略的一个过程。纵向概念化的起点是自动思维，咨询师通过箭头向下技术，逐层往下挖掘，找到核心信念，然后再通过了解患者的成长史，来验证其核心信念，搜集童年经历信息和确认补偿策略。

纵向概念化的操作流程如下。

第一步，以自动思维为起点，通过箭头向下技术，确认来访者核心信念的内容。

第二步，通过搜集来访者早年父母的养育等方面的童年经历，取得决定其核心信念的相关童年资料。

第三步，通过了解其个人成长史方面的素材，确定其补偿策略类型。

第四步，根据其补偿策略和当下的问题情境，确认其中间信念内容。

我们举两个案例来说明纵向概念化。我们先来看第一个案例的信息。

刘先生，男，40 岁，已婚，本科学历，某市刑警支队技术大队的一名干警，妻子是本市小学教师，有一个 14 岁的儿子。

一、个人陈述

大约是两个月前，发生了一起特大杀人案，当时根据各种线索来看，犯罪嫌疑人的作案动机都不明确，但案子影响很大，上级要求限期破案。大家压力都比较大，好不容易找出了数名嫌疑人，只能靠测谎技术去确定或者排除，然后寻找线索。我是支队唯一的心理测试员，经常一个人连续地做测试，差点累倒了。

十几天后，真正的罪犯落网了。局里为顺利侦破这个案子庆功，给一些人发了奖金，我发现奖励名单上却没有我，心里很不爽：我和他们一样辛苦，一样工作，凭什么没有我呢？钱虽然不多但也是一种荣誉，而且我向来什么荣誉都落不下，怎么这次就得不到？

最近心情特别差，焦躁心烦，坐立不安。我感觉自己被大家排挤，被领导瞧不起，被同事们看不起。我不愿意见到领导，要是见到领导远远地走过来，我就绕道而行或者退回来。不与办公室的同事主动说话，要是同事和我说话，也就强装笑脸应付一下。回到家里，妻子让我帮忙做点家务什么的，我也常常会感觉妻子瞧不起我，让我干这些女人的活，是贬低我。我常常对妻子发火，夫妻关系受到了影响，两个人常常拌嘴闹矛盾。

二、个人成长史

刘先生是家中独子，从小父母就对其管教严格并寄予了很高的期望，性格比较好强而且追求完美。在读小学和中学期间，他都十分努力用功读书，学习成绩在班上经常名列前茅。其他家长夸奖他们家孩子学习好的时候，父母会表现出对孩子学习感到自豪的神情。由于高考发挥不理想，进入警校学习，在警校以优异成绩毕业，并被本市公安局招聘进入刑警支队工作。

在警队工作期间，工作努力，认真完成本职工作，工作成绩优异，经常得到单位领导夸奖，也常获得各种奖状和奖励。由于心理学的日渐普及，自己主动参加了省里组织的心理测试员培训，回到工作单位后，成了单位里唯一的心理测试员。

咨询师根据上面的信息，并通过提问获得了横向概念化信息。

昨天上午在办公楼外，我正要出办公楼，见到领导从外面回来，正往办公楼走，和我相向而行（**情境**）→我不知道怎么面对他，他不会理我，会视我为无物（**自动思维**）→会感到沮丧（**情绪**），退回办公室（**行为**）。

前天下班时，同事走过来对我说："你的活儿还没干完，我有事先回去了。"（**情境**）→他在话里话外讽刺我，贬低我（**自动思维**）→生气（**情绪**）、装笑脸（**行为**）。

周三晚上，妻子让我把洗衣机里洗好的衣服晾起来（**情境**）→她瞧不起我，暗示我像女人一样没有本事（**自动思维**）→愤怒（**情绪**），假装没听见，最后吵起来（**行为**）。

咨询师在横向概念化的基础上，通过箭头向下技术找到其核心信念（箭头向下技术的大致操作方法就是假设对方的说法是成立的，不断探索其背后深层意涵的过程）。

咨询师：当你与领导面对面时，若"他不会理我，视我为无物"真发生，对你意味着什么？

来访者：我在他心中不再重要了。

咨询师：如果你真"在他心中不再重要了"，意味着什么呢？

来访者：我就被人看不起了。

咨询师：如果你"被人看不起"成为事实，对你意味着什么呢？

来访者：我不讨人喜欢。

咨询师：如果你真"不讨人喜欢"，这又是什么意思呢？

来访者：我不值得被爱。

通过上述会谈，咨询师找到其核心信念是"我不值得被爱"（即不可爱）。为了方便说明，我们只是简单呈现了对一个自动思维应用箭头向下技术，并找到核心信念的过程，在实际工作中，我们需要通过对多个自动思维进行箭头向下技术找到其背后的核心信念。通常情况下，多个自动思维通过箭头向下技术得到的结果都会指向相同的核心信念。

咨询师在了解其核心信念以后，接下来的工作就是要围绕其核心信念，了解其核心信念的成因（**童年经历**）和应对核心信念的策略（**补偿策略**）。补偿策略是中间信念的一种表现形式，在这里，为了简化，我们用补偿策略的形式来表示中间信念。

童年经历：父母管教严格、期望很高，父母为孩子的成绩感到自豪。

补偿策略：性格好强，追求完美；努力读书，成绩名列前茅；工作努力、成绩优异（**顺从策略**）。

另外再举一个例子来说明纵向概念化，下面是来访者的一些基本信息。

王女士，35岁，已婚，大学学历，医生，有一个8岁的儿子。

一、个人陈述

两个月前我与同事同台手术，我是主刀，同事是助手。患者为宫外孕病人。术中发现左侧输卵管妊娠破裂，右侧输卵管增粗，并有疤痕，台上问患者，患者说自己有三个孩子，已做了绝育术，故行左侧输卵管切除术。

为防止右侧输卵管再次宫外孕，征求患者同意后，进行右侧输卵管结扎术。手术顺利，术后患者生命体征正常。

因术中无法让家属签字，我术后向家属说明了情况，家属立即沉下脸，埋怨我没有告知他。我当时给了解释后，家属也没什么反应。

第二天家属就气势汹汹地找过来不依不饶，非让我赔偿损失。随后几天，家属只要看到我就追着不放，甚至骂骂咧咧，闹得科里不得安宁。医院也不敢强行制止，反而埋怨我不该多事，是我不对，家里也责怪我不该因好心眼多事，自找活该。

我感到委屈，气得吃不下饭，睡不着觉，哭了很多次，同时也很自责，后悔自己一时疏忽造成这么大的麻烦，我怎么能犯下这样的错误呢?

事件后来得到了解决。可是我总是放不下这件事，一想起这件事，心里就感到后悔和自责。时间已经过去几个星期了，我还常常想起这件事。这件事让我落下了后遗症。我在上班的时候总担心自己考虑不周到。尤其是做手术的时候，我总担心自己有什么事情没有交代清楚，自己做事不周到，落下话柄被人责难。

二、个人成长史

王女士是独生女，家庭经济条件优越，父母给她提供了优质的学习条件，读书时参加过各种课外班。同时父母对她的要求很严厉。她的学习成绩非常好，班级排名总在前几名。尽管如此，妈妈还会对她提出更高的要求，常常因她在考试中的各种粗心和错误而批评她，她至今还记得有一次因为写错了一个字，被她妈妈惩罚抄写100遍。

在中小学期间，她由于学习成绩好被老师青睐，并被委以重任担任班干部。她担任班干部期间会认真完成老师交代的任务，并热心帮助同学，得到了老师和同学们的喜欢。高中毕业后她考入某医学院，毕业后分配来医院工作。进入医院后，她严格要求自己，工作认真，特别勤奋，掌握技术较快，很快就能独自实施各项手术，成为单位最年轻的业务尖子。

结合上述信息，并通过与来访者的会谈，咨询师完成了横向概念化。

晚上躺在床上，想到这件事（**情境**）→我明明是为患者好，他们怎么能这样对我，好心没有好报；我怎么能犯下这样的错误，没有让家属签字（**自动思维**）→委屈（**情绪**），自责（**行为**）。

昨天上午做了一个妇科手术（**情境**）→我可能会考虑不周到，落下话柄被他人责难（**自动思维**）→担忧（**情绪**）。

在横向概念化的基础上，咨询师从“我可能会考虑不周到，落下话柄被他人责难”的自动思维开始，应用箭头向下技术，得到来访者的核心信念是“我是不讨人喜欢的”。同样，咨询师从“我明明是为患者好，他们怎么能这样对我，好心没有好报”的自动思维开始，应用箭头向下技术，得到来访者的核心信念也是“我是不讨人喜欢的”。

明白其核心信念后，咨询师继续探究来访者核心信念的成因（**童年经历**）和应对核心信念的策略（**补偿策略**）。

童年经历：父母要求严厉，常批评其所犯错误，并提出更高要求。

补偿策略：努力学习，成绩好（**顺从策略**）；班主任委以重任，认真完成（**顺从策略**）；工作认真，成为业务尖子（**顺从策略**）；热心帮助同学（**努力策略**）。

1.3.3 现在与过去：横向概念化与纵向概念化

心理咨询学派，有的关注过去（如心理动力学派），有的关注未来（如人本主义），而认知行为疗法则是以关注当下为特点的心理咨询流派。认知行为疗法通常是从当下寻找问题的原因，并从当下去着手加以解决，一般不溯及过往，也不预测未来。

最能体现认知行为疗法关注当下的特点是横向概念化。横向概念化是所有认知行为疗法心理研究者都认可的内容（虽然大家在横向概念化的模型图上有差别）。横向概念化的所有要素，如情境、自动思维、情绪和行为，都是当下发生的。

认知行为疗法认为要解决问题，我们最好从当下的时间点的因素中寻找原因或解决办法。在横向概念化的模型中，情境和自动思维是决定情绪和行为问题的原因，所以认知行为疗法主要从情境和自动思维方面去着手加以解决。由于情境通常是外在的、客观的，而自动思维是内在的和主观的，认知行为疗法研究者通常会从自动思维着手去加以解决。当然，如果情境也能改变的话，他们也会去考虑改变情境的。

从这个角度看，横向概念化就是关注当下，从当下寻找问题原因，并从当下寻找办法，为对症治疗奠定基础。在横向概念化的基础上，我们可以知道当下存在的自动思维（和情境）是问题原因，而评价自动思维（有时包括情境）是寻找情绪和行为的办法。

我们都知道人是从过去走来，并从现在走向未来的。所以认知行为疗法研究者也同意，人的过去影响着人的现在，过去形成的观念自然也影响当前对问题的看法。既然当下的自动思维是当下问题的原因，那么当下的自动思维肯定是会受到过去形成的观念的影响。

心理咨询的学派甚多，在发展过程中大家相互学习和借鉴。精神分析或者心理动力学就是以“关注过去”并以“过去决定现在”为核心理念的学派。认知行为疗法借鉴了精神分析的上述思想，应用认知行为学派的框架，探究个体过去如何影响现在。

纵向概念化就是探究过去如何影响现在的工具。纵向概念化的目标就是了解什么样的核心信念决定了当下的自动思维。因为核心信念是童年时期形成的，自动思维是现在的，所以核心信念决定自动思维也是“过去决定现在”的思想的体现，这与精神分析的理念有相似之处。

横向概念化中有三个要素：情境、自动思维、情绪和行为，这三个要素是当下存在的，因此可以把横向概念化看成关于“现在”的。纵向概念化也有三个核心要素：核心信念、童年经历和补偿策略，这三个要素是过去形成的，是个人成长过程中形成的，因此我们可以把纵向概念化看成关于过去的。

而核心信念通常是从自动思维中通过箭头向下技术得来的，所以我们把两个概念化绘制成为“工”字形，中间这一竖就代表箭头向下技术，上面这一横则代表现在，下面这一横则代表过去（见图 1-8）。

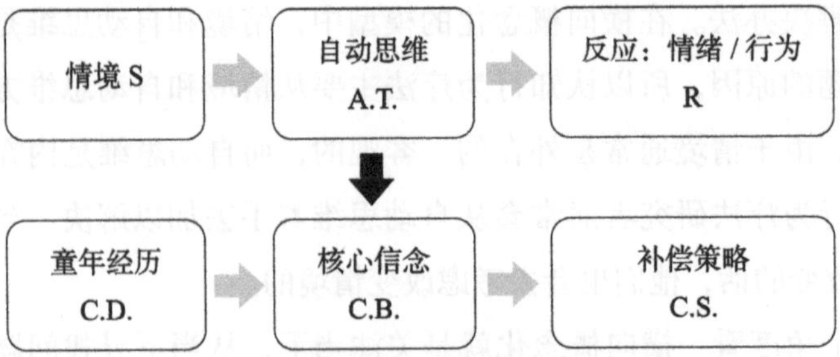

图 1-8　代表现在与过去的概念化模型

在纵向概念化的三个核心因素中，核心信念解释了“是什么”，童年经历说明了“为什么”，补偿策略则回答了“怎么办”。核心信念说明了患者的心理问题所在，而童年经历则解释了患者为什么形成这样的核心信念，补偿策略则说明患者如何应对其核心信念，采取了什么方式来应对的。

从上面关于横向概念化和纵向概念化的讨论中，我们就知道咨询师收集资料的时候，要抓住两个时间点，一个是现在，一个是过去（见表 1-1）。

表 1-1　概念化搜集资料及其分析维度

时期	内容侧面	挖掘内容
现在	诱因事件	补偿策略：失效
	现在状况	横向概念化：自动思维
过去	重要他人影响	核心信念：形成和内容
	成长经历	补偿策略：形成

关于现在，咨询师主要了解来访者的问题及其具体表现，也就是要做横向概念化。在通常情况下，心理问题的产生会有一个诱因事件，咨询师在搜集资料时也应当了解诱发事件或者起因，并确定病程。另外，从认知行为疗法的观点看，诱因往往是补偿策略失效的结果，咨询师在了解了诱因事件的时候，要着重从补偿策略的角度去探究。

关于过去，咨询师主要了解来访者的核心信念和补偿策略是如何形成的。关于来访者的过去，我们可以分为两个方面。第一个方面是重要他人的影响，正是这些重要他人的期望、评价、表扬与批评等让来访者形成了核心信念。我们要知道重要他人的影响构成了其童年经历的重要组成部分。

第二个方面是个体如何应对的，来访者如何应对他人的期望与评价，应对人生中的成功与失败，来访者应对生活的成败过程，就构成了他的成长经历。个体正是在应对成败过程中形成补偿策略的。

1.4 认知行为疗法的病因观点

T 形认知行为模型的概念化，包含横向概念化和纵向概念化两个步骤，从这个模型中，我们可以了解到认知行为疗法对心理问题及其病因的思考和看法。认知行为疗法对心理问题病因的观点可以概括为五个要点。

1.4.1 自动思维是情绪 / 行为症状的直接原因

从认知行为疗法的观点来看，所谓心理问题实际上体现为个体的情绪问题、行为问题或生理问题，这些问题长期持续进而导致患者的社会功能受损。例如，考试焦虑问题，是患者面对考试情境引发了焦虑情绪，进而导致考试不能正常发挥，影响考试结果。又例如，强迫性洗涤，是患者因担心污染和不洁导致生病，进而产生焦虑情绪，反复洗涤，把过多的时间用在洗涤上，势必影响其正常的个人生活和社会生活等。

认知行为疗法的横向概念化（情境→自动思维→情绪 / 行为）解释了心理问题的直接原因。在这个模型中，情境是引发心理问题的外部因素，而自动思维则是引发情绪和行为问题的内部原因。面对相同的情境，不同的人有不同的认知，进而体验不同情绪及做出不同行为和反应，因此，从认知行为疗法的观点来看，导致患者情绪问题或行为问题的直接原因只能是自动思维。

例如，前面我们提及的有考试焦虑的学生，他考试时总是焦虑，无法专心做题，总在关注别人，一拿笔就颤抖，遇到复杂的计算就紧张，而且总怕时间不够，经常紧张得手足无措，呼吸紧促，心跳加快。对这个学生，咨询师概念化的结果如下。

注意到别人答题（**情境**）→他们做得好，很顺利，我会考不过他们的（**这是提问补充的信息，自动思维**）→手抖（**生理反应**）、焦虑（**情绪反应**）。

遇到复杂的计算（**情境**）→时间不够用（**自动思维**）→手足无措（**行为反应**），呼吸紧促，心跳加快（**生理反应**）、紧张（**情绪反应**）。

从这个概念化中，学生在注意到别人答题时，出现手抖和焦虑情绪，究其原因是他认为自己考不过其他人，遇到复杂的计算问题时，他会感到呼吸急促、心跳加快，体验到紧张和手足无措，究其原因是他认为自己"时间不够用"。

前面提到的另一个案例——夫妻间冷战的婚姻问题。咨询师概念化的结果如下。

早上丈夫回家把昨夜打牌赢来的钱交给我（**情境**）→和他说了多少遍，让他不要赌博，偏不听，屡教不改（**自动思维**）→愤怒（**情绪**），随手把钱打掉了并指责他（**行为**）。

下午意识到自己脾气太大，有些不妥（**情境**）→这样有伤夫妻和气，但自己这样也是情有可原的（**自动思维**）→发道歉短信（**行为**）→没有收到对方的回信（**后果/新情境**）→我都道歉了，他应该表示"没关系"，以缓和夫妻关系，结果他却不理我（**自动思维**）→更加愤怒（**情绪**）。

第二天，我告诉丈夫他应该有责任心，多关心家里，不要成天和外面的人鬼混。结果他不听我说，转身就走（**情境**）→难道我说的不对吗？一个人和你说话，难道你不应该回应一下吗？你打狗一下，它还知道嗷嗷两声。这个人居然不回应，漠视我的存在，把我当空气，岂有此理（**自动思维**）→生气（**情绪**）、随手把手里的东西摔坏的（**行为**）。

从概念化中，我们知道当丈夫把钱交回来时来访者感到了愤怒的情绪，其原因是她认为丈夫屡教不改；下午她给丈夫发道歉短信却没有收到其回信而感到愤怒，其原因是她认为丈夫不理她；第二天她絮叨丈夫而丈夫转身就走，来访者感到生气，其原因是她觉得自己被漠视。

在认知行为疗法的"对症治疗"的指导思想下，咨询师要应对患者的情绪和行为或生理方面的问题，将工作的重点放在应对自动思维上面。一旦患者的自动思维得到修正，其情绪问题就能得到缓解，行为问题也能被解决。

要解决前面这位学生的考试焦虑问题，就需要处理他的自动思维——“我会考不过他们”和“时间不够用”，一旦修正其自动思维，考试焦虑和生理反应就会得到缓解。

要解决前面这位妻子的夫妻冷战问题，就需要处理她的自动思维——“丈夫屡教不改”“他不理我”和“丈夫漠视我的存在”，一旦处理好这些自动思维，妻子就能更多地理解丈夫的反应，从而调整自己的互动方式，也就能得到更好的结果，缓和对立的夫妻关系。

大量的认知行为疗法的咨询实践表明，个体一旦改变其认知，他的情绪就能有所缓解，行为也能改变。这从另一个角度也说明了自动思维是心理问题的直接原因所在。

1.4.2 自动思维是受核心信念和情境双重决定的

既然自动思维是心理问题的直接原因，那么为什么相同情境下不同个体的自动思维是不一样的呢?

认知行为疗法认为，自动思维其实是由两个方面决定的：一个方面是情境因素：另一个方面是核心信念。这个观点主要体现在贝克的T形认知行为模型中。

情境因素

在不同情境中自动思维是不同的。例如，参加一个考试，你取得好成绩或差成绩，你的想法会不同。当你取得好成绩时你可能会觉得：“我做得还不错。”要是取得差成绩，你可能会觉得：“我还需要努力。”这就说明情境是自动思维的决定因素之一。

核心信念

核心信念不同也决定了人在相同情境下自动思维的不同。当你为集体做了一件好事，这时有人过来夸奖你，你可能会想：“我做得真不错，大家还是喜欢做好事的人。”你也可能会想：“这话就是虚情假意，不是出自真心。”你甚至很有可能想：“不知道他心里面藏了什么坏心眼，他是不是想利用我为他做事呢？”其实这些想法都不同，就是源自不同的核心信念（或补偿策略），第一种反应的人的核心信念可能是“我是可爱的”，或者核心信念是“我是不可爱的”，但“做好人好事可以让大家喜欢我”（补偿策略）；第二种反应的人的核心信念很可能就是“我是不可爱的”；第三种反应的人的核心信念很可能是“他人是坏的”。

因此，从认知行为疗法的观点来看，要从根本上解决来访者的问题，我们就需要探究其核心信念，只有修正了核心信念，表层情绪和行为问题才能从根本上解决。来访者未来遭遇不幸或者创伤事件的时候，才不会再次引发心理问题。也正是因为这样看问题，现代的认知行为疗法咨询包括了自动思维、中间信念和核心信念三个阶段，而不是仅仅停留在自动思维阶段。

前面那位因参与破案但没有获得奖励的来访者在与领导相向而行的时候，他认为领导会不理他并会视他为无物，以及同事与他告别，他却认为这是在讽刺他、贬低他，当妻子让他帮忙做家务的时候，他认为妻子在暗示他没有本事。所有这些自动思维，其实都是由其核心信念——“我是不值得被爱的”而决定的。我们可以假设，如果这位来访者的核心信念是相反的——“我是值得被爱的”，当领导走过来，他可能会产生“领导见了我会客气或热情的”，同事和他告别的时候，他可能会想“他们是来告别的”等。

前面那位因为家属签字而引发纠纷的来访者躺在床上回想这件事情的时候，产生了“怎么能犯这样的错误”的思维，以及当她要做手术的时候，出现“自己会考虑不周到，落下话柄被人责难”的自动思维，也是由其核心信念“我是不讨人喜欢的”决定的。同样，我们也可以假设，这位来访者的核心信念是“我是被人喜欢的”，当她想到手术纠纷事件时，她会认为那是偶然事件，做手术时候，也不会担心自己会因考虑不周而被他人责难。

1.4.3 核心信念是幼年时期形成的

核心信念是个体关于自我、他人和世界的一般性的、概括性的认识。这些认识成长形成并在成长过程中得到巩固和修正。个体出生后便要与周围人互动，特别是生活中的重要他人。在与重要他人互动的过程中，个体逐渐形成对自我和他人的核心信念。随着年龄的增加，个体的社会活动范围会扩大，在这个过程中，个体会巩固或修正已经形成的关于自我和他人的信念，并逐步形成关于世界的核心信念。

我认为，个体核心信念的形成受如下因素的影响：（1）基因影响个体的反应倾向，每个人都是带着不同遗传特征来到这个世界的，基因不同，反应倾向不一，从而影响人们与重要他人的互动；（2）重要他人的期望或要求，家长或老师等重要他人对个体过高的期望往往是其负性核心信念形成的重要原因；（3）社会比较，这是一个广泛存在的影响个体核心信念的重要因素，当你和他人进行比较却总是感到挫败的时候，负性核心信念的形成就可以预期；（4）创伤事件，这对人的核心信念的影响非常巨大；（5）重要他人评价，直接塑造了个体的核心信念，特别是在年幼个体对自己缺乏正确评价能力的时候；（6）儿童对早期经历的认知解读，个体如何看待所经历的一切事情直接决定其核心信念的内容；（7）行为方式，这是个体应对外部事件或者与重要他人互动中所形成的行为模式。

前面提到的两个个案，一个是破案没有获得奖励的个案，一个是患者家属未签字引发纠纷的个案，他们的核心信念都是“不可爱的”，一个表现为“我不值得被爱”，一个表现为“我是不讨人喜欢的”。这两位来访者都有着重要他人期望过高的童年经历，前面这位是“父母管教严格、期望很高”，后面这位是“父母要求严厉”。其他方面影响在已提供的个案信息中未有涉及，就不再讨论。

1.4.4 补偿策略是为应对负性核心信念而发展起来的

个体在形成负性核心信念的同时，也在发展他的补偿策略。也就是说，个体意识到“自己是无能的或不可爱的”时候，他就要想办法解决这个问题。例如，被家长批评成绩不理想的时候，他可能会意识到自己的无能，但他不能让自己处于这种无能的状态之中。他要想办法解决这个问题，常见的办法是努力。如果他努力学习成绩上去了，家长减少批评或者表扬他，他就逐渐形成努力策略，如果这个方法持续有效，那么努力策略就坚持下来了。

他也可能会采取顺从策略——听家长的话，按照家长说的去做，按照老师说的去做。如果成绩上去了，也说明顺从策略是有效的，即使成绩不是特别理想，家长也不会太多挑剔他，因为他已按照家长说的去做了。于是顺从策略就变成了一个有效的应对策略。当然，在这个过程中，个体还可能发展出回避策略、警惕策略等其他补偿策略。

对破案未获得奖励的来访者，他发展了顺从策略。在成长过程中家长为孩子的成绩感到自豪，孩子发现可以通过取得良好成绩达到父母的期望来博得父母的喜欢，因此，他严格要求自己，追求完美。学习期间，努力读书，成绩名列前茅，工作期间，努力工作，成绩优异，多次得到奖励，得到领导肯定和重视。

对患者家属未签字引发纠纷的来访者，她发展了顺从策略。她和上一位来访者一样听父母的话，但由于她的妈妈过于挑剔，她因为所犯错误曾被批评和否定，故而她对错误非常小心，对他人的批评和抱怨非常敏感。学习期间，她努力学习，争取好成绩，听班主任的话，她认真完成老师交给她的任务；工作期间，听领导的话，工作认真并成了业务尖子。另外，她还发展了努力策略，学习期间热心帮助同学，得到了同学的喜欢。

一旦成功地应用补偿策略，负性的核心信念就被遮掩了，个体就不会显露出明显的心理问题，虽然有些不快和消极的情绪，但随着时间的推移慢慢就消失了。通过成功地应用补偿策略，个体会维持积极正面的形象。

1.4.5 补偿策略失效导致今天的心理问题

补偿策略实际上是一种环境的产物，它是否有效取决于周围人（特别是重要他人）的反应。过去有效的补偿策略，现在未必有效；现在有效的补偿策略，未必未来有效。一旦生活环境发生重大改变，原来有效的补偿策略可能就变得不再有效了。

随着个体的成长和经历人生的不同阶段，生活环境也会发生巨大的改变。从小婴儿，到幼儿园的小朋友，再到学校的学生，然后步入社会，工作升职、恋爱结婚、养育子女，赡养父母、社会交往，不同阶段的生活环境是不同的。

这些生活环境的改变，也在检验着原来的补偿策略。也许你在人生的某一阶段，你会突然发现，原来的方法无法解决当今的问题，你的生命中就会出现一个过不去的坎儿，心理问题也就出现了——开始怀疑自己和否定自己。

负性核心信念就被激活了，你就处于消极情绪状态和无效问题解决的努力中。你开始怀疑自己、否定自己——自己可能并不像过去想象的那么“可爱”和“有能力”，而是“无能的”或“不可爱的”。

那位破案未获奖励的来访者，在与父母的互动过程中，面对父母的期望，他发展出了顺从策略，努力按照父母的期望行事，进入学校和走上工作岗位，他都延续了顺从策略——努力读书而成绩名列前茅，努力工作而业绩突出，工作期间多次得到奖励并得到领导的肯定和重视。但这次参与破案，连续工作而且差点累倒。最终，罪犯落网，局里还给一些人发了奖金，但名单上并没有他。这对他来说就是一个否定，是对其顺从策略的否定。过去他努力工作表现杰出，就能得到领导的认可，正如他所说的：“钱不多，但也是一种荣誉。我向来什么荣誉都落不下的。”但这次他努力工作了，却没有得到奖励和肯定。没有奖励，在他看来就是对其补偿策略的否定，过去补偿策略所遮掩的负性核心信念“我不值得被爱”也就被激活了。

那位患者家属未签字引发纠纷的来访者，由于她的妈妈过于挑剔，她也发展出了顺从策略，以让妈妈满意和避免被挑剔批评为目标。学习期间，她努力学习，争取成绩好，听班主任的话，她认真完成老师交给的任务；工作期间，听领导的话，工作认真并成为业务尖子。另外，为了得到更多人的认可和喜欢，她发展了努力策略，学习期间热心帮助同学，工作期间热心帮助患者。在这次给患者手术过程中，她发现患者左右两侧输卵管均有问题，为了避免可能存在的两次手术，避免患者二次痛苦和更多的手术费用，她在征得患者本人的口头同意，但家属没有签字的情况下做了左侧输卵管切除术和右侧输卵管结扎术。来访者本来以为这么做会得到患者的认可和感谢，可没料到家属事后却找上门闹事，医院和家人也抱怨她多事。这件事情的发生，使得她原来热心助人的努力策略被否定了，在这件事情中，她帮助患者没有得到患者的感谢，得到的却是愤怒和麻烦。在这位来访者看来，自己的努力策略遭遇失败，被患者、医院和家人责难，这些责难就像童年时期母亲对她的批评一样，于是负性核心信念“我是不讨人喜欢的”被激活了。

从这两个案例中我们发现，诱因事件出现使得原本起作用的补偿策略不再有效，来访者的负性核心信念被暴露出来，来访者的负性核心信念就被激活。过去原本不会引发消极情绪的一些情境，因为负性核心信念被激活，自动思维就会被歪曲，从而使得患者出现情绪和行为方面的问题。

第2章 结构化

概念化讨论的是如何应用认知行为模型理解患者的问题，结构化讨论的是认知行为疗法如何展开心理咨询，也就是说，认知行为疗法的心理咨询是按照怎样的顺序展开的，如何制定心理咨询方案和计划。

2.1 什么是结构化

在认知行为疗法中，结构化有两层含义。

其一，结构化作为一种会谈技巧，它是指相关会谈内容正式开始之前的预告或者告知。这样做是为了让来访者了解接下来将要进行什么会谈，并且希望得到来访者的主动配合，提高会谈效率和效果。

例如，咨询师在开始首次会谈（即评估形会谈）之前，通常会告诉来访者，今天会谈将要涉及哪些内容。

咨询师：我想从议程设置开始我们的会谈，议程设置就是明确今天我们讨论什么内容。每次会谈开始我们都会如此，这样做是为了确保我们有时间完成最重要的事情。我会提出一些建议项目，然后，我会问你有无补充。这样行吗？

来访者：行。

咨询师：第一次会谈和以后的会谈稍有不同，因为我需要了解许多背景信息，以便对你的问题有一个全面的认识。首先，我想了解你的问题或困惑是什么，你对治疗的期望是什么及其他。

来访者：哦。

咨询师：我也想知道你对认知行为治疗了解多少，我会解释我们将如何进行治疗。在结束时，我们将讨论你可尝试完成哪些家庭作业，我将概括我们讨论了什么以及对你的反馈。（暂停）你有无什么事情希望今天能够列入讨论的？

来访者：有。我希望你能告诉我得了什么病，是否严重，以及要治疗多久？

咨询师：好。我记下你的问题。今天，我们将安排时间来研究这些（记下患者的项目）。好，还有什么补充进今天的日程吗？

来访者：没有，就这些。

在会谈开始环节，通过咨询师的介绍，来访者将明了今天会谈的主要内容，进而就会有意识地围绕这些话题进行叙述。当来访者跑题而被咨询师中断的时候，咨询师的行为也更容易得到理解。

其二，作为一种咨询规划，结构化的另一层含义是指咨询师在对来访者问题进行了诊断的基础上，对心理咨询如何展开而事先做出的咨询方案和咨询计划。和其他心理咨询方法相比，认知行为疗法是高度结构化的，一旦我们明确了患者的咨询问题和咨询目标，认知行为疗法心理咨询师就能据此做出咨询的规划，并且在未来的咨询过程中根据这个计划实施心理咨询。

无论患者的问题是什么，认知行为疗法的心理咨询师都会遵循相同的结构和顺序开展咨询，这个结构和顺序可以分为如下几个层次：

咨询进程（评估性会谈→咨询性会谈→巩固性会谈）；

咨询阶段（自动思维阶段→中间信念阶段→核心信念阶段）；

干预流程（识别→评估→评价→应用）；

会谈结构（开始环节→中间环节→结束环节）。

虽然结构化有两个方面的意涵，结构化作为一种会谈技巧，我们将在本系列的其他图书中详细介绍，在这里我们讨论在结构化作为一种咨询规划的前提下，认知行为疗法是如何展开心理咨询的。

2.2 认知行为疗法咨询的结构化

2.2.1 咨询进程

认知行为疗法的咨询从开始到结束将经历三种性质不同的会谈，分别是评估性会谈、咨询性会谈和巩固性会谈。评估性会谈就是对来访者心理问题做出一个判断，并制定心理咨询的目标与计划；咨询会谈就是应用心理技术，帮助患者解决心理问题，这是心理会谈的主要环节；巩固性会谈是在结束咨询后为了预防问题的复发而安排的咨询会谈。

2.2.1.1 评估性会谈

心理咨询的第一步就是评估性会谈。评估性会谈就是对来访者的问题做出一个判断，明确其心理问题的类别，判断能否通过心理咨询解决这个问题。在这个过程中，咨询师需要围绕来访者的问题了解相关的信息，了解来访者的原生家庭、童年经历等相关内容。除会谈外，还需要完成一定程度的心理检查，也就是需要完成一些心理测试，心理测试项目的多少和内容将根据来访者的问题而定。

评估性会谈的任务有如下五个方面：

（1）建立咨询关系；

（2）会谈结构化；

（3）搜集资料，做出诊断；

（4）个案概念化；

（5）明确咨询目标。

咨询师根据会谈结果和心理检查结果，对来访者的问题做出判断。如果来访者的问题不属于心理咨询范围，咨询师会建议来访者去精神科医院或其他地方寻求帮助；如果来访者的问题属于心理咨询范围，但咨询师并不擅长，会给来访者转介其他心理咨询师；如果来访者的问题能解决，咨询师会和来访者讨论咨询的目标（也就心理咨询的结果），然后会告诉来访者咨询计划和时间安排等方面的内容。

评估性会谈通常需要 1~3 次会谈时间，问题比较单一且患病时间短的个案需要一次会谈时间就够；而那些病史比较长且问题涉及面广的个案就需要更多的会谈次数。

有关评估性会谈的更为详细的内容介绍，请阅读《认知行为疗法入门》一书的第 4 章“评估性会谈”。

2.2.1.2 咨询性会谈

进入咨询性会谈阶段，心理咨询才正式开始，咨询师开始和来访者一起解决来访者面临的问题。

整个咨询性会谈可以分为三个时期：**导入期**、**干预期**和**结束期**。

在导入期，咨询师需要向来访者介绍认知行为疗法的原理，解释心理问题的原因，认知行为疗法的干预原理，以及将如何解决他的问题。咨询师介绍有关原理时，通常需要结合来访者实际情况来分析和说明，增强来访者对自身问题的理解。导入期通常需要 1~2 次会谈时间。

在干预期，咨询师会根据咨询计划的安排，与来访者一起共同推进心理咨询，达成心理问题的解决。干预期内又可以根据心理咨询的阶段性任务不同区分为自动思维、中间信念和核心信念三个阶段。不是所有咨询都会进行到核心信念阶段，有些问题比较轻，自动思维阶段完成后就可以解决了；有些问题重一些，需要进入中间信念阶段；还有一些问题可能需要进入核心信念阶段。不管怎么说，所有问题都需要完成自动思维阶段的咨询，至于是否推进到中间信念和核心信念阶段，要视情况而定。

随着咨询目标逐步达成，心理咨询就进入了尾声，也就是进入结束期。结束期需要处理来访者的分离焦虑和其是否能独立应对生活问题的担心。

咨询师还需要安排时间回顾咨询过程，总结咨询收获，展望未来，协助来访者把学到的东西应用到未来的实践中，预防疾病的复发，应用所学的技能处理生活中的新问题。结束期一般要安排 1~4 次会谈时间，问题比较轻的个案，会谈总次数比较少，结束期的会谈次数可以少些；而对那些问题比较重的个案，会谈总次数比较多，结束期的会谈次数也会多一些。

2.2.1.3 巩固性会谈

精神疾病和心理疾病都存在复发的可能性。精神科医生为了防止或减少精神疾病的复发，或者说保持更长时间的疗效，康复期间医生通常会建议患者维持用药一段时间，以增强治疗的长期效果，减少不复发的可能性。精神科医师的实践表明，康复期维持用药的患者通常能保持更长时间的健康状态，而那些不遵循医嘱没有坚持用药的患者往往更容易复发。

同样对心理咨询师来说，患者的心理问题也有复发的可能，为了减少心理问题复发或者保持更长时间的健康状态，咨询师需要建议患者结束咨询后定期前来咨询以巩固心理咨询会谈的效果。

正如精神科医生给患者康复期用药要远远低于急性期用药一样，心理咨询师安排的巩固性咨询会谈的频率也低于正常心理咨询频率，通常是一个季度或者半年一次。

2.2.2 咨询阶段

在咨询性会谈阶段，我们按照先治标后治本的原则，先处理心理问题的具体临床表现，即心理问题的具体情境和相应的情绪和行为问题，然后再处理更为一般性的功能失调的认知和行为模式，最后处理患者源自于童年的、心理问题的疾病根源——核心信念，即先处理自动思维，然后处理中间信念，最后处理核心信念。

2.2.2.1 自动思维阶段

在自动思维阶段，咨询围绕症状而进行咨询。来访者的心理问题有着具体的表现，这个阶段的咨询，就是对这些症状进行相应的处理。一旦我们把这些症状解决，自动思维阶段的任务，就算完成了。

例如，我们在第 1 章提到的有考试焦虑的学生，这位学生的考试焦虑主要体现在考场上的焦虑。这个考场的焦虑，根据他的主诉有两个临床表现：一是关注别人答题时感到焦虑，二是试卷上如果出现复杂的计算题会感到紧张。当然，如果咨询师做更多的了解，或者说随着咨询的展开，我们会发现这个学生的考试焦虑的表现应该不止这些。但不论有多少表现，自动思维阶段的咨询都是围绕这些表现而展开的。

又例如，我们在第 1 章提到的那位因手术患者家属未签字而引发纠纷的来访者，她的主要症状表现为：其一，经常反思这件事情，并感受到委屈和责任；其二，上班特别是做手术的时候担心失误而被他人责难。同样，她的症状应当不止这些，咨询师需要对此多加了解，并在咨询过程中加以处理。

在自动思维阶段，咨询如果能实现这两个目标就可以结束了：

（1）来访者情绪的根本改善和问题情境的有效处理；

（2）来访者学会识别和评价自动思维。

来访者情绪的根本改善是自动思维阶段的主要目标，也是问题得到有效解决的一个重要标志。在自动思维阶段，咨询师针对来访者的问题情境，改变其认知以改变其情绪，改变其行为以解决其问题，通过议程设置对问题情境（即临床表现）逐一攻克。如此一来，随着咨询的推进，来访者的症状都会得到解决。

认知行为疗法，除了要帮助来访者解决当下存在的症状和问题，还要帮助来访者掌握认知行为疗法的技能以应对未来生活中所发生的问题，实现帮助来访者“成为自己的治疗师”这一目标。因此，在这个阶段还有一项任务就是要教会来访者识别和评价自动思维。一旦来访者掌握了识别和评价自动思维的技术，即使他在未来还会出现负面的自动思维和消极情绪，他也可以自己加以处理。

要实现上面这两个目标，这个阶段的咨询大约需要 7~14 次。具体咨询次数的多少，取决于两个重要因素：一是问题的严重程度，一般而言，问题越严重，临床症状就越多，就需要更多的时间来工作；二是深刻的理解领悟能力，理解能力强，容易接受新观点，需要的次数就少，反之就需要更多的次数。

2.2.2.2 中间信念阶段

自动思维阶段的主要任务是对现有症状的对症治疗，它并没有涉及问题的根本（核心信念和补偿策略），一旦情境发生改变，来访者依然有可能出现心理问题。当然来访者可以应用识别和评价自动思维的技术加以应对，让自己保持一个良好的情绪状态，这就是俗话说的“兵来将挡，水来土掩”。但如果我们能把咨询往下推进，触及问题的根本，以后即使情境发生改变，来访者也不会出现心理问题，这样就能长期保持健康的心理状态了。

中间信念阶段的咨询主要围绕补偿策略来进行。我们知道补偿策略失效是导致来访者今天出现心理问题的重要原因。既然如此，来访者就需要学习新的策略来应对当下的问题，修正不适应当下现实和情形的功能失调性的认知信念，改变不适应当下现实的行为方式。

从认知行为疗法的角度来看，补偿策略主要是为了应对负性核心信念而形成的，它具有僵化和泛化的特点，不区分具体情境而一概应用往往就会带来问题。例如，有人坚信人与人之间应该友好相处，坚持“对人好”的补偿策略，可是当他把这个策略用在坏人或对手身上时就出现了问题，寓言故事《东郭先生和狼》和《农夫和蛇》就说明了这一点。

中间信念阶段的任务就是要修正补偿策略，把它变成应对策略。所谓应对策略就是根据具体情况来做出相应的行为反应，问题不同、情形不同，我们就采取不同的应对方式。例如，我们说“对人好”是在一般情况下，对待亲人、朋友和同事而言，如果遇到坏人和不法之徒，就不能应用这个策略了，我们就需要与其斗争，“对同志要像春天般温暖，对敌人要像严冬般无情”“朋友来了有好酒，豺狼来了有猎枪”。一旦来访者的补偿策略得到修正，他就能更好地解决当前面临的问题，能更好地保持心理健康状态。

中间信念阶段结束的标志：来访者修正了补偿策略并形成了新的行为方式与习惯。

中间信念的咨询次数一般在 7~20 次，咨询次数的多少主要由两个因素影响。一是需要修正的补偿策略多少，如果仅需要修正一个补偿策略，可能七次就够了；如果需要修正的补偿策略很多，就需要更多次数。二是行为方式改变的难度，有些行为方式是对过去行为方式的修正，要容易一些，例如，对人好的补偿策略，修改为对朋友亲人好和与敌人斗争，就相对容易得多，需要的会谈次数就较少。如果要习得的行为方式是全新的，是对过去策略的否定，就困难得多，这就需要一个探索过程。例如，一个偏执型人格患者，对人往往持猜疑和怀疑的补偿策略，这需要修改为“适当信任”的应对策略，依据不同关系的人和不同的内容，予以不同程度的信任，患者要建立这样一个全新的应对方式，就需要更长的时间和更多的会谈次数。

2.2.2.3 核心信念阶段

中间信念阶段的咨询，既是在治标也是在治本。

说它是治标，是因为它致力于改变来访者的应对方式，帮助来访者能够更好地应对生活中的问题。和自动思维阶段的对症治疗相比，只不过它涉及的范围更为广泛，对未来预防问题发生更有帮助。自动思维和中间信念的关系是“点”和“面”的关系，自动思维的干预是针对出现问题的若干情境（点），中间信念的干预是针对某个生活的侧面，如学业、职业、人际关系、婚姻关系等（面）。

说它是治本，是因为补偿策略的修正为核心信念的修正奠定了坚实的基础。将补偿策略作为保护壳，核心信念才能得以维护，修正了补偿策略，核心信念的改变才有可能。

就多数个案而言，中间信念阶段结束，整个咨询也就结束了。因为他们关心的问题得到了解决，生活也能正常进行下去。但有一些个案还需要往下走，进入到核心信念阶段。

一般而言，那些患病时间长和问题比较严重的心理问题就需要进入核心信念阶段。那些长达十几年的心理问题，如抑郁症、强迫症、焦虑症、恐惧症、人格障碍等通常就需要进入核心信念阶段。

核心信念阶段的任务就是治本，治疗心理问题之本。

对于什么是心理问题的根本，不同学派有着不同的话语体系，认知行为疗法提出了“核心信念”这个概念作为心理问题之根本。如果我们抛开心理咨询各流派的用语，用普通心理学的概念来说，所谓心理问题的根本，其实就是“人格”或“性格”。生活中，“性格决定命运”的说法就是一个佐证，也就是说，从心理问题的角度看，什么样的性格决定了一个人会罹患什么样的心理疾病。

这里举一个研究结果来佐证性格决定心理问题这件事，有研究发现“A型性格的人容易罹患冠心病和偏头痛”。当然这里的A型性格不是指血型，而是指性情急躁、缺乏耐心、争强好胜的人。他们每天都有时间紧迫的感觉，总觉得时间不够用，总想尽善尽美地完成每一件事情，哪怕只有片刻的空闲，也要马上找点事情做，手头的一项工作尚未完成，就急急忙忙准备其他的事。

核心信念阶段就是要修正来访者对自我、他人和世界的根本看法（即核心信念）。一旦核心信念改变，来访者就能很好地认识客观世界，不会有歪曲的自动思维，即使存在歪曲的自动思维，他也能应用自己掌握的认知技术去进行现实性检验，从而使自己能够维持良好的心理状态和健康水平。

首先，在核心信念阶段，咨询要处理的是核心信念的维护机制，个体通过该机制使得核心信念得以巩固。通过维护机制，个体会选择性地注意那些与核心信念一致的信息，忽视或者歪曲与核心信念不一致的信息，这就使得凡进入其长期记忆的信息都是与核心信念一致的，这些信息纳入了已有核心信念的图式结构（这是核心信念的组织方式），结果是原有核心信念得到巩固。纠正维护机制，就是破解选择性注意、全面关注生活中消极和积极的事情，就是要避免对正面信息的歪曲解读，使得正面信息能够进入长期记忆中，并与已有图式结构发生联系，客观上促使原有图式结构发生改变，为正性核心信念的提出奠定基础。

其次，要提出并巩固新的核心信念——正性核心信念。来访者在其现实生活中，要克服过去的选择性负面关注、低估正面证据、忽视正面证据的认知歪曲方式，不断发现正面的经验或证据，让这些信息进入长期记忆，并在新的图式结构（即正性核心信念）中组织起来。随着时间的推移，来访者对新的核心信念的相信程度会越来越高，并在其指导下生活。

最后，由于核心信念是童年时期形成的，并在成长过程中得以巩固，因此，本阶段的咨询必须要处理来访者的过去，童年时期的那些人和事，对其成长经验的重构也是核心信念阶段的一个必要步骤。在这里，咨询师带领来访者回到童年时期，处理其对童年时期的歪曲认知和解读，探讨其童年时期的补偿策略是如何形成的。通过这个阶段的咨询，让来访者认识到自己过去所形成的负性核心信念并不是真实的。

核心信念阶段咨询结束的标志，概括起来就是12个字：**认知自我、悦纳自我、发展自我**。我们能够认识到“人无完人”，人有长处就有短处，有优点就有缺点。尽管我们是普通人，但我们也要悦纳自己，对自己肯定和接纳，爱自己，爱那个不完美的自己。尽管我们很普通、很平凡，但我们愿意进取，愿意成长，愿意尝试和学习新的事物，不怕失败。

核心信念阶段的咨询主要是来访者的自我探索和成长。核心信念的巩固需要较长时间，一般而言需要半年至一年时间，如果是人格障碍患者最多可以达到两年时间。本阶段咨询的频率要低些，经常是两周一次会谈，甚至是3~4周一次会谈，因此，本阶段的会谈次数大致在10~30次。

2.2.3 干预流程

前面我们已经提到，认知行为治疗分为三个阶段，分别是自动思维、中间信念和核心训练阶段。在每一个阶段，认知行为治疗的干预流程都包括识别、评估、评价和应用四个环节。

2.2.3.1 识别

识别就是要找出每个阶段所需要改变的认知观念，自动思维阶段就是要找出自动思维和情绪，中间信念阶段要找出中间信念（态度、规则、积极假设和消极假设），核心信念阶段就是要找出核心信念。

识别自动思维和情绪，通常是在个体体验到某种情绪的时候，来明确引发这个情绪时的情境，以及当时的自动思维内容是什么。例如，你发现自己非常生气，当你把注意力集中在自己的情绪上时，你发现是“自己和丈夫说话，而他却爱答不理的”引起的，那么你当时在想什么呢？你可以用情境再现的形式回顾当时的情境和感受，觉察自己当时在想什么。你发现：“太没有教养了，别人说话都不认真听，这是对我的轻视和侮辱。”这样自动思维就被识别出来了。

而中间信念和核心信念的识别，不如自动思维那么容易，因为它们是隐藏在自动思维后面的，有时也会在自动思维内容中表露出来。正如有些煤矿藏在地表的深层里，而有些煤矿却是露天陈列一样。对于隐藏在自动思维深处的信念，我们通常要使用箭头向下的技术来挖掘。

2.2.3.2 评估

认知行为治疗特别重视评估，这是因为评估可以帮助我们了解咨询的效果，并可以据此决定咨询下一步的工作计划。在认知行为治疗师看来，来访者只有认知改变、情绪改变，然后行为改变，最终才能让结果改变。也就是说，咨询目标的最终达成是从认知和情绪改变开始的。因此，认知行为治疗直接评估认知和情绪。

认知和情绪评估通常用百分数标尺法，也是用0~100%的数字来加以评分。对于自动思维、中间信念和核心信念来说，0就表示完全不相信，而100%表示完全相信。0~100%的数字表示相信程度，数字越小相信程度越低，数字越大相信程度越高。对于情绪来说，0表示完全没有某种情绪，100%表示有最极端的某种情绪，0~100%的数字表示情绪体验的强烈程度。数字越大，情绪体验越强烈。

评估先在干预之前进行，干预（就是评价）继续评估，如果认知和情绪的改变没有达到我们的预期标准，心理咨询仍将就这个话题进行下去，同样，评估也就继续下去；如果已经达成这个目标，我们将讨论其他话题或者结束咨询。

2.2.3.3 评价

评价在这里其实就是干预的意思，它要求治疗师应用认知行为技术去处理来访者的认知、情绪和行为。这里之所以用评价这个词，是因为来访者的自动思维也许是正确的，如果用矫正这个词就暗含他的想法是错误的。

在不同的咨询阶段（自动思维、中间信念或核心信念）会用到不同的认知和行为技术，来改变来访者的认知和行为。具体各阶段用到哪些技术以及如何进行，读者可以参阅相关章节。

2.2.3.4 应用

应用在这里有两层含义。

其一，来访者把咨询会谈对某个议程（某个问题情境）的认知改变内容和行为改变任务应用到实际生活中，遇到相同问题情境时用新的认知内容和行为反应，替代原有的认知和行为，使得来访者的情绪好转并且问题得以解决。简单来说，就是把咨询会谈中讨论的内容应用到实际生活中去。

例如，一位来访者登台演讲时很紧张，他认为人们会看出他的焦虑因而看扁他，他总是低头念稿不敢看大家。在咨询过程中，咨询师和来访者一起针对自动思维“别人会看出他的焦虑并且会看扁他”进行处理，得到新的认知内容（即替代思维）：“或许有个别人会注意到自己的焦虑，但没有人会看扁自己，人们更有可能是认为自己缺乏演讲经验，自己应当把注意力集中在演讲任务上，不用关心别人的反应。”咨询师建议他不要低头念稿而是要抬头目视前方。在咨询室，咨询师与来访者做角色扮演，当来访者尝试这样想的时候，情绪就好多了，演讲也自然多了。咨询师建议来访者在实际演讲中这样去想，也这样去做。

其二，来访者将学会的认知技能应用到自己的生活中，提升自己应对生活问题的能力和水平。例如，在自动思维阶段，咨询师教会来访者识别和评价咨询思维，来访者需要在生活中去应用这些技术，当自己情绪改变的时候，去识别自己的思维，并用评价自动思维的技术去处理自动思维。一旦来访者能够掌握这些认知技能，自己就可以成为自己的咨询师了。在中间信念和核心信念中都有相应的认知技术需要来访者去学习、掌握和应用。

2.2.4 会谈结构

认知行为治疗每次咨询会谈是有时间限制的，不是随意的，不是可长可短的。在国外，认知行为治疗的咨询会谈通常为每次 45 分钟或 50 分钟。

为了让有限的时间能够达成更好的会谈效果，认知行为治疗的咨询会谈是结构化的，有着相同的开始环节、中间环节和结束环节。由于各环节的主题相同，来访者就能更好地配合咨询会谈，使得咨询能在短时间内达到更好的效果。

2.2.4.1 开始环节

认知行为治疗的咨询会谈开始环节有四项内容：评估心境、获取最新信息、回顾家庭作业和确定会谈议程。

咨询师要做的第一件事是对来访者的情绪进行评估（即心境评估），其目的是了解来访者的心理问题的严重程度或咨询后的改善情况。对情绪进行评估，主要是因为情绪是心理问题的重要指标，情绪的好转或者改善，在相当程度上表明心理咨询的进展。

咨询师要做的第二件事是获取最新信息，了解从上一次咨询到这一次咨询期间，来访者的生活中都发生了什么事。在获取最新信息的过程中，来访者常常会描述生活中遭遇的消极事情，咨询师在倾听来访者叙述了消极事情后，应当主动询问其有哪些积极的事情发生。

咨询师要做的第三件事情就是回顾家庭作业。在会谈的开始环节咨询师应当和来访者一起回顾上次布置的家庭作业的完成情况。回顾家庭作业，起到督促来访者去完成家庭作业的效果，如布置作业又不检查，来访者完成作业的动机就会减弱。咨询师还可以从家庭作业中了解来访者的进展情况，并且把其中的一些作业内容列入议程中，在本次会谈加以讨论。

在开始环节，咨询师要做的最后一件事情就是设置议程清单，又叫议程设置，或者是日程设置。所谓议程设置，就是在会谈正式开始之前明确今天会谈需要讨论哪些问题。

一般而言，来访者觉得需要讨论的问题可以列入议程清单，其在上周生活中遇到的未解决的问题，也可能是接下来这周会遇到的问题。咨询师觉得需要讨论的问题也可以列入议程中，如有关咨询师与来访者之间关系的问题，咨询设置的问题（如家庭作业），以及上次咨询中还需要继续讨论的问题。

2.2.4.2 中间环节

中间环节是咨询会谈的主体部分，主要任务是从议程清单中挑选最值得讨论的话题进行讨论。待一个话题讨论完成后，如果还有时间，就再从清单中剩余的议程里挑选值得讨论的话题进行讨论。在一次50分钟左右的咨询会谈里，每一次所能讨论的议程其实只有一两项，无法讨论更多议程。如果有必要讨论，可以在下一次的会谈时进行讨论。

一旦确定讨论某个议程后，咨询师先要做的事情是搜集相关资料。这个时候，咨询师可以邀请来访者讲述相关问题的更多细节。咨询师了解相关的背景信息和细节后，就会进行概念化工作（就是识别自动思维、中间信念等内容及其相关内容）。在识别之后，咨询师要做的事情就是评估和评价工作。

需要提及的是，一旦评价工作完成（也就是议程讨论完成），咨询师可以邀请来访者把会谈中的重要内容记下来，撰写咨询笔记，这样可以加深印象并巩固会谈的内容。另外，咨询师还要鼓励患者离开咨询室后在生活中实施某种改变，而这种改变的任务往往是以家庭作业的形式布置下去的。

可以这样讲，一个被处理的议程是从搜集资料开始，又是以撰写咨询笔记和布置家庭作业为结束的。

2.2.4.3 结束环节

认知行为治疗会谈的结束环节有三个任务：会谈总结、会谈反馈和确认家庭作业。

会谈总结就是对本次会谈的内容进行回顾，这时咨询师和来访者都需要对内容进行回顾，说一说本次会谈都讨论了哪些问题，有哪些收获，有什么东西值得记录下来，等等。通过会谈总结，再一次强化了会谈的收获，提高了咨询的效果。

确认家庭作业是结束环节的另一项内容。家庭作业是认知行为治疗的一个特色。有许多研究都表明，完成家庭作业与否明显影响到咨询效果。因此，认知行为治疗师都希望来访者能够很好地完成家庭作业。但由于各种各样的原因，来访者可能并不愿意完成家庭作业，或者不能很好地完成家庭作业。所以，在结束会谈之前，治疗师有必要和来访者确认完成家庭作业的意愿以及可能面对的问题。

会谈反馈是本次会谈的最后一个环节，就是咨询师向来访者了解对本次会谈的收获、感受、想法，以及存在的困惑和问题等。会谈反馈是发现会谈中存在的问题和维护咨询关系的重要手段，咨询师应当特别重视会谈反馈，主动了解咨询对于会谈的感受和收获、不满和遗憾是非常重要的。

在会谈反馈中通常会涉及如下四个问题。

（1）在今天的讨论中，有哪些内容对你重要并需要记下来？

（2）在家庭作业方面，你完成的可能性有多大？会有什么问题吗？

（3）在今天的会谈中，有什么让你不舒服或者困惑的地方吗？

（4）关于我们的会谈，你还有什么想要弄清楚的地方吗？

通过来访者对第一个问题的回答，咨询师就可以了解来访者今天会谈的主要收获，如果有些重要的内容未被来访者所掌握，就需要在后面的会谈中来加深一下印象。

通过来访者对第二个问题的回答，咨询师就可以了解来访者完成家庭作业的意愿，以及妨碍来访者完成家庭作业的想法是什么。如果来访者完成家庭作业的意愿较低（低于50%），咨询师可以放弃这项作业的布置，如果完成作业的意愿中等（50%~80%），可以把这项作业列为可选。

通过对第三个问题的回答，来访者可以表达自己的真实感受，特别是消极情绪，咨询师可以及时处理来访者的消极想法和感受，从而起到维护咨询关系和巩固咨询关系的作用。如果任由这些消极情绪累积，来访者对咨询师的不满就会加重，导致咨询脱落或者对咨询师的投诉情况的出现。

通过来访者对第四个问题的回答，咨询师可以了解患者还有哪些疑问，和想知道的问题。尽管这次会谈没有时间讨论，我们也可以把这些问题留在下一次会谈中来加以解决。

2.3 咨询计划

认知行为疗法的心理咨询是高度结构化的，它以“聚焦问题”和“目标导向”为特点，咨询师通过评估性会谈对来访者的心理问题有全面的了解和诊断之后，就可以和来访者一起制定咨询目标，并规划心理咨询的进程，也就是要制订心理咨询的计划。随后的心理咨询就是在这个目标指引下，按照咨询计划一步一步推进。

2.3.1 问题清单

和其他心理咨询学派不同，认知行为疗法的心理咨询是以关注当下存在的问题为特点的。心理咨询师在评估性会谈中了解患者存在的全部心理问题、具体表现、问题的严重程度以及对社会功能的损害程度等。

基于所获得的信息，并依据一定的精神或者心理问题的诊断标准，咨询师就可以对来访者的问题做出一个诊断。在我国精神疾病的诊断通常有三个标准，美国的《精神障碍诊断与统计手册》(第 5 版)(DSM-5)、国际上的《国际疾病分类修订版》(第 11 版)(ICD-11) 和我国的《中国精神障碍分类与诊断标准》(第 3 版)(CCMD-3)。但在心理咨询方面却没有一个明确的标准，对于不符合精神疾病诊断标准的心理问题，我们一般是按照问题情境所属类别来分类的，例如，学习问题、职场关系问题、职业生涯问题等。

2.3.2 咨询目标

心理咨询师，一旦对患者的问题有了一个诊断，咨询目标和咨询计划自然也就确定了。因此，科学的心理咨询是非常强调心理诊断的。国内有些心理咨询师却不太重视心理诊断这个问题，在他们眼里，所有的心理问题都可以用一个套路去解决，这样的咨询质量一般不高。

例如，第 1 章我们提及的一个学生，考试时总是焦虑，无法专心做题，总是关注别人，一拿笔就颤抖，遇到复杂的计算很紧张，而且总怕时间不够，经常紧张得手足无措，呼吸紧促，心跳加快。根据他的表现，他可以被诊断为考试焦虑，一旦我们明确了这个学生的问题是考试焦虑，咨询目标自然就是让学生在考试的时候能够缓解焦虑，能够正常发挥。

又例如，第 1 章我们提到一个女士抱怨丈夫不搭理她，夫妻之间陷入冷战的问题，根据会谈中搜集到的资料我们可以将此问题诊断为亲密关系问题。一旦明确该问题属于亲密关系问题，心理咨询的目标就可以定为缓和夫妻间矛盾，处理夫妻间冲突，调整夫妻间互动方式，达成亲密的、和谐的夫妻关系。

2.3.3 咨询计划撰写

问题确定，目标确定，咨询计划自然也就有了。问题是咨询的起点，目标是咨询的终点，咨询计划就是一个从起点到达终点的实施过程。

心理问题的解决有一个过程，要想使这个咨询过程变得更为高效，用更短的时间达成更好的咨询效果，就需要按照一定的程序或步骤来展开心理咨询。这些心理咨询程序和步骤的安排有其科学的根据，并且得到心理咨询专家经验的验证。心理咨询师为顾客制定咨询方案和计划的时候，可以参照前人总结的咨询方案和计划，结合来访者的实际情况，做相应的调整，就可以形成适合该来访者的个性化的咨询方案与计划。

下面以罗伯特·莱希（Robert Leahy）对抑郁障碍[①]的咨询方案为例来说明问题清单、咨询目标和咨询计划这三个部分内容（见表 2-1）。

表 2-1　抑郁障碍的症状清单

情绪症状：情绪低落、容易激惹、快感缺乏、动机减退
认知症状：无价值感、罪恶感、思维反刍、悲观、无望感、注意力受损、做决定困难
自主神经系统症状：对日常活动缺乏兴趣、食欲减退或增加、体重减轻或增加、失眠或睡眠过多、精神运动激越或迟滞、疲劳、精力减退
其他症状：自杀意念、死亡想法、症状持续时间、是否有既往抑郁发作
社会功能损害及其程度：学业、工作、家庭、社交交往等

① 莱希．抑郁和焦虑障碍的治疗计划与干预方法［M］．赵承智，等，译．北京：中国轻工业出版社，2014：60-65.

咨询师对照上述症状清单，检核自己的患者具备哪些症状，并判断问题的严重程度。确定问题清单后，接下来就是抑郁障碍的常见咨询目标，咨询师需要根据自己患者的症状，从下列咨询目标列表中，选择适合的目标清单（见表 2-2）。

表 2-2　抑郁障碍的咨询目标清单

·消除自杀意念	·增加社会交往（3 次 / 周）
·减少无望感	·对积极行为进行自我奖励
·进行一个奖励性活动	·纠正适应不良假设
·减少负性自动思维	·修正无价值感图式
·每晚睡眠 7~8 小时	·消除社会功能损害
·减少思维反刍	·消除大部分或所有抑郁的症状
·进行一个自信的行为	·获得预防复发的技能

典型的抑郁障碍咨询包含 18 次会谈的咨询计划，严重的抑郁症患者可能需要更长的时间。咨询师需要根据患者的实际情况和评估结果来确定特定的干预内容。认知行为治疗通常以小节为单位推进，每个小节大致需要两三次的会谈时间（见表 2-3）。

表 2-3　抑郁障碍的咨询计划

第一节：第 1 次至第 3 次会谈
评估： 确认存在的问题，了解相关症状，评估功能损害情况，评估共病、自杀风险、是否有转介药物治疗的必要性
心理教育： 告知诊断信息、提出咨询目标、解释认知行为治疗原理和计划
行为干预： 识别靶行为、制订奖励计划和活动安排、鼓励自我奖励、鼓励减少思维反刍、评估与治疗失眠、个人卫生、打扮、饮食方面改善
认知干预： 了解 CBT 原理，识别自动思维与情绪，调整自动思维、建立不自杀契约
第二节：第 4 次至第 6 次会谈
评估： 家庭作业、抑郁程度、自杀风险

（续表）

行为干预：练习肯定（或自信）的表达技能、鼓励对他人增加奖励行为、增加积极的社会交往、学习问题解决技能	
认知干预：识别特定的自动思维（如无望感、无助感）、挑战这些自动思维、使用思维记录表、挑战适应不良假设（中间信念）	
第三节：第 7 次至第 10 次会谈	
评估：同上	
行为干预：继续问题解决训练和实践、训练沟通技能（倾听、共情、沟通方式修正）、继续分级任务、继续肯定表达和社交技能训练	
认知干预：识别和挑战困难的自动思维、继续挑战适应不良假设、开始检查个人图式（核心信念）	
第四节：第 11 次至第 14 次会谈	
评估：同上	
行为干预：继续问题解决技能、继续沟通技巧、继续分级任务、继续肯定表达和社交技能训练	
认知干预：继续识别和挑战困难的自动思维和适应不良假设、检查图式（核心信念）起源、评估图式是怎样影响到生命过程中的重要经历的、使用空椅子技术挑战负性图式起源中的重要他人、发展出更现实的假设和图式	
第五节：第 15 次至第 18 次会谈	
评估：同上	
行为干预：继续问题解决技能、继续分级任务、继续肯定表达和社交技能训练	
认知干预：发展出更现实的假设和图式、计划逐渐结束治疗、检查既往抑郁发作并描述将来如何应对抑郁发作、强调对抗思维反刍的治疗	

从这个咨询计划中，我们可以发现第一节咨询是心理咨询的开始环节，包括评估性会谈和咨询性会谈的起始部分，中间的第二节至第四节是咨询性会谈的主题部分，第五节是咨询性会谈的结束部分。当然在这份咨询计划里并没有包含巩固性会谈的安排。

如果你咨询分析这份计划，你可以很容易发现，抑郁障碍的干预主要是从认知干预和行为干预两个方面着手的，这体现了认知行为疗法关注认知和行为改变的特点。其中，各节认知干预的部分是遵循自动思维、中间信念（适应不良假设）和核心信念（图式）的顺序展开的。在行为改变方面，我们识别消极行为（靶行为）并用积极行为加以替代，最初是从个人卫生、打扮和饮食改善开始的（第一节），然后是增加社会交往活动，最后是问题解决技能和各种社交技能的练习（第二节至第五节）。在这些会谈计划中，任务顺序的安排是依据相当科学的道理并经过实践验证的。因此，对于从事抑郁障碍的认知行为心理咨询师，这份计划是值得认真学习和借鉴的。

第3章 咨询设置

心理咨询在一定规范下展开，这个规范就是咨询设置。心理咨询师应当了解心理咨询的有关设置，明确这些设置的原因和道理，在实践中遵循这些设置。这样的心理咨询才能取得良好的效果，也能更好地维护咨询关系，最大限度地保障咨询师和来访者双方的利益。

3.1 咨询设置及其作用

3.1.1 什么是咨询设置

咨询设置是为了保障心理咨询顺利实施就咨询关系和心理咨询展开相关事项而进行的一般约定。我们从中可以了解，咨询设置的目的是为了心理咨询活动顺利开展并取得良好效果而做出一般性规定。这些规定涉及心理咨询的方方面面（如保密、付费、重大决定、咨询场所、咨询时间），其中也包括咨询关系等方面的内容。

咨询设置没有特定的倾向性，它既不倾向于咨询师，也不倾向于来访者。如果在咨询过程中，来访者对咨询设置中的某些条款不理解或者感觉对自己不利，可以提出来与咨询师讨论。在不实质性地妨碍心理咨询展开的情况下，咨询师在前期咨询中可以适当变通。

在心理咨询实践中，有些咨询师会在心理咨询开始之前与来访者签订一个心理咨询协议，这种做法其实是不规范的，因为咨询设置中的内容并不是合同或协议中的权利义务关系，它只是为了让一个活动顺利进行而需要满足的一般性规定。实际上，咨询设置更像体育活动中的比赛规则，也像医院里医生给患者手术前的相关情况说明书，它比较像许多场所要求活动参与者事前了解有关事项的“须知”或者“知情同意书”。

不同心理咨询学派或咨询疗法，基于自身的理论观点和咨询技术要求，对心理咨询如何展开有着自己独特的要求，很自然不同学派的心理咨询设置有着不同的规范。无论你持何种学派观点，但大家都会从事与开展心理咨询，各学派的心理咨询设置就又有相同或相似的方面。不同学派之间的咨询设置是共性与个性的统一。本章介绍的咨询设置是基于认知行为疗法学派提出的，不包含其他学派的心理咨询设置的规定。

3.1.2 咨询设置的作用

3.1.2.1 咨询设置是发现心理问题的工具

当我们设定了规则，就可以用其来判定什么样的行为符合规则，什么样的行为违反了规则。咨询师可以观察来访者是否遵循咨询的设置，来发现其存在的问题。例如，有的来访者对设置咨询目标并不感兴趣，有的来访者不完成家庭作业，有的来访者拖延咨询时间，有的来访者希望在别的场所举行等。对于上述来访者的种种行为，咨询师可以通过询问他们的想法和感受来加了解，洞悉他们存在的问题。

来访者对咨询不感兴趣，可能是因为他们觉得目标无法实现、不抱期望，也可能是认为这不是他的责任，不应该他来改变，等等；来访者不能完成作业，有可能是为了对抗咨询师，也可能是认为作业不能帮到他，也可能是不知道怎么做，等等；拖延咨询时间的来访者，可能是不想结束咨询关系，也可能是希望控制会谈，增强自己的控制感。来访者不希望在咨询室举行会谈也有想控制会谈的意涵在内。

3.1.2.2 咨询设置是一种心理治疗技术

咨询设置是探索和理解来访者的防御机制和移情的重要咨询技巧。咨询设置不良，导致咨询师和来访者之间的现实关系混乱，或是导致来访者的防御机制和移情模式被认为是小事而被忽视。例如，对一个依赖性人格障碍的患者来说，她可能希望随时都能找到咨询师，联系咨询师，得到咨询师的指导和帮助。但心理咨询要求两次咨询之间不联系的设置，就使得她不能联系咨询师，这能培养她独立处理问题的能力和心态。又例如，喜欢控制的患者，他们希望控制会谈的时间、场所、话题等内容，结果有了咨询设置，他们就不能随意控制了。这有助于他们的人格成长。

3.1.2.3 良好的咨询设置有利于来访者的成长

良好的咨询设置，为来访者提供了心理问题的解决和个人成长的环境和空间。心理咨询普遍要求咨询师对来访者尊重、温暖、真诚、包容、接纳，咨询师的这些态度和品质可以帮助来访者与咨询师建立良好的关系，这为来访者的成长提供了良好的氛围。

认知行为疗法强调“咨询同盟”关系，这种合作式的关系，要求咨询师尊重来访者，与来访者一起努力，来访者感受到咨询师的尊重，并且能够调动自身积极性，自觉改变自己，增强自身能力，获得个人成长。

作为认知行为疗法一个分支的图式治疗，它强调咨询关系是“共情式面质”和“有限再抚育”。所谓共情式面质就是咨询师对来访者要有共情，能够理解来访者的想法和感受，但又不能共情太多，以至于来访者不能面对现实，咨询师要在共情的基础上邀请来访者检验想法的真实性，认识到改变的必要性。简单来说，咨询师就是既要理解来访者，又要帮助来访者面对现实。

所谓有限再抚育就是咨询师要向来访者提供在童年时期从重要他人中所未曾获得的满足，但这个满足不是无限的、任取所需的，它是有限度的，只是适度地满足这种需求。例如，一个来访者表现坚强，是因为她从小没法依赖其父母，在咨询关系中，咨询师可以满足她的依赖需求，但如果任由她依赖发展下去，必然不利于她的成长，故此，只能适度满足。

3.1.2.4 咨询设置是保护咨询师的有效手段

心理咨询只是心理咨询师的一份工作，最好不要打搅咨询师的私人生活。咨询关系也只是一种工作关系，最好也不要变成咨询师的私人关系。所以在工作和私人生活之间建立一个区隔是非常有必要的。

心理咨询设置里面一般都有咨询时间和场所方面的限制，只在特定时间和场所对来访者提供咨询服务，在其他时间和场所不进行心理咨询，这就是为了保护咨询师和确保心理咨询的规范性。如果心理咨询在茶馆、咖啡厅、餐馆会谈，就很难把工作关系与私人关系区隔开。如果来访者随时都可以和咨询师联系，自然就会干扰咨询师的私人生活。

3.2 咨询基础设置

3.2.1 咨询保密

保密是心理咨询行业最首要、最重要的一条设置。来访者把不能对亲人、朋友和外人讲述的内心深处的隐私或秘密告知咨询师的时候，自然是希望咨询师能够保守秘密。如果咨询师不能保守秘密，来访者对心理咨询和心理咨询师就会失去信任，那么心理咨询行业的存在就没有必要了。

保密原则一般有三条具体的规定：（1）未经来访者书面同意，咨询师不能将咨询信息公开发表；（2）未经来访者口头同意，不能将咨询信息告知有关他人（如父母、配偶等）；（3）在来访者有可能做出危害自身、他人或社会的情况下，咨询师有义务告知相关当事人采取应对措施。

心理咨询师为了学术、教学或科普等方面的需要，往往会对外发表咨询个案，这些个案报告就会涉及来访者的隐私。心理咨询师如果有这方面的需求，应当事先征得来访者的许可，并签署书面的知情同意书。但要注意不能采取口头同意的方式，因为口头方式在事后容易导致分歧。

至于咨询过程中的保密问题就更为常见，来访者前来咨询，其家人就非常感兴趣来访者的有关情况，向咨询师打听。例如，家人带孩子前来咨询，家人就想知道咨询师和孩子都谈了一些什么；妻子带丈夫前来咨询，妻子就想知道丈夫和咨询师聊了一些什么；领导带员工来咨询，领导就想知道员工和咨询师都聊了一些什么；老师带学生来咨询，老师就想知道咨询师和学生都谈什么内容。这时候咨询师不能随意把了解到的情况告知相关当事人，而是应当事先征得来访者本人的同意。

一般情况下，咨询师在与来访者谈话结束前，需要告知来访者："相关当事人（如上面提到的家长、老师、配偶、领导）将要向我了解今天的会谈情况，我准备把 ××× 内容告知他们，你看可以吗？"来访者同意之后，咨询师才能告知相关当事人。如果来访者不同意，你可以解释告知相关当事人这么做的原因。另外，咨询师和来访者可以讨论哪些内容当下可以告知，哪些内容以后再说。

保密是有例外的，这就是保密原则的第三条规定的。如果来访者有可能做出伤害自身和他人的生命、财产或者造成其他损失的时候，咨询师有必要告知相关他人阻止这样的事情发生。这样的规定其实也是有利于来访者的，因为无论伤害自己还是他人，最终自己都要承受损害和处罚。况且，当来访者意欲做出这种不理智的行为的时候，他已经无法自控了，适当引入外力也是必要的。

3.2.2 咨询付费

在我国，心理咨询是否需要付费有时还是一个问题。一方面原因是人们的经济情况还没有让很多人奢侈到为心理困扰而大把花钱的地步，另一方面是人们对心理咨询是否值得付费而感到疑虑："我就这么一问，你就张口一答，这需要花钱吗？"

咨询付费其实本就不是一个问题。心理咨询是服务行业中的一种，它是通过给他人提供咨询而收取服务费的一种职业。简单来说，心理咨询师就是通过收取服务费来养家糊口的。如果心理咨询师不收取服务费，那么又要从哪里挣钱养活自己和家人呢？在市场经济社会，通过提供商品和劳务来赚取金钱，再通过金钱满足自己的需要，是再正常不过的事情了。心理咨询师能够通过收费养活自己和家人是这个行业得以存在和发展的基础。可以这样说，为咨询付费是心理咨询设置里面第二重要的设置，地位仅次于保密原则。

为咨询付费还有另外一层益处——增强咨询动机。生活经验告诉我们，我们对用大价钱换来的东西往往非常珍惜，而对花很少代价甚至不花钱的东西，根本就不会在意。例如，你平时都是买三五百元的衣服穿，现在你花了近万元的价格买了一件皮衣，你会怎么对待它，要是你有一天在地摊上随手买了一件不到20元的衣服，你又会如何对待它？心理咨询师发现，当咨询费用高的时候，来访者求助动机更强，更愿意完成家庭作业。这里补充一句，咨询费用的高低，不是一个绝对的数值，它是相对于来访者的支付能力而言的。

心理咨询的付费设置中有一个重要的问题，单次付费还是按照疗程来付费？在咨询实践中，有的按照单次付费，有的按照疗程付费。单次付费的好处，对来访者而言是可以保持主动权，一旦觉得咨询进展不能令自己满意，就可以随时终止咨询，避免了退费的烦恼；对咨询师而言，是可以不用保持对来访者的牵挂和关注。单次付费的坏处，对来访者而言是每次咨询前其都需要做出是否继续咨询的决策，有些时候这是很难决定的，由此增加了来访者坚持咨询的难度；对咨询师而言，这增加了咨询的难度，为了让每次咨询都有进展，咨询师可能会追求短期效果。

我们知道，心理咨询的进展并不是匀速的，有时进步快，有时进步慢，有时停滞，甚至有时候还有反复。如果按照单次付费，当来访者觉得进展缓慢，甚至反复的时候，可能会终止咨询，这样就不能达到最终解决咨询问题的目标，半途而废。对咨询师来说，如果要留住来访者，就需要每次咨询都要有进展，追求每次咨询都要有进展可能会妨碍最终目标的实现，咨询可能只停留在表层，深层的部分很少被涉及，这对于来访者最终问题的解决也是不利的。

从这里，我们就知道心理咨询应当按照疗程来付费。因为心理咨询是一个解决的过程，类似于医院医生给患者做手术，外科手术有一个过程，在手术进行中患者需要将手术坚持到底。同样，在心理咨询过程中，来访者也应当坚持到最后，不要因为中间的进展不理想而中途停止。患者在住院手术之前需要缴纳与手术相关的费用，同样，来访者在咨询开始之前也需要缴纳一个疗程的费用。

3.2.3 不做重大改变决定

为了维护一个稳定咨询的外部环境，来访者在咨询期间不能做出与重大改变相关的决定，以免破坏稳定的外部环境，给心理咨询工作的开展带来困难。有些时候来访者的重大改变决定，甚至会导致原有的咨询无法进行下去。

如果在评估性会谈中被发现有自杀或者伤害他人的倾向的话，来访者就需要书面承诺不实施这样的行为。这是因为如果来访者一旦自杀成功，心理咨询就没法继续了；如果威胁要自杀，就可能以此掌控咨询关系，让咨询师变得非常被动；如果因杀人而被捕入狱，心理咨询自然也无法进行下去。

来访者在咨询期间不能做出改变学习工作、生活和婚姻等方面的重大决定。有个名校大学生患有社交恐惧症，无法在学校正常生活，因此想休学回家，在家治病。我们知道患者一旦离开学校环境回到家里，他就不用面对引发社交恐怖的情境，社交恐怖的暴露治疗就无法进行，心理咨询就没法展开。

还有一位来访者来找咨询师求助，希望咨询师能够帮助做出是否离婚的决定。对于这类问题，咨询师的一般意见是两点：其一，咨询师不能替来访者做决定，但在咨询结束后来访者对此会有一个明确的决定；其二，在咨询期间不能去实施离婚这样的行为，以免引发家庭动荡，被迫改变咨询会谈话题，偏离原有咨询目标和方向。但来访者可以在本次咨询结束，自己有了明确决定之后再实施这样的行为。

3.3 咨询关系设置

咨询关系是心理咨询设置中的核心问题，对于这个问题，我们将在下一章详细讨论，在这里只做简单说明。

3.3.1 咨询同盟

来访者与咨询师之间的关系是一种什么样的关系呢？有人把它比喻为医患关系，认为咨询师类似于医生，是专家权威；来访者类似于患者，患者应当听从医生的，故此来访者也应当听从咨询师的安排，认真完成咨询师交给任务。也有人把这个关系比喻为朋友关系，朋友关系的意思就是来访者与咨询师之间地位平等，情感亲近，真诚交流。还有人把这个关系比喻为律师与案主之间的关系，咨询师受来访者委托，替来访者解决某个特定的心理问题。甚至有人把咨询关系比喻为亲子关系，来访者是孩子，咨询师是家长，这个比喻想表达的意思是，咨询师要向家长那样，接纳、包容来访者的想法、情绪和行为，并对来访者的成长提供相应的支持。

上述说法在某些意义上都有其道理，但这些并不能说明咨询关系的本质。在认知行为疗法看来，咨询关系是一种同盟关系。同盟关系的意思是咨询师和来访者要一起为了某个咨询目标而共同努力，换一句话说，就是来访者和咨询师作为一个团队努力去实现这个目标。

把咨询同盟作为咨询关系的本质表述有这样几层意思。

首先，这是强调来访者和咨询师都需要付出努力，才能解决来访者的心理问题，来访者不能有委托思想，不能把问题解决寄托在咨询师的身上而自己不付出任何努力，当然咨询师也不能做旁观者，以为来访者的问题要靠来访者自己解决，好像和自己无关。

其次，这里强调一种平等的关系，大家作为团队成员，地位是平等的，要相互尊重。

再次，强调合作，这是同盟关系里面最重要的含义。在咨询过程中，咨询师的任何主张建议等，都应当与来访者协商，尊重来访者的意见和感受，双方协商一致。

最后，在这个同盟关系中，暗含咨询师是团队领导，而来访者是成员的意思。这就是说咨询师应当起带头作用，引领来访者，团结来访者，鼓励来访者前行，直到心理问题得到解决。

由此可见，当来访者缺乏咨询动机的时候，咨询师应当想办法激发其动机使得心理咨询得以进行；当来访者对咨询进展不满意想要中途停止的时候，咨询师应当了解情况，鼓励来访者坚持咨询下去直到咨询目标实现；当来访者与咨询师之间关系出现问题的时候，咨询师应当发挥领导者的作用主动去面对，去调整咨询关系，使之回到正轨。

3.3.2 不发展私人关系，咨询关系要纯粹

来访者与咨询师之间关系是一种工作关系，是为了解决心理问题实现咨询目标而组建的临时性的工作关系。这种关系仅限于心理问题解决的工作层面，不能发展到私人生活等其他方面。心理咨询特别强调咨询关系要单纯，咨询师和来访者之间只能有咨询关系，不能有其他方面的私人关系的存在。

如果来访者和咨询师之间存在多种关系，双方在会谈过程中就会出现关系中角色的混淆。例如，如果妻子作为咨询师，而丈夫作为来访者，两个人进行心理咨询会谈时，丈夫就容易混淆对方的言语是作为咨询师说的还是作为妻子而说的，对妻子的回应就容易有敌意；妻子作为咨询师，对于丈夫的回应也会产生混淆，作为咨询师她需要倾听和理解对方，但作为妻子自己可能就没有这样的义务，有时作为妻子的角色会占上风，从而影响到咨询正常展开了。夫妻之间的会谈如此，和其他存在私人关系的人同样如此，因此心理咨询规范约定心理咨询只能在陌生人之间进行，不能给家人、亲人、朋友、领导、同事和下属等人进行咨询。

心理咨询师和来访者之间不应当发展私人关系，双方都需要把咨询关系仅仅维持在咨询活动中。咨询师和来访者之间不应当赠送礼物、邀请聚会、参加对方的私人聚会。离开咨询室之后，双方不要联系，除非是咨询设置本身的要求。例如，有的咨询设置包含效果追踪访问、咨询时间调整，以及现场指导等。

作为行业禁令之一，心理咨询师禁止与来访者发展亲密关系（恋爱关系、婚姻关系、婚外情），一旦发生将终生不得从事心理咨询业务。具体原因这里就不做分析了。

3.4 咨询场所和时间设置

心理咨询需要在一定时间和场合展开，因此，心理咨询可以安排在什么地方，咨询会谈需要多长时间，以及要设置怎样的咨询频率，就成为咨询设置的基本内容之一。

3.4.1 咨询场所

为了明确咨询关系，保障心理咨询所需要的物理环境和心理氛围，心理咨询一般都在特定设置的场所（即心理咨询室）中进行。心理咨询场所一般包含咨询过程中所用到的设施设备，如沙发、茶几、椅子、纸巾等，去除与心理咨询无关的设施设备，以免干扰来访者的注意力。心理咨询场所还有关于阳光、空气、温度、湿度、噪音等方面的要求。

心理咨询一般不在茶馆、餐厅、咖啡馆或其他地方举行。首先，这些环境并不安静，无关设施设备太多，也缺乏咨询会谈所需要物件，从而影响会谈效果；其次，这是公共场合，有其他人进出，咨询会谈的保密要求无法满足，来访者可能会担心其他人的倾听而不敢完全放心叙述；最后，也是最重要的，在这些场所会谈会改变咨询关系的性质，会让咨询双方产生朋友关系、私人关系的错觉。这个错觉不利于咨询取得进展。此外，有些来访者正是不想把自己摆在来访者的位置上才不愿意到心理咨询室去做咨询，而是建议到茶馆这样的地方。来访者建议到茶馆之类地方，也暗含来访者对咨询场所的控制心理。

咨询双方在咨询场所内都应当做到：不吸烟、不吃东西、不接打电话、不玩手机和游戏、不看书等。在咨询场所的咨询时段内，咨询双方应当专注于咨询会谈，不要做可能干扰或影响会谈的事情。有些来访者之所以有上述行为可能是不想面对或回答某个问题，下意识地吸烟、吃东西、掏出手机打电话等，有些来访者则是为了表明自己很忙，有些来访者则是为了表示抗拒或对立。

3.4.2 咨询时间和频率

不同心理咨询学派对会谈的频率和会谈时间长度规定有不同，认知行为疗法的基本规定是每周进行一次会谈，每次 50 分钟。

就心理咨询频率而言，认知行为疗法的心理咨询的基本频率是每周一次，但在咨询前期可以安排每周两次甚至三次会谈，在咨询后期可以安排每两周一次会谈，甚至每月一次会谈。研究了心理咨询次数和咨询周期对咨询效果的影响，发现每周两次会谈或每周一次会谈的咨询效果相差不大，每周两次会谈也不能提前多少时间结束咨询，因此，增加咨询频率的收效是有限的。

每次心理会谈的时间长度一般是 50 分钟，也有 45 分钟一次的。总体来说，认知行为疗法的心理咨询会谈要求会谈时间不宜过长。这是因为，认知行为疗法的会谈都是围绕议程进行的，会谈时间延长，处理的议程就多，议程多，来访者需要完成的家庭作业就多，而来访者在一周能完成的家庭作业是有限的，故此，一次会谈处理太多的议程是无益的。另外，会谈时间延长，咨询双方的精力就会下降，影响咨询效果。

在咨询实践中，受限于时间和条件，会谈可能无法保障 45 分钟一次，有的精神科医生甚至探索了 30 分钟一次的会谈，结果发现效果也还不错。

咨询时间的安排一般采取预约制。咨询前双方需要约定好具体咨询的起止时间。来访者和咨询师在约定时间之前到达咨询现场。到约定时间后开始咨询，在咨询时间截止时结束咨询。在这个规定中，有两个问题需要说明。

其一，约定时间开始时才进入咨询室咨询，即使咨询双方都提前到达咨询现场也不要提前开始咨询，也要等到到时间才咨询，如果出现咨询双方中任意一方迟到，另一方就需要在咨询室等待，待对方到达后开始咨询。

其二，需要按时结束咨询。若有话题还没有讨论结束，咨询双方可以在下次会谈中继续讨论；即使来访者或咨询师还有更重要、更紧急的话题需要讨论，我们也要结束咨询，但可以提前安排下次的咨询时间；即使本次咨询开始时出现了迟到的情况，咨询也要结束。

这样的规定是基于如下考虑，如果早来就可以早咨询，晚来就可以晚咨询，需要讨论的时间就多，这样做的结果就是来访者控制了咨询会谈，这对心理咨询和咨询关系的进展是非常不利的。而且，这会涉及咨询室安排和咨询师时间安排的问题，如果随意提前或延迟咨询时间，咨询室的安排和咨询师的时间安排就会出现冲突。

3.5 咨询目标设置

3.5.1 聚焦问题

心理动力学派比较感兴趣的是潜意识的想法和情感，更多关注患者的童年经历；而认知行为疗法学派更多“关注当下，聚焦问题”，希望了解来访者现在有哪些心理问题和现实生活问题。

在咨询会谈中，来访者往往会谈论自己的感受、想法和困扰，希望得到咨询师的理解、共情和温暖。认知行为治疗师认为，来访者仅仅谈论自己的困扰是不够的，还需要关注解决自身问题的方法，并且在会谈后尽力去实践这些解决问题的方法。也就是说，我们不仅要讨论问题，还要围绕问题想办法去解决它。

对于认知行为治疗师关注问题解决这一特点，有些来访者会比较喜欢，有些来访者不喜欢。喜欢的来访者前来求助，就是为了寻求自己所面临的问题的解决办法，而认知行为疗法就是关注问题解决的，这正合他意。他们相信自己，有足够的能力做出改变，相信这样的改变能够让问题得到解决，并且拥有更好的生活。不喜欢的来访者前来求助，并不是为了解决问题，而是希望得到理解和关怀，他们认为自己的问题无法被解决，或者说自己没有能力解决这样的问题，或者说即使解决，也无济于事，甚至解决问题会让自己处于更糟糕的境地，正是由于这样的想法，他们才不愿意去面对并解决自己的问题。

如果出现不愿意面对问题的来访者，咨询师就需要帮助来访者去面对问题并尝试解决问题，让事情或问题有所好转，激发来访者面对问题的信心和解决问题的勇气。下面两种做法值得咨询师参考。

其一，通过心理教育告知来访者，回避只能让问题延续甚至恶化，只有改变才能解决问题；在解决问题的初期会比较难，进展会比较缓慢，但后期会更容易，收效会更大。“万事开头难”描述的就是解决问题的进程，只要我们开始改变，我们终究会取得进步。

其二，把问题细分为若干个子问题来逐一加以解决。如果让来访者立刻面对众多问题，便会无从下手，也不容易取得进展或者看到效果。因此，最明智的做法是化整为零，把问题进行细分，选择一个子问题来解决，通过短时间的会谈得到改变并见到效果。会谈效果的取得会让来访者认识到问题是可以得到解决的，有好转的希望，从而激发他解决其他问题的信心，便也愿意和咨询师一起面对和解决其他问题了。

“关注当下、聚焦问题”在操作层面有以下几个步骤。

第一步，问题清单。咨询师首先应当全面了解来访者存在的所有问题，按照来访者叙述的顺序，记录来访者提到的所有问题，并且逐条把它记录下来。记录问题的时候尽量用来访者的语言，不要进行提炼归纳或者变成专业的术语。搜集问题应当全面不要遗漏，尽管来访者没有提到生活某个方面存在问题，但咨询师应当主动去询问。

例如，一位来访者有如下叙述：

我感到心情沉重，自己的婚姻亮起了黄灯，感觉肯定得离婚。并且两个人已经达成口头协议，等孩子高考结束后就离婚。离婚是妻子提出来的，妻子经常把离婚挂在嘴边，我们两个月前达成了协议。我常感到自己得不到妻子的理解和支持，夫妻关系不平等，经常都是我违心地向对方道歉来缓和关系。前些年学习了心理学，有了成长，自己想打破这种关系，结果搞得两个人都很痛苦，也变得疏远。

在这一段叙述中，咨询的问题有三条：（1）对婚姻感到悲观，觉得会离婚；（2）夫妻关系不平等，常违心道歉；（3）学习心理学后尝试改变夫妻关系，但却搞得两个人都很痛苦。上述几点主要涉及来访者婚姻，咨询师应当询问和了解来访者其他方面的情况，如学习情况、职业发展、职场关系、健康状况、家庭成员关系、原生家庭关系、社交交往等方面情况。

第二步，问题分类。按照心理问题的相关性，把相似的问题归为一个类型。一般来说，可以归纳为婚姻关系（或亲密关系）、家庭关系、人际关系、职业发展、职场关系、学业发展、同学关系、师生关系、健康、自我等类别。

第三步，去除不解决的问题。咨询师通过全面的询问会了解到来访者在许多方面都存在问题，但这些问题的严重程度不大，或者不是来访者当下需要解决的问题，来访者不希望在本次会谈中去谈论和解决它，因此应当把这些问题从会谈问题清单中去除。

第四步，问题排序。在需要解决的问题清单中，根据问题的难易程度、来访者的意愿和问题的关联性的程度，咨询师需要与来访者协商问题解决的顺序。把最容易解决、最急迫解决的问题放在前面，其他问题安排在后面进行。

3.5.2 确定目标

确定了问题就是明确了咨询的起点，确定咨询目标就是明确咨询的终点。认知行为疗法的治疗思路是“对症治疗”，来访者有什么样的问题，我们就去解决什么样的问题。每个问题的解决，都相应有一个目标状态。在医院里，如果患者有发烧的症状，医生的目标就是要让其退烧，恢复正常状态；在认知行为疗法咨询中，如果来访者的亲密关系有问题，夫妻之间出现冷战，咨询的目标就是要让夫妻和睦相处，建立融洽的亲密关系。

在认知行为治疗中，咨询目标非常重要。如果没有咨询目标，心理咨询就没有方向，就无法进行下去。许多新手咨询师接到个案不知道咨询如何进行下去，这在多数情况下与他迷失咨询目标有关。一旦他不知道心理咨询的目标是什么，心理咨询有没有计划和方向了，也就无所适从了。

心理咨询目标的重要性表现在如下几点。

（1）确保心理咨询有一个清晰明确的目标，确保咨询不偏离轨道。一切以咨询目标无关的议程或者会谈应当减少或者终止。

（2）客观的评价咨询效果。来访者和咨询师可以根据咨询目标是否达成以及达成的程度来评估咨询的效果，以咨询目标达成与否作为标准，心理咨询效果的评估就比较客观。

（3）为咨询指明了努力的方向。有了咨询目标，咨询双方就可以围绕这个目标努力。

（4）促进咨询联盟，激发来访者的改变动机。对于来访者而言，一旦明确咨询目标，来访者就应当和咨询师一起努力，做出相应的改变，不能把希望仅仅寄托在咨询师身上。

认知行为疗法对咨询目标的要求是“具体”和“正面”的。所谓具体就是要描述当下问题解决之后的具体改变，不能用一些抽象的、宽泛的词汇来描述。

咨询师：你想通过咨询解决什么问题呢？你希望你的生活发生什么样的变化？

来访者：我希望幸福，感觉好些。

咨询师：如果你幸福，感觉好，你将愿意做什么呢？

来访者：我想努力学习，跟上课程，能够考试过关，我也愿意接触更多的人，参加一些学校的活动，像我高中时一样，我想我不会总是不开心。我能感到开心和快乐，不要感到这么孤独。

咨询师：好！这都是好目标。那么我们把它记下来吧。

来访者：行，我应该写什么？

咨询师：在开头写上日期和“目标清单”，现在看看目标是什么？（指导来访者用行为术语表达目标，见图 3-1）

目标清单——2月1日
1. 改进学习，争取考试过关
2. 变得更加开心一些
3. 与人更多交往
4. 参加学校活动

图 3-1 目标清单示例

在这段对话中，来访者和咨询师共同确定了来访者抑郁状况解决之后的目标状态。在确定咨询目标的时候，来访者的回答是“我希望幸福，感觉好些”。这样的表述就是空泛的、不具体的，咨询师需要引导来访者把它变得更加具体。在这段对话中，咨询师使用了“如果……你将愿意做什么”这样的句式帮助来访者来具体化。其实，还有一句话也是可以用来帮助咨询具体化的，那就是“如果……你的生活会有哪些改变呢？”除了用上述的问句引导来访者描述咨询后的具体改变以外，咨询师还应当引导来访者用行为术语来表述咨询目标。这里所谓的行为术语，就是要让来访者用客观的、可观察的、可测量的语言来描述咨询的改变。

利用这个咨询目标清单实例，回顾一下前面提到咨询目标的重要性的几个要点。有了这张包含了四个具体目标的清单，心理咨询师和来访者的会谈就会集中在四个方面，咨询效果也可以从来访者学习成绩改善、情绪的变化和社会交往活动参与的状况来评价。尤其重要的是，一旦有了这个目标清单，来访者就知道努力的方向：自己需要主动与更多的人交往，主动参加学校活动，尽管自己可能有些不情愿；自己需要刻意让自己变得更开心一些，避免过去让自己心情不愉快的认知和行为方式；自己也需要有更多学习和复习的行为，让自己考试能够过关。

“正面”是心理咨询目标的另一个标准。在心理咨询过程中，我们要尽量用正面积极的词语来描述咨询目标，少用消极的词语来描述咨询目标。例如，上面这位有着抑郁症状的来访者，我们在描述咨询目标时最好不要用“减少抑郁”，因为“减少抑郁”就是一种负面的表述，这句话里的“抑郁”是个负面的词汇，我们最好用正面的词汇来替代这个负面的词汇。抑郁的反面是什么呢？就是开心或者心情愉快，所以“减少抑郁”就变成了“让自己更开心”。对一个有焦虑症状的人，我们的咨询目标不能表述为“减少焦虑”，可以表述为“让自己更加放松和平静”。对于一个在参加考试或者在公众场合发言时感到紧张的人，咨询目标可以表述为“让自己更加放松”。

需要注意的是，在咨询目标的设置当中有两个“不”。

第一，一般不以具体问题的解决为目标，通常以个人成长为咨询目标。不以实际问题解决作为一个目标是因为，很多时候问题是否解决，并不全取决于一个人的因素，还有他人因素和客观因素来共同决定。例如，一个学生希望通过心理咨询让自己考上某所学校这样的目标，一个人希望通过咨询挽回即将失去的婚姻，或者一个员工希望通过咨询能加薪和升职。学生能否考上理想学校，除了他自身因素外，还有其他竞争者因素和学校录取因素在起作用；一个人能否挽回婚姻，还有配偶方面的因素和家人态度等方面的影响；员工能够加薪升职除了自身因素，还有同事和领导者及企业的客观因素等方面制约。

心理咨询目标是促进个人成长，一旦来访者通过咨询得到成长，改变了想法、情绪和行为模式之后，应对当下问题的做法就变得更加有效，这会有助于个人实现其解决具体问题的目标。如果客观因素具备和他人因素配合的话，具体问题解决的期望还是有可能实现的。

第二，不以他人改变作为目标。心理咨询以来访者本人的改变作为目标，而不能以他人的改变作为咨询目标。例如，心理咨询中不能在对家长咨询的时候，把改变孩子作为目标，也不能在对妻子的咨询中，把改变丈夫作为咨询的目标。虽然我们知道，家长的改变会带来孩子的改变，丈夫的改变也能带来妻子的改变，这些改变很有可能达成家长所期望的孩子的改变或妻子所希望的丈夫的改变，我们也不能把他人的改变确定为目标。这其中的道理和上面第一条分析的是一样的。

3.6 咨询会谈设置

认知行为治疗的心理咨询会谈，和其他流派咨询有一些明显区别。在每次认知行为治疗会谈的开始，咨询双方都需要确定本次会谈所要讨论的议程，即议程设置；咨询会谈过程中如有重要内容需要记忆，咨询师会邀请来访者撰写咨询笔记（或应付卡）；会谈结束后咨询师安排来访者在生活中执行一些任务，这被称为家庭作业。

3.6.1 议程设置

议程设置，又叫日程设置，是每次咨询会谈开始环节，咨询师和来访者共同确定本次会谈需要讨论的话题清单的过程。

下面是首次会谈的时候，咨询师与来访者就议程设置而进行的对话。

咨询师：我想从议程设置开始我们的会谈。议程设置决定我们今天讨论什么。每次会谈开始时我们都会这样做，目的为了确保重要的事情能够得到讨论。我会提出一些建议讨论的项目，然后我会询问你有没有要补充的。你看可以吗？

来访者：行。

咨询师：首次会谈和以后的会谈有些不同，因为我们需要对你的问题有个了解，明确问题的性质，确定咨询目标和计划。我想先检查你的感觉如何，生活中有什么问题。然后，我想了解你为什么要求治疗，你想要达到什么目的。你对治疗的期望是什么。

来访者：哦。

咨询师：我也想知道你对认知行为治疗了解多少，我将解释我们会如何进行治疗。在结束时，我们将讨论你可尝试完成哪些家庭作业，概括我们在这次会谈中讨论了什么，以及邀请你对会谈进行反馈。你认为这样的安排怎么样？你有无什么事情想在今天的会谈中讨论？

来访者：有。我想知道我到底得了什么病？我需要咨询多长时间？

咨询师：好。我记下你的问题。今天，我们将安排时间来讨论这些

（记下来访者的项目）。好，还有什么补充进今天的日程吗？

来访者：没有，就这些。

为了确保本次会谈中重要的内容得到讨论，事先列出会谈项目是非常有必要的。议程设置的目的，就是为了在会谈的开始确定本次会谈讨论的话题。这样咨询双方也就可以从议程设置的清单中，挑选出优先讨论的话题进行会谈，一个话题结束以后然后讨论另一个话题。一旦双方确定讨论某个话题，来访者和咨询师就可以围绕这个话题展开会谈，从而确保了会谈话题的有效性和方向性，避免了随意的会谈和会谈跑题的现象，这既可以提高会谈效率，也可以节约会谈时间。

另外，事先确定会谈的议程，也可以有效应对来访者的延时要求。如果会谈中重要话题得到了讨论，咨询师就有充分理由在会谈时间结束时终止本次会谈。咨询师就能很好应对来访者有重要话题还需要讨论的说辞，也就能够很好地避免来访者通过延长会谈时间来掌控会谈的愿望。但如果事先没有议程，咨询师就比较难以判断来访者是否存在重要而紧迫的话题被遗漏，是否需要延长时间去处理。假如来访者真的有重要而紧迫的问题需要讨论，但咨询师又以没有时间为理由拒绝讨论，这种做法就显得有些不合情理了。

3.6.2 咨询笔记与应付卡

为了认知行为疗法心理会谈取得更好的效果，让来访者在更短时间之内达成咨询目标，咨询师通常会要求来访者对会谈中的内容记笔记，并在必要的时候进行阅读和巩固。

在咨询会谈中，来访者可能对会谈中的某些内容有所领悟，有些心得。如果我们不把这些记下来，这些思想或者感悟可能会随着时间的流逝而被遗忘。一旦出现遗忘，咨询师和来访者就要在未来会谈中再次重复和巩固，这就增加了会谈次数和时间，延长了来访者的康复过程。

基于这样的考虑，认知行为疗法要求来访者把会谈中的重要内容记录下来。一般情况下，咨询师会要求来访者把它记在一个本子上，这个本子就被称为咨询笔记或者治疗笔记。有时候在特殊情形下可能需要用到这些内容，携带一个本子可能就不太方便了，如果我们把它写在一张卡片上就容易携带一些，这张卡片就被称为应付卡或应对卡。

记录咨询笔记和应付卡并不是目的，目的是为了巩固和应用，因此咨询师会要求来访者每天都花一点时间来温习一下咨询笔记或应付卡上的内容。有研究发现，每天阅读咨询笔记上的内容有助于增强咨询的效果。也就是说，如果来访者阅读咨询笔记上的内容，他会感到收获更多，能缩短咨询的疗程。故此，咨询师要强烈建议来访者这样去做。

咨询笔记的撰写，就像记日记一样，写下日期和相应的内容，每个内容要点分割为一个部分。

例如，咨询师与来访者讨论其工作情况的时候，来访者的自动思维是“我永远都完不成我的所有工作”，讨论过程中咨询师便利用认知技术改变了来访者的认知，并且给了他一些行为改变的建议。这时咨询师可以建议来访者记录下来（见图 3-2）。

2019 年 10 月 2 日（第三次咨询）
当我想到“我永远都完不成我的所有工作”时候，提醒我自己： 1. 我只需要专注在我当下需要做的事情上 2. 我不需要把每件事都做得完美 3. 我可以向别人求助，这不是软弱的表现

图 3-2　咨询笔记示例

应付卡大小不一，以便于携带为标准。应付卡分为正反两面。来访者可以在正面写下需要应付的情形（情境或者自动思维），在反面写下应付的内容。

例如，有学生对于即将到来的高考很焦虑。每当自己看书没有进展，抬头发现其他同学学习很认真时，自己就会想到“他们学习效率真高，而我的学习效率太差，我高考肯定考不过他们”，接下来他就会陷入抑郁和自责的情绪中。而这样的情形会一再出现，咨询师可以帮助求助者制作应付卡来应对这种情形（见图 3-3）。

经过咨询会谈，咨询师让学生在应付卡正面写下他需要应付的情形——“每当看书没有进展，又发现其他同学学习很认真时”；反面则写下来访者和咨询师共同商议的在这种情形下最适宜的思想观念和行为内容。

> 每当看书没有进展，又发现其他同学学习很认真时
>
> （应付卡正面）

> 每个人都有状态好和不好的时候，现在我的状态只是碰巧不好而他们的状态好而已。说不定他们也是在装样子，其实也没有进入状态。我现在应该做是的把注意力放在当下的任务上。
>
> （应付卡反面）

图 3-3　应付卡示例

3.6.3　家庭作业

认知行为疗法的研究发现，来访者完成家庭作业要比不做家庭作业的咨询效果更好。基于此，亚伦·贝克认为在认知行为治疗中，“完成家庭作业就是必需的而不是可选的部分。”家庭作业可以使来访者的改变不仅在咨询室内发生，离开咨询室后在生活中仍将继续发生。

通常情况下，认知行为治疗的家庭作业是在会谈中布置的，也就是在议程的讨论中，咨询师认为来访者可以去完成某项作业，而来访者也认可的时候，来访者就要把这项作业记录在家庭作业清单里（见图 3-4）。

2019 年 7 月 9 日（第二次咨询）
1. 每天阅读咨询笔记和应对卡。 2. 当领导走过来的时候，主动和领导打招呼。目的是看看领导的反应如何，检验自己的预测是否正确。 3. 当妻子要求我帮忙做家务时主动配合，并在事后询问妻子的想法，检验妻子是否有贬低我。 4. 每次行为试验后，评估自己对于自动思维和替代思维想法的相信程度。 5. 监控自动思维：在与领导、同事和妻子等人的互动中出现情绪变化时，问自己“我脑子里在想什么”，记录下自己的自动思维，填写三栏表。如果不能找出自己的思维，就记录情绪和情境。 6. 提示自己：监控自动思维是一项技能，需要一定练习才能掌握，自动思维可能不是真的，在深入讨论之前不要信以为真。

图 3-4　家庭作业示例

每次会谈结束时，咨询师都需要和患者来确认哪些作业是需要完成的，哪些作业是可选的。布置家庭作业分为两个环节：布置作业和确认作业。

确认家庭作业可以让来访者重视作业完成，并更有可能去完成这些作业。如果咨询师只是在咨询时提及作业，来访者可能会认为这个作业并不重要，就没有去完成作业。另外，咨询师布置作业的时候也可能没有考虑到来访者的意愿，实际上来访者没有意愿去完成这样的作业，结果造成作业布置了，但他并不打算去完成。

布置家庭作业就需要检查，否则，患者就没有完成家庭作业的积极性，咨询师也无从知道来访者家庭作业的执行情况。布置家庭作业是在每次会谈的结束环节进行的，而回顾家庭作业则是在下一次会谈的开始环节进行的。

3.7 阻抗及其应对

3.7.1 什么是阻抗

阻抗原本是精神分析的一个术语，弗洛伊德将阻抗定义为求助者在自由联想过程中对于那些使人产生焦虑的记忆与认识的压抑，阻抗的意义在于增强个体的自我防御。人本主义咨询学派的代表人物 C.R. 罗杰斯（C.R.Rogers）将阻抗看作个体对于自我暴露及其情绪体验的抵抗，目的在于不使个体的自我认识与自尊受到威胁。这两个学派对阻抗的解释都着重指出了阻抗产生的深层原因。

在认知行为学派看来，阻抗就是对咨询设置的违反或抵抗。来访者对于咨询设置的抵制或违反，有可能是因为不理解或不认同，也可能是因为咨询关系方面的逆反或对抗，还可能是深层的功能失调的信念（中间信念或核心信念）所致，当然也有可能是咨询师方面的原因。

在心理咨询过程中，来访者出现阻抗是一个大概率事件，也是很正常的事情。当来访者违反咨询设置的时候，咨询师需要面对和处理，以保障心理咨询能够顺利进行下去。

（1）咨询师应当觉察出来访者的阻抗，当来访者违反咨询设置的时候，就意味着阻抗出现。例如，来访者违反议程设置，在会谈过程中插入新话题，或者回避讨论某个重要议程。又例如，当咨询时间结束时来访者不停讲下去，希望延长会谈时间。再例如，来访者对设立咨询目标心不在焉，对完成家庭作业不感兴趣，等等。

（2）当来访者出现阻抗的时候，咨询师应当寻求反馈，了解其想法和感受，对其阻抗行为进行概念化，找出其自动思维和情绪。

（3）应用认知行为疗法的技术处理其自动思维，缓解来访者的消极情绪，促成来访者遵照咨询设置规定行为，如果客户不能完全遵守咨询设置，在可能的情况下，咨询师做出适度妥协也是可以的。总体来说，咨询师不能因为咨询设置的履行妨碍或破坏咨询关系，使得心理咨询无法进行下去。

下面我们就咨询设置中的常见阻抗表现和处理策略做一个简单介绍。

3.7.2 咨询场所设置的违反与应对

心理咨询一般情况下在心理咨询室进行，但在实践过程中，来访者或其家人可能希望上门咨询或者在茶馆、咖啡厅、餐厅等其他地方进行。来访者想在心理咨询室以外的地方咨询的要求就是违反咨询场所设置的。

当出现这种情况的时候，咨询师应当了解寻求反馈。了解对方为什么建议上门或者在茶馆会谈，有何便利或益处，另外，询问对方对在心理咨询室进行咨询有什么担心或不方便的地方。

咨询师了解对方的真实想法后，先要做的是解释为什么不能上门或去其他地方进行咨询的原因，咨询师应当更多从咨询效果的角度出发来解释。然后，邀请来访者到心理咨询室来咨询，如果来访者对来咨询室有担忧的话，咨询师可以给出一些承诺，邀请其前来尝试并且看看自己的担忧是否真的存在。如果担心真的存在，大家可以想办法解决，或者考虑在其他场所进行咨询。最后，如果来访者实在不愿意前来，而咨询师又不能上门咨询或去其他地方，可以考虑折中的咨询方式：网络视频或音频咨询。这种咨询形式双方都不用上门了。

3.7.3 议程设置的违反与应对

为了确保本次会谈中重要的内容得到讨论，每次会谈开始的时候都需要确定本次会谈的议程，然后按照会谈的议程展开会谈。实际上在心理咨询实践过程中，有些来访者不习惯或者不愿意遵循这样的方式。他们往往喜欢想到哪里就谈到哪里，往往觉得按照议程条目谈话比较僵化和教条。因此，有些来访者在设置议程的时候，就希望把某个问题说透、彻底宣泄自己的情绪，一旦提到某个话题就停不下来；还有来访者在讨论某个议程中联想到其他话题，从而脱离了当前讨论的议程。这两种情况都是对议程设置的违反。

如果来访者不愿意或者不习惯先设置议程再按照议程顺序会谈的这种结构化会谈方式，咨询师可以进行一定的心理教育。心理教育内容包括以下几个要点：

（1）告诉来访者，心理咨询实验研究发现，良好的结构化对患者帮助更多，更容易取得良好的咨询效果（就是更能节约会谈时间和咨询费用）；

（2）告诉患者，部分来访者最初对结构化也比较反感，但经过几次尝试以后，他们也能习惯结构化心理咨询，并能从中受益，相信其也能适应这种结构化的会谈；

（3）邀请来访者尝试一下结构化咨询，我们会了解来访者在结构化过程中的感受，并根据感受进行调整。

这里有一个结构化会谈的折中解决方案，来访者可以在议程设置前自由倾诉，而后再进入议程设置，并按议程进行会谈。如果来访者过去习惯于自由漫谈，或者有压抑太久和太多的话想说，或者情绪需要宣泄，在这种情况下，如果咨询师不让来访者倾诉，就有可能伤害咨询关系。在这种情况下，咨询师就可以做一些妥协，先给来访者一些时间倾诉（如 10~15 分钟），然后再进入认知行为治疗的正式程序。

另外，有的来访者由于语言能力局限，可能并不清楚自己有什么议程要讨论，自己只是有些烦恼要倾诉，有些搞不定的事情要讲。这个时候咨询师可以让来访者简单讲一讲他的烦恼和问题，在倾听过程中，对问题进行概括，提炼出议程，并把它写在议程清单上。然后再进入认知行为治疗流程处理某个议程。

至于那些在会谈开始就要把话题聊下去的来访者，咨询师可以在一开始邀请他用一两句话概括其想要讨论的话题，或者用一两分钟时间简单说明想要讨论的话题。这样的要求可以促使来访者对要讨论的话题进行提炼和反思。如果来访者实在做不到提炼和概述，咨询师可以在其讲述问题的过程中，用最短的时间协助其概述，提炼出议程来。

至于来访者在会谈中跑题，谈论到其他话题，咨询师可以通过终止谈话的技巧加以应对。

（1）当咨询师发现来访者跑题的时候，咨询师可以在轮到自己说话的时候通过提问的方式回到正题上，咨询师提出与当前话题相关的问题，就可以把话题引回来，咨询师切忌跟随来访者的话题进行提问。

（2）如果来访者再次跑题，提及他刚才跑题的那个话题，咨询师可以有礼貌地打断他，然后对他说："我注意到你再次跑题了，让我们回到刚才的话题好吗？"然后通过提问回到正题上来。

（3）如果来访者多次跑题，而且还是他之前多次谈到的话题，这个时候咨询师可以让他暂停下来，告诉他说，自己注意到对方多次从当前话题转向新的话题，询问对方要不要把这个新话题列入议程中，留在以后再讨论，还是暂停当前话题，正式讨论这个新话题。一旦来访者对会谈话题做出选择后，就可以继续就当前话题或新话题进行讨论了。

3.7.4 时间控制设置的违反与应对

心理咨询对咨询的时间设置要求非常严格，咨询需要在特定的起止时间进行咨询。在咨询实践过程中，就会出现来访者早到、迟到和延时的问题。而且迟到和延时的出现还会涉及咨询费用的问题，往往容易引起来访者的消极情绪体验。

来访者早到是不是就需要提前咨询呢？一般的咨询设置规则是“不提前”，需要等到约定时间才能开始会谈。在等待的时间里，咨询师或助理可以让来访者做一些咨询前的准备工作，例如，填写心理测评问卷之类，也可以提供一些心理学书籍或杂志等给来访者消遣。

（1）如果来访者迟到，按照咨询设置的规则是不能延时的。也就是说，咨询需要在约定的时间结束。如果一次咨询会谈的时间是50分钟，而来访者迟到了20分钟，那么本次咨询会谈的时间就只有30分钟了。这个规定涉及迟到的时间也需要付费的问题，也就是说，虽然只咨询了30分钟，但来访者要支付50分钟的费用，这样一来，来访者就容易产生消极情绪。为了更好地应对这个问题，咨询师在首次咨询时需要对来访者说清楚这个规定，让来访者对此有明白的了解。

（2）咨询师应当建议来访者充分准备，以避免迟到。例如，首次来咨询室就可能出现迷路的问题，来访者可能会花费很多时间寻找咨询室的位置，所以应当留足充分的交通时间。

（3）当来访者对于迟到付费感到愤怒或沮丧的时候，咨询师应对其寻求反馈，予以共情，给出相应的解释说明。咨询师可以告诉来访者：在预留的咨询时间里，尽管来访者没有前来咨询，但咨询室是预留出来了的，咨询师的时间和心理状态也是为来访者准备了的。虽然来访者没有用到，但按照一般的商业规则，消费者（来访者）也是要付费的。

（4）如果来访者多次因为迟到的问题而产生不满情绪，咨询师可以将这个问题列入议程，留在下次咨询时进行讨论。

延时是另一个重要的咨询时间设置违反的问题。一般而言，咨询不延时，一到咨询结束时间，咨询就应当立即结束，即使双方同意延时，延时时段的咨询也应当计算咨询费。咨询师该如何处理咨询延时的要求呢？首先，咨询师也应当告知来访者咨询不能延时，本次没有谈论完的问题，可以留在下次会谈再来讨论。如果需要讨论的话题比较紧迫，可以提前安排下次会谈时间。其次，如果是首次出现延时要求，而且来访者并不是人格障碍患者（也就是说，来访者延时的要求并不是咨询关系方面问题），在咨询师时间许可以及咨询场地有空闲的情况下，咨询师可以同意延时。但要注意，延时要求应当下不为例。最后，如果来访者因为被拒绝延时而出现消极情绪，咨询师通常的处理态度是寻求反馈、共情，如有必要就列入下次议程讨论。

3.7.5 咨询笔记和应付卡设置的违反与应对

认知行为疗法为了增强咨询效果，通常都会要求来访者记录咨询过程中的收获，以咨询笔记或者应付卡的方式记录下来。在咨询实践过程中，会有少数来访者不愿意撰写咨询笔记或应付卡。如果出现这样的情况，咨询师应当询问寻求反馈，了解其不愿意撰写咨询笔记和应付卡的自动思维，然后针对这个想法进行处理。

一般而言，来访者不愿意撰写咨询笔记或应付卡，可能有这样的一些原因：

（1）没意思或者太麻烦，觉得自己能够记得住，没必要写下来；

（2）耽误时间；

（3）保密问题，担心被人发现咨询笔记或应付卡，在他人面前没面子。

如果是前面两种情况，咨询师应当做的事情就是进行心理教育，告知来访者撰写咨询笔记和应付卡，有助于提高咨询效果，缩短会谈疗程，更快恢复健康。咨询师还可以邀请来访者进行行为试验，尝试记录和复习咨询笔记，看看实际上会花费多少时间，自己实际收益如何。如果来访者实在不愿意，咨询师可以减少咨询笔记记录的数量，甚至可以自己亲自来撰写。

如果是后一种情况，咨询师可以讨论怎样能够保密，找到一种可以保密的撰写方式。例如，将咨询收获简写或缩写，或者夹杂在其他内容之中等做法。

3.7.6 咨询目标设置的违反与应对

咨询目标和家庭作业设置违反是咨询设置违反中最棘手的问题，需要咨询师着力应对，务必解决这两个问题。如果咨询目标和家庭作业问题不能解决，认知行为疗法的心理咨询就无法进行下去。

在认知行为疗法的心理咨询中，咨询必须有明确的目标。可在实践中来访者并没有咨询目标，或者对咨询目标设置不感兴趣，或者尽管有咨询目标但对实现目标的会谈和议程并不配合。这些表现其实都是对咨询目标设置的违反。

来访者违反咨询目标设置，一个方面的原因是咨询目标并没有针对来访者真正所关心或者想解决的问题。这可能是咨询师错误地基于付费者的期望设定了咨询目标，但这个目标并不是来访者想要去实现的。例如，咨询实践中家长付费为孩子咨询，有的家长希望通过咨询让孩子回到学校去。又例如，若夫妻一方付费为另一方咨询，有的妻子希望通过咨询能让丈夫同意其查看手机，跟踪丈夫的行踪等。如果家长把对孩子的期望转化为孩子的咨询目标，或者把妻子对丈夫的期望转化为丈夫的咨询目标，孩子或者丈夫本人对这样的目标不感兴趣、不配合，就是可以理解的。

如果出现这样的情况，咨询师应当修正自己的错误，停止按照他人的期望为来访者本人设定目标。咨询师应当根据来访者本人存在的问题或者急需解决的问题设定咨询目标，一旦咨询的目标是来访者想达成的或者是他关注的，这样的目标就能激发他的咨询动机，来访者也就能更好地配合心理咨询的展开了。

另一个方面的原因就是源于其核心信念。当咨询师讨论并设定咨询目标，就可能激活来访者深层次的信念（中间信念或核心信念）。受这些信念的影响，来访者就不太愿意去设定咨询目标了。例如：

如果我设定目标，而我又无法实现，那就会感觉很糟糕；
如果我设定目标，我就必须改变；
如果必须做出改变，这就意味着以前都是错的或者不好的；
如果我尝试做出改变，我必定会失败；
如果我改变了，我以前遭受的痛苦就没有意义了；
为什么是我做出改变？这事不公平；
如果改变了，就便宜了那些（应该受到惩罚）的人；
如果我改变了，别人就会对我有更多的期望；
如果设定了目标，那就意味着咨询师控制了我。

对于这种情形，咨询师应当先判断来访者违反咨询目标设置的原因是源于核心信念的影响。一般而言，来访者存在这样行为表现时就意味着其核心信念被激活了。

否认存在问题，所以设定目标就是没有用的。
将问题归因于他人，为他人设定目标。
断言治疗是没有用的，所以设定目标就没有意义。
说自己很无助，没有能力做出改变。
设定不切实际的目标。
只涉及与寻找生命意义有关的存在主义目标。

一旦识别，咨询师就可以采取以下措施应对。

（1）寻求反馈，找出其自动思维，并针对自动思维进行干预。

（2）进行心理教育：如果对能否实现目标有所怀疑，咨询师可以告诉来访者，咨询不一定能保证成功，但咨询师基于多年咨询经验和对其问题的了解，对咨询结果抱有希望。帮助来访者认识到如果继续现在的生活方式，事情不会变好，反而会越来越糟糕。

（3）帮助来访者设置一些可以掌控的目标、针对具体症状的目标（如情绪的好转）等，等情况好转再去讨论那些存在主义的目标。

最后，如果咨询师因促使患者设定目标，破坏了咨询关系，就让来访者在会谈中掌控更多的主动权。例如，先确定一些比较宽泛而模糊的目标，随后再明确一个更具体的目标，或者把目标设定的环节推后一些。

3.7.7 家庭作业设置的违反与应对

咨询目标实现的一个重要途径或者说手段是家庭作业。如果来访者拒绝完成家庭作业或者不认真完成家庭作业，这就会非常影响咨询的效果。作为咨询师应当确保来访者完成家庭作业，对于完成家庭作业中出现的问题，应当根据具体情况去解决。

有的来访者可能轻视家庭作业，认为它不重要。例如，这类来访者会认为："我知道了、明白了就可以了，不需要亲自去实施。"对于不理解家庭作业设置的重要性的来访者而言，咨询师应当进行心理教育，告知家庭作业的重要性，以及认真完成家庭作业有助于提高咨询效果的结论，并且邀请来访者尝试完成家庭作业，感受其好处。

有的来访者可能愿意完成家庭作业，但对某些作业的态度可能是不以为然。这个时候咨询师需要做的事情就是解释布置这项作业的原因或者原理，并把作业及其原因都写下来。例如，对于"每天坚持跑步 20 分钟"这个作业，我们可以在其后面写上："研究发现，跑步能够缓解抑郁情绪，让心情好起来。"

有的来访者可能会遗忘家庭作业，这时咨询师可以与其讨论一些提示措施，或者讨论完成作业的时间与场合。这样可以使家庭作业更可行，更有可能被安排并实施。

也有的来访者是因为核心信念的影响而不愿意完成家庭作业。如果是这样，咨询师的做法就是寻求反馈，然后进行概念化，再针对自动思维进行处理，最后邀请来访者尝试家庭作业。通过家庭作业的结果来修正来访者的歪曲认知等。

有关家庭作业完成中的问题和应对办法，可以进一步阅读本丛书的《认知行为疗法入门》“第 5 章 自动思维”的“家庭作业”部分。

第4章 咨询关系

一个有效的心理咨询需要在良好的咨询关系中才能达成，心理咨询研究发现咨询关系是影响咨询效果的重要因素。咨询师需要重视并处理好咨询关系。本章给大家介绍有关咨询关系的性质和处理咨询关系的策略。

4.1 咨询关系及其层次

咨询关系是一种特殊的人际关系，它是为了帮助来访者解决心理问题而建立的工作关系。解决来访者的心理问题，需要咨询双方合作，朝着事先设定的咨询目标共同努力。来访者与咨询师之间需要相互信任。

咨询双方的身份和位置不同，在心理咨询过程中，咨询师起着带领者的作用，来访者作为团队成员需要尽力配合咨询师的安排。另外，由于来访者是具有心理问题的个体，咨询师在与其互动过程中需要包容、接纳并处理其消极反应，不能和来访者斗争。咨询师要妥善处理咨询过程中两个人关系出现的各种问题，维护好咨询关系，便于心理咨询顺利进行。

从认知行为疗法的角度看，咨询关系可以分为三个层次：

- 指导关系；
- 合作关系；
- 支持关系。

认知行为疗法中的咨询双方给人的直观印象就是指导向的，类似于教师与学生，或者教练与运动员之间的关系。人们之所以这样认为，是因为认知行为疗法中的确有许多东西要教给来访者。例如，在心理咨询过程中，咨询师要来访者学会识别和评价自动思维、学会识别和评估情绪的强度，需要学习新的认知和行为方式，等等。又例如，来访者需要记咨询笔记，还要完成家庭作业，这非常类似学校老师做的事情。

实际上，指导关系是认知行为疗法中关系的表面现象，其实认知行为疗法咨询关系的核心是合作关系。咨询同盟或咨询联盟这个词就是用来描述咨询双方的合作关系的。咨询同盟这个概念强调实现咨询目标需要双方共同努力、团队协作。

心理咨询过程体现合作关系的地方有很多。主要表现在，在咨询过程中咨询师的主张建议等应当与来访者协商，尊重来访者的意见和感受，双方协商一致后实施。例如，咨询目标设定、会谈议程设置与选择、咨询笔记撰写、家庭作业布置、会谈反馈等都能体现这种合作关系。

就咨询目标的设定来说，咨询师需要从咨询的问题清单中，与来访者协商需要解决的问题，从需要解决的问题中挑选出优先解决的事项，然后根据这些问题事项确定咨询目标。问题选择和这些目标的设定都需要征得来访者的同意，它们的确是来访者想解决的问题和想达成的目标，这样来访者才会有积极性参加咨询会谈。如果咨询目标是出自咨询师的个人主观意愿或者来访者家人的想法，咨询目标往往并不是来访者想要达成的，来访者就会敷衍咨询会谈，不愿意参与到问题解决中来。咨询无法取得预期效果就很正常了。

在咨询会谈中，最能体现合作关系的具体做法就是咨询师会主动了解来访者的想法和感受，征求来访者完成某件事情的意愿等。

例如，在布置家庭作业时，咨询师会征求来访者的同意。

咨询师：好，我们过一会儿再回来讨论这些信念。这周的家庭作业是让你做一件事情，怎么样？每天阅读这些信念并评估你有多相信它们——

在信念旁边写下百分数。

来访者：好的。

咨询师：写下你有多相信它们，会让你真的对它们进行思考。这就是为什么我没有让你只是阅读它们。

来访者：好的。(写下作业任务)

又例如，解释心理学理论时候，咨询师邀请来访者进行反馈。

咨询师：我们再谈谈关于你认为自己是有缺陷的这个想法，可以吗？

来访者：好的。

咨询师：你知道，我们以前谈过这个想法是怎样每天出现在你的脑海里的。对吗？

来访者：是的。

咨询师：我们也讨论过你是怎样长时间坚信这个信念的。

来访者：是的。

咨询师：我这里有一个解释是关于你为什么如此相信这个想法的理论。(停顿)但是你要告诉我，你觉得我说得对不对，好吗？

来访者：好的。

支持关系应当是心理咨询关系的基础，即心理咨询设置和咨询双方的互动应当有利于来访者的成长和问题的解决。支持关系应当是所有心理咨询流派都重视的，认知行为疗法也不例外。支持关系具体来说就是咨询师要营造一种值得信赖、温暖、支持的关系氛围。在这里，咨询师是可以被信赖的、包容的、支持的，来访者能得到尊重、肯定和呵护。

在建构支持性咨询关系方面，咨询师需要在会谈中表现出对来访者的关心和兴趣，对来访者问题的准确理解与深度共情，对来访者问题能够得以解决的乐观和希望。咨询师在会谈中应当全神贯注地倾听，不能走神或心不在焉，要跟随来访者的叙述做出相应的反应，表现出愿意听取来访者讲述的态度。例如：

来访者：当着老公父母的面，我妈说她讨厌婚礼的安排，并且不想参加这场婚礼。我感到丢人、没面子，恨不得找个地缝钻下去。

咨询师：这个场面太难堪了。接下来又怎么样呢？

除了倾听，咨询师还要能够去理解和共情到对方。咨询师不能带着价值判断观点去评价来访者，咨询师需要做的事情就是去理解来访者。浅层次的理解就是来访者语言所表达的意思和情绪，不要有歪曲或误解。深层次的理解就是能够结合其成长经历等因素，理解来访者为什么会有这样的感受和想法。

上面这位来访者说她妈妈讨厌婚礼安排并且不想参加这个婚礼，来访者感到丢人想逃离。咨询师能够抓住她的感受“感到丢人”就是浅层次的理解，如果咨询师能够联系她之前讲述的内容“男方家庭条件优越，自己条件不够好，感到有些自卑”，咨询师就可以这样说：“你希望妈妈能够在老公父母面前留下好印象，结果妈妈这样说话，公婆会对你和你的父母有不好的印象。”这就表现出了更深层次的理解，让她认识到自己的感受和想法的缘由。

支持性关系的建立，仅有倾听、理解和共情还是不够的，来访者愿意和咨询师一起走下去是因为其看到了解决问题的期望。因此在咨询关系方面，咨询师从咨询开始和结束，咨询师都应当始终给来访者以问题能够得到解决的期望。在会谈的开始，来访者对自己的问题能够得到解决没有信心时，咨询师需要告诉来访者，从自己的专业经验来看，问题是可以解决的。在会谈中间因为进展不顺利，来访者想要放弃的时候，咨询师要鼓励来访者继续下去，坚持到咨询目标达成的时刻。

4.2 咨询关系的建立和巩固

4.2.1 兴趣、共情和理解

建立咨询关系的第一步就是，咨询师要对来访者表现出兴趣，愿意去理解，并把自己的理解反馈给来访者。心理咨询中有一个术语叫“咨询同盟铁三角”表达的就是这个意思。所谓咨询同盟铁三角就是指建立咨询关系需要关注兴趣、共情和理解这三个要素。

在咨询会谈中，咨询师首先要表现对来访者的兴趣，愿意倾听来访者的故事。例如，一位来访者来到咨询室首先提到。

我和妻子已经冷战三天了，两个人间没有话说。这个周末我们就要开车回家过年，却至今还不能打破僵局，我不知道如何是好？

对此，咨询师应当用言语和非言语行为去回应对方，鼓励来访者把故事讲下去，说明事情的来龙去脉。这样做就是为了表达咨询师对来访者的兴趣。

对上面来访者的讲话，咨询师可以说：“你们之间发生了什么事情导致这样的僵局出现？”或者简单地说：“请你接着说下去。”或者重复对方提到的某些内容也可以促使来访者把话题讲下去，例如，“你们已经冷战三天了？”或者“至今还不能打破僵局？”说这些话的时候，咨询师如果配合表情，或者眼睛的注视、点头之类的非言语动作就更好了。当然，并不是对于来访者每讲一句话，咨询师都要语言回应，有些时候，为了不打断来访者的叙述，只需要做一些非言语行为的回应就可以了。例如，眼神、点头、面部表情等。总体来说，咨询师要通过言语和非言语行为反应鼓励来访者继续讲下去，这就传达了咨询师对来访者的兴趣。

咨询师对自己有兴趣，愿意倾听自己的话，来访者与咨询师的关系（和感情）就会亲近些。

当然，我们知道仅表达兴趣还是不够的，还需要“共情”和“理解”，在咨询中，我们经常把二者合并起来应用，把它称之为“共情式理解”。上面提到的几句咨询师回应的话，如“你们已经冷战三天了？”或“你接着说下去”并没有传达出共情式理解。

在咨询会谈中，这样的话是不够的。咨询师应当首先表达对来访者的共情式理解，这是指咨询师要去体会来访者讲这段话的时候的感受是什么，想法是什么，是什么样的情况下才会产生这样的感受和想法的，然后再表达自己想了解更多内容的兴趣。

在来访者的这段话中，我们可以发现来访者的情绪是焦虑或烦躁，来访者的可能想法是：“自己还没有办法打破这个僵局，就可能会导致回家过年的事情出问题。”从上面的对话中，咨询师如果先表达共情性的理解，然后再通过提问鼓励来访者讲述，咨询关系就更容易建立。例如，“我感受到你有些焦虑或心烦，不知道你们之间发生了什么事情导致这样的僵局出现呢？”

来访者如果感到自己被理解、被关注、被倾听，他就会把故事讲下去。这位来访者接着说：

我老婆很喜欢打麻将，我多次和她提到打麻将这个问题。她答应我，周一到周五不打，周末打一下，我也算默认同意了。可是，她今天说的话明天就会忘。

前几天她打牌很晚回来，我非常生气，然后就对她说：“要不我们分手吧。”她也同意了。其实大家都知道，这话不是真的，随后就冷战，至今三天了，都没说话。

为了不打断来访者的叙述，咨询师采取了点头、注视、做表情等非言语行为和简单言语鼓励来访者讲下去，如“嗯”“然后呢”“后来怎样了”。在一段讲述后，咨询师给予了共情式的理解与回应。下面我们以对话方式呈现。

咨询师：你妻子表态平时不打麻将，但她说话不算数，这让你非常生气。你提出离婚的目的也是为了警告她收敛自己的行为，但结果却陷入僵局，是这样吗？（共情式理解）

来访者：嗯。

咨询师：你不让她打麻将是怎样考虑的呢？（兴趣）

来访者：其实我真正的用意是希望大家多学习知识，共同进退，好好把公司做大做强，不要把时间花在玩上。

咨询师：你希望夫妻同心一起把公司做大做强，可你妻子好像不是这样想的？（共情式理解）

来访者：我老婆经常说，男人应该养活女人。

咨询师：那她的意思是和你共同奋斗那么辛苦，只要你养活她和孩子就可以了。（共情式理解）

来访者：是呀，她还总是拿其他男人来和我比较，我不能接受。

咨询师：你不愿意和别的男人比较。（共情式理解）

来访者：哎，女人为什么都喜欢拿自己男人和其他男人比较呢？我觉得这是很愚蠢的，男人特反感。

咨询师：你觉得这种比较是不明智的，会影响夫妻感情？（共情式理解）

来访者：是呀，她总这么说，我一听就烦。

咨询师：我们把刚才的会谈内容做一个总结，你看是这个意思吗？你希望夫妻共同努力打拼，希望她不要打麻将，不要把精力放在这些娱乐事情上，而你的妻子却不想奋斗，希望你养活她，对不打麻将这件事不太重视。尽管她答应你了，但最终还是去玩了。（理解）

来访者：是的。

咨询师：看起来，你们夫妻两个人在这件事情上的想法并不一致。你刚才提到"离婚"，但双方知道这话不是真实的想法，这是为什么呢？（兴趣）

来访者：我们有一个5岁的女儿，很可爱的。

咨询师：还有别的吗？

来访者：平时我们都非常恩爱的。

……

关于共情式理解，有几点要补充。

（1）大部分患者会对直接表达的共情有相当积极的反应，他们会感到自己被支持和被理解，咨询联盟也会变得更加牢固。然而，有些患者可能会把咨询共情理解为自己的处境是应该的，无法解决的，自己无法从中走出来。特别是在咨询师共情过多，没传递出“乐观”的时候。简单来说，有的来访者喜欢共情多一些，有的来访者喜欢共情少一些。咨询师需要视来访者对共情的反应来调整自己“共情式理解”的应用程度。

（2）咨询师要准确地理解来访者过去的经历、当下的想法和感受，并把它表达出来，这是很必要的。准确的“共情式理解”对于巩固咨询关系有促进作用。错误的共情式理解会有损咨询关系，特别是多次的错误理解，就会有损咨询关系。

（3）尽管不准确的共情式理解会有损咨询关系，但没有共情式理解就无法建立咨询关系。因此，咨询师应当平时加强这方面的练习，经常站在他人的角度理解和思考问题。在会谈过程中，可以委婉地表达自己的“共情式理解”。例如，你可以说“如果我是你的话，我会这样想……有这样的感受……”也可引导对方多说说自己的感受，在这个过程中表达自己愿意理解对方。

4.2.2 真诚和乐观

真诚的意思是指咨询师应当以“真实的自己”坐在来访者的面前，而不是戴着专家的面具与来访者会谈。在咨询的会谈中，咨询师不要刻意去取悦对方，也不需要自我防御，也不用回避自己的失误或者短处。咨询师在来访者的面前就是一个真实的人，而不是一个专家。

关于真诚，罗杰斯曾经这样说："在咨询关系中，治疗者愈是他自己，愈是不带专业面具或者个人面具的，当事人就越有可能建设性地改变和成长。"对于真诚的作用，江光荣[①]认为：第一，真诚能够换来信任和喜爱，你以坦诚的态度对人，让对方感觉到你是可以信任的，可以交心的。因此你先把自己交给对方，他就能摸到你思想脉络和情感，能感觉到你对他没有戒心，便会以信任的态度对待你，让你觉得可亲可近。第二，咨询师的真诚具有榜样作用，你的真诚会使来访者的任何企图掩饰、回避、隐藏的反应有一种无形的压力。人似乎都会接受这样的处事原则：人以诚待我，我应以诚待人。而且，你的真诚又是在鼓励他开放坦率地对待自己和你，他希望像你那样坦坦荡荡地生活，因为这样的生活方式比他时刻提防琢磨要轻松自如得多。

来访者：原来我充满了希望，我以为很快就能摆脱烦恼，可已经快两个月了，我觉得你告诉我的办法没有多大作用。

咨询师 A：你不应该丧失信心，虽然快两个月了，可是中间有两三次没到我这里来，而且我也不知道你回去以后是否是完全按我们商量的那样去做了练习。

咨询师 B：你觉得前一段时间的会谈对你帮助不大，我感觉出你现在心情很焦虑，有些失望，你愿意就我们前一段咨询做一次回顾吗？

咨询师 C：听到你讲自己并没有什么收获或者改变，我意识到自己有些压力，我在想我们下一步可以做些什么，让你有所收获。

对于上面来访者的回应，咨询师 A 做出自我防御性反应，他认为来访者在指责他没有尽到责任，咨询师就反过来将效果不佳归咎于来访者没能坚持咨询，以及可能没有完成作业。这是最典型的不真诚的表现。

咨询师 B 的反应要比咨询师 A 好得多，他并没有做出防御性反应，给

① 江光荣. 心理咨询的理论与实务［M］. 北京：高等教育出版社，2005：118.

了来访者共情：“你觉得前一段时间的会谈对你帮助不大，我感觉出你现在心情很焦虑，有些失望。”然后邀请来访者对前一阶段的咨询进行回顾。

咨询师B虽然进行了共情，但并没有自我暴露，没有表达自己对来访者言语的想法和感受，没有展示自己的真性情、真想法，在“真诚”方面是做得不够的。

咨询师C就要做得更好些，他既共情了来访者的想法“听到你讲自己并没有什么收获或者改变”，又真诚地表达了自己的感受和思考：“我意识到自己有些压力，我在想我们下一步可以做些什么，让你有所收获。”

从咨询师B和咨询师C的反应，我们可以认识到共情和真诚的区别：共情就是咨询师要能够体会来访者的想法、感受和情绪（以及想法和感受背后的过去经验的影响），而真诚是咨询师能觉察自己此时此地的感受与想法，必要时通过自我暴露的方式回应给来访者。

关于真诚还有两点要说明：

（1）如果咨询师对来访者表达负面看法和消极情绪会影响咨询关系，还是不表达为宜，特别是在咨询会谈的初期尤其要注意。当咨询关系比较牢固的时候，咨询师表达负面看法和消极情绪是可以的。

（2）真诚也给人压力，“人以诚待我，我应以诚待人”。当咨询师对来访者真诚的时候，来访者就有必要真诚回应咨询师，这就给来访者以压力了，有些来访者就会对咨询师的真诚表达感到不舒服。故此，咨询师需要观察来访者对真诚表达的反应，如有必要可以对真诚做出调整。

乐观是心理咨询师对来访者的问题能够得到解决的积极预期，咨询师相信通过心理咨询能够帮助来访者解决心理问题。

来访者前来寻求心理咨询，一方面是希望自己的问题能够得到解决，另一方面又对咨询师能否帮助他解决问题充满疑虑。咨询初期，咨询师对于问题能够解决的承诺和说明，会让来访者初步建立起问题解决的信心。随着心理咨询的进行，来访者可能会发现进展不如预期，又会对问题能否解决充满疑虑。这时咨询师要始终相信问题能够得以解决，并把这种信心和乐观的情绪传递给来访者，从而让来访者受到鼓舞，继续咨询下去，直到问题得以最终解决。

对于咨询师表现出来的乐观，来访者的反应也是因人而异的：有的来访者对此会表现出积极正面的反应，有的来访者则会给出比较消极负面的反应。

当咨询师对治疗结果乐观时，多数来访者会憧憬问题在未来得以解决，有的来访者则会认为咨询师并没有深刻理解其所面临的困境（在他看来自己的问题是无法解决的，咨询师之所以说未来能够解决，就是不了解情况），有的来访者认为咨询师故意表现得很优秀，是在暗示来访者的无能（他认为自己无法解决自己面临的问题，而咨询师则表示能够解决，咨询师就是想展示其能力比自己厉害）。

乐观虽然是好的，但在应用方面也是需要谨慎的。如果来访者特别希望有人带他走出困境，这时咨询师表现乐观就是合适的。如果来访者深陷困境，而且相信自己的问题是无法解决的，这个时候咨询表达乐观就应当谨慎些，表达一种谨慎的乐观，不要轻易断言说问题能够轻易得到解决，我们可以尝试解决部分问题，或者让糟糕的状况好转。

4.2.3 合作和寻求反馈

合作是认知行为疗法咨询关系的核心。而前面提到的“兴趣、共情、理解、真诚、乐观”五个要素是各心理咨询流派或疗法在心理咨询或治疗过程中建立咨询关系时的通用做法，当然这些在认知行为疗法中也应当被运用。

治疗同盟（或咨询同盟）是合作的另一种表达方式，治疗同盟这个术语由拉尔夫·格里森（Ralph Greeson）发明，他认为治疗关系是一种治疗合作伙伴关系，咨询师与来访者以相互配合的方式开展工作，就像划船那样，如果只是一个人摇桨，船在水中就不会行进得很好。

在这里我们用“合作”术语来说明认知行为治疗的咨询关系，在认知行为疗法中“合作”有这么几层意思：

（1）来访者面临的问题应当由咨询师和来访者一起努力，共同解决，而不仅仅是咨询师的任务，这里强调了来访者应当付出努力，说明了来访者在整个问题解决过程中的角色和任务。

（2）咨询师和来访者的地位是平等的，咨询师不能高高在上，不能对来访者指手画脚，强制要求其服从自己的指令。

（3）协商沟通，整个会谈过程中，咨询师都应当征求来访者的意见和看法，共同决定有关事项。

（4）及时寻求反馈，咨询师应当鼓励来访者表达自己的意见和感受，使得双方能够更好地协作前行。

第一，合作关系体现在咨询目标的确认上。咨询师应当与来访者共同协商咨询目标，并把咨询目标具体化。如果咨询师制定了咨询目标，而来访者不认同，那么来访者就有可能在未来咨询的过程中不积极配合，出现"皇帝不急太监急"的现象。一些时候，心理咨询师为满足付费者（家长、配偶、学校老师、单位领导等）的要求而制定了来访者应当做出某些改变的咨询目标，但这些目标并不是来访者想要的。这时就容易出现双方咨询目标不一致的问题，也就是咨询双方没有建立问题解决的合作关系。

第二，合作关系体现在心理教育方面。来访者为什么要识别自动思维或情绪？为什么要通过改变自动思维来改变情绪？抑郁患者为什么要行为激活？焦虑障碍患者为什么要暴露？咨询师邀请患者完成这些任务的时候，自然希望知道为什么要这样。心理咨询师在向来访者解释心理疾病的原因、心理咨询（或治疗）的干预原理、心理咨询计划和方法时就是在进行心理教育，来访者对咨询师的做法和计划有相当程度理解的时候，就更愿意配合咨询师，共同努力推进心理咨询过程。

咨询师不要以为相同内容做一次心理教育就可以了。在实践过程中，如果发现来访者对相关任务的执行不得力，对此任务理解不够，这可能就是因为心理教育不全面，或者来访者理解不透彻和遗忘，咨询师就需要进行多次心理教育。

第三，合作关系也体现在寻求反馈上面。咨询师与来访者合作，就需要主动了解来访者的想法和感受，征求来访者对会谈内容的意见。当咨询师注意到来访者在会谈中有负性情绪的时候，通常需要引出来访者的想法，努力找出咨询关系中的问题，改善咨询联盟。在会谈中当来访者表现出某种情绪的时候，咨询师应当引导来访者觉察其想法和情绪，并且表达出来，在讨论某个话题之前，也可以事先邀请来访者一旦有什么想法和情绪，可以报告出来。咨询师也应当事先表明态度：咨询师非常欢迎来访者表达自己的想法和感受，不论是积极的还是消极的。

有几个地方要特别注意寻求反馈的应用。

（1）问题清单的确认，咨询师应当征求来访者意见，询问来访者希望把哪些问题列入本次咨询的解决清单中，对有些问题，来访者可能会觉得不必当下处理，但咨询师觉得需要列入清单，双方就可以为此进行协商。

（2）咨询目标应当是得到来访者确认的，也是心理咨询能够实现的。故此，咨询双方需要协商一致。

（3）每次会谈都有许多要讨论的议程，咨询双方需要协商本次会谈讨论议程的顺序，确保重要的议程得到讨论。

（4）家庭作业的确认，咨询有哪些家庭作业需要完成，来访者对完成这些家庭作业有多大意愿，存在哪些困难等，咨询师都应当事先有个了解，降低家庭作业不能完成的可能性。

（5）在会谈过程中，当来访者表现出某种消极情绪（如愤怒、沮丧、抑郁）的时候，咨询师应当寻找其自动思维。

每次会谈的结束，作为会谈环节的一部分，咨询师应当寻问来访者对本次会谈的想法和感受。咨询师可以通过一些标准化的问题得到本次会谈的反馈。咨询师根据来访者的反馈进行必要的解释或者列为下次会谈议程，留在下次会谈处理。来访者对本次会谈的不满意或困惑的地方，需要引起咨询师的重视，恰当和及时地处理有助于维护咨询关系。咨询师针对会谈反馈可以提如下这几个问题。

- 今天的讨论，有没有让你感到困惑或不舒服的内容？
- 我有没有理解错了或存在没有理解的地方？

- 你觉得下次会谈是否有可以做些改变的地方？
- 关于咨询，你还有什么想要弄清楚的吗？

4.2.4 调整自己的风格与来访者匹配

不同的来访者对咨询师有着不同的期待，也有着不同的人际交往风格，咨询师在与这些来访者打交道的过程中，就需要根据来访者的期待和风格调整自己的互动方式。

有些来访者可能需要更多的建议，期望你告诉他该怎么做和怎么办，对于这种来访者，如果你是一个喜欢指导的咨询师，可能你们两个人就比较匹配。但如果你是一个比较注重倾听和陪伴的咨询师，不喜欢指导来访者，希望来访者自己做决定和拿主意，你们之间就会有冲突。反过来，要是你遇到的是一个期望被平等对待、有主见、希望被倾听的来访者，这对于一个倾听和陪伴的咨询师来说，就很匹配了。但如果你是一个指导型咨询师，你与来访者之间就容易有矛盾。其实，还有一种来访者，他们希望被尊重、被捧着，如果咨询师能够把自己的位置放得低一些，就能和他匹配了，如果咨询师喜欢给建议的话，两个人就容易对立了。

上面谈到的是咨询师需要给来访者建议的问题。有些咨询师喜欢给建议，有些咨询师不喜欢给建议。对来访者也是一样，有些来访者喜欢听取建议，有些来访者不喜欢听取建议。为了建立良好的咨询关系，咨询师需要根据来访者的期待和风格进行调整，喜欢听取建议的来访者，咨询师可以尝试给出建议，对那些不喜欢建议的来访者，咨询师要尝试克制自己给建议的冲动。

在影响咨询关系的诸多要素中，咨询师表达共情、关心、肯定和自我暴露都需要因人而异，调整自己表现的程度，以适应咨询的需求。

有些来访者喜欢被理解、被倾听，对这样的来访者，咨询师应当多些共情；而有些来访者对共情不太敏感，他们关注问题的解决，咨询师就应当少些共情，将会谈更多引向问题解决上去。

有些来访者喜欢被关注和关心，希望听到他人嘘寒问暖的话，对此，咨询师应尽量多一些关心的情感表达就比较适合了。如果来访者没有这样的需求，咨询师太多的关心，则会让来访者认为咨询师不真诚，有些虚伪了。

有些来访者希望听到咨询师对自己肯定的话语，被肯定就说明自己是对的。大多数来访者都是这样，但也有来访者反感咨询师的肯定和鼓励，他们可能会认为咨询师的肯定和鼓励是在显示一种优越感。如果咨询师肯定过多，会引起来访者的反感。

自我暴露就是要求咨询师讲述自己的想法、感受和成长经历。有些来访者在咨询师面前暴露自己之后，也希望了解咨询师，他们会觉着这样更对等，对咨询师了解越多，也就越信任咨询师。如果是这样的来访者，咨询师的自我暴露就很有必要。但也有来访者会把注意力集中在自己身上，对咨询师并不感兴趣，如果咨询师自我暴露，就可能引起他们的反感。他们或许认为这是在浪费自己的会谈时间，也可能会因为了解咨询师而增加自己必须做什么事的压力。

总体来说，对于不同的来访者，咨询师要做好调整自己的准备。咨询师需要在自己共情、关心、肯定、自我暴露和给予建议的过程中，观察来访者的情绪反应，寻求来访者的反馈，并适时做出调整，使得咨询关系更加和谐。

4.2.5 缓解痛苦并取得效果

如果咨询师希望巩固咨询关系，坚定来访者继续咨询的信心，咨询师就需要帮助来访者解决他们存在的问题，改善其情绪。咨询师在咨询过程中，特别是咨询初期，咨询师应当想办法取得一定的会谈效果，使来访者的问题能够被部分解决或改善，情绪能够好转。如果能够这样，来访者就会增强对于咨询的信心，对咨询师增加信任，也就更容易配合咨询师的工作，更好地实施咨询会谈和完成家庭作业。相反，如果咨询迟迟没有进展，来访者的情绪没有好转，问题也没有得到缓解，要让来访者还能坚持对咨询的信心和对咨询师的信任就困难多了。

为了让咨询前期取得一定效果，在认知行为疗法中，咨询师应当把注意力放在解决来访者当下存在的问题上，而不是去处理过去的、成长过程中的心理问题或创伤。除非这些过去的心理创伤直接妨碍当下问题的解决。

即使把注意力放在当下问题的处理上，咨询师也应当和来访者协商解决问题的顺序，最好是从容易解决的小问题开始，避免一开始就去碰触困难的、耗时的大问题。由易到难、从小到大是处理心理问题的基本原则。

另外，在咨询初期，咨询师应当把注意力放在来访者情绪的好转上面，认知行为治疗师应当通过改变认知的方式改善情绪，也可以通过改变行为的方式改善情绪。至于选择什么方式，咨询师需要视情况而定。总之，如果咨询能够使得患者情绪好转，就有助于巩固咨询关系。

4.3 咨询关系问题的识别与概念化

4.3.1 咨询关系问题的识别

在咨询过程中，来访者的消极情绪体验可能是因为自身问题而引起，也可能是因为咨询设置或与咨询师的关系问题引起的。我们把因为来访者自身生活中所面临的问题，称为来访者问题或者来访者求助问题。这类问题往往会被列入问题清单，并转化为咨询目标去加以解决。我们把来访者因为咨询设置及与咨询师关系引起的情绪问题称为咨询关系问题。这样的问题是在心理咨询过程中产生的，往往不在咨询目标之内。由于这些问题会妨碍心理咨询的顺利进行，咨询师对此必须加以重视并予以解决。

在心理咨询会谈过程中，咨询师需要对来访者在会谈中出现消极情绪和行为反应进行鉴别，判断来访者的情绪和行为反应是源自来访者本身，还是属于咨询关系问题，并根据问题性质进行处理。要处理咨询关系问题，咨询师必须要准确识别。

（1）判断咨询关系问题时，咨询师先要增强对来访者情绪的觉察，能够及时觉察出来访者的情绪。当来访者在整个会谈过程中表现出某种情绪的时候，能够及时觉察出来。例如，当咨询师要求来访者完成某个家庭作业的时候，来访者表现出畏难情绪。又例如，当咨询会谈时间已到，来访者还希望继续会谈，但咨询师不同意的时候，来访者表现出来的不满情绪，等等。

（2）咨询师需要判断引发情绪的具体情境。前面我们提到来访者因为家庭作业和要求延时被拒而引发的情绪，就属于咨询设置导致的情绪问题，这类问题就属于咨询关系问题。如果来访者感到愤怒情绪，是因为她谈到早年父母对其忽视而造成的，这类问题就属于来访者问题，不属于咨询关系问题。

除了从情绪体验的源头来识别咨询关系问题之外，咨询师还可以从来访者的行为来判断。许多时候来访者会出现直接针对咨询设置和咨询师的行为反应。例如，质疑咨询师的专业性，质疑咨询师的动机（如仅仅是因为钱才关心自己，不是真关心），抱怨咨询师不关心他，对咨询师撒谎，指责咨询师，等等。

简单地说，咨询师需要通过分析来访者的情绪和行为的指向，也就是引发情绪和行为的情境，来确定当前的问题是来访者问题还是咨询关系问题。

4.3.2 咨询关系问题的原因分析

一旦确定属于咨询关系问题，咨询师就需要进一步分析引发咨询关系问题的原因。引发咨询关系问题的原因有可能来自来访者自身，也有可能来自咨询师，也有可能是两方面原因都有。

我们先看看来自咨询师方面的原因。

（1）咨询师缺乏维护咨询关系技能，或者维护咨询关系技能应用不娴熟。在咨询会谈中，如果咨询师不能很好地运用对来访者的共情式的理解、真诚、乐观和合作等基本维护咨询关系的技巧，就很有可能引发咨询关系问题。例如，前面我们提到：

来访者：原来我充满了希望，我以为很快就能摆脱烦恼，可已经快两个月了，我觉得你告诉我的办法没有多大作用。

咨询师：您不应该丧失信心，虽然快两个月了，可是中间有两三次没到我这里来，而且我也不知道你回去以后是否是完全按我们商量的那样去做了练习。

如果咨询师是这样回答的，就可能引发咨询关系问题，来访者觉得咨询师想把责任归咎于他，这样会导致他反过来指责咨询师，或者让他感到内疚或自责。无论是指责还是自责都是由咨询师的回应引起的，应当属于咨询关系问题。

（2）咨询师未能调整自己的咨询风格与来访者匹配。有的咨询师喜欢给人建议，但来访者并不想听取建议的时候，来访者就会对咨询师一而再，再而三的建议感到非常烦恼或愤怒。例如，有的来访者觉得自己很不幸，希望咨询师能够更多地倾听和共情，而咨询师对此不太关注，总是要求他尽量走出来，去做更多的改变，这也会导致来访者沮丧或失落的情绪，产生咨询关系问题。

（3）咨询师的补偿策略和核心信念问题。有不少新手咨询师希望通过咨询效果来证明自己，希望自己能够在很短时间内解决患者的问题，来证明自己是有能力的。其实，这类咨询师的核心信念就是“无能的”，才希望用自己的成绩来证明自己，这是努力策略的应用。还有的咨询师应用控制策略（这是努力策略中的一种），通过各种办法让来访者听从他，按照他的要求做事，甚至要求来访者必须完成某些作业并对作业进行监督等。有的咨询师在咨询进展不理想的时候，转而对来访者进行指责，这是归因策略的应用。咨询师带着自身核心信念并在咨询关系中应用补偿策略，在与来访者互动的过程中就必然会出现咨询关系问题。

咨询师如何觉察源于自身的咨询关系问题呢？

咨询师在咨询会谈中除了要觉察来访者的情绪和行为反应外，还要对自己的情绪和想法有一个觉察，特别是当体验到某种消极情绪的时候。当我们觉察到自己的情绪时，就可以进行概念化，确认引发情绪的情境和自动思维。如果必要，我们还可以应用箭头向下技术去识别核心信念和补偿策略。

对新手咨询师来讲，觉察自己在会谈中的情绪是比较困难的。有一个办法可以帮到新手咨询师：他可以把咨询会谈内容录下来（录音就可以，当然录像最好）。咨询结束后，自己听录音，特别注意观察自己说话的语音语调所传递的情绪，进而觉察自己当时的自动思维。

接下来，我们看看来自来访者方面的原因。

来访者方面原因主要来自功能不良信念（即中间信念和核心信念）。来访者会基于其核心信念和中间信念（和补偿策略），对咨询过程的情形做出不利于自己的认知解释，引发负面情绪。

例如，当咨询师打断讲话的时候，来访者会变得非常烦躁。他可能认为咨询师打断的讲话，是因为“咨询师想控制我”。有时，来访者会强烈地否定咨询师的观点，有可能是他认为“如果接受他的观点，就意味着他赢了，我输了”。有时，当咨询师给患者一些建议的时候，来访者显得心不在焉，这有可能是因为他认为“如果我听从咨询师的建议，我就会感到不安”。

下面以咨询收费问题为例分析来访者的功能不良信念如何影响咨询关系。

一位女性来访者因亲子关系和婚姻关系前来咨询。一个疗程临近结束时，咨询师询问她是否继续咨询，因为她的问题还没有完全解决，她说很希望咨询继续下去。然后她接着说，自己每月收入不到三千元，除去必要的生活支出，自己没有多少钱用来做咨询。然后有些激动，她说，心理咨询费用很贵，自己这个工薪阶层的人消费不起。对于这一切，咨询师都表示了理解。但咨询师接着说，如果要继续咨询的话，需要她支付后续疗程的费用。

听到这里，来访者显得非常激动，她说："我非常感谢你对我的关心，我不太清楚你对我的关心是真心的，还是因为我付了咨询费的原因？要是我没钱，你还会关心我，你还会给我咨询吗？"

在来访者看来，咨询师愿意给她做咨询是看在钱的分上，并不是真的关心她。但她说这个话的意思，是期望咨询师表示自己是真关心她，不是出于钱的因素。来访者这样的说法就给了咨询师压力，有些新手咨询师往往迫于这种压力而同意减免咨询费用，以此来表示自己是真关心来访者。

来访者之所以认为咨询师太计较钱不是真关心她，是因为她的核心信念是"不可爱的"。自己是不值得别人爱的，别人爱自己往往是别有所图，并不是真爱。咨询师关心自己就是因为钱的因素。但她又不希望自己"不可爱的"信念被证实，她在成长过程中发展出"扮弱者"的策略。她把自己扮成弱者，希望激发他人帮助自己的动机和行为，一旦别人愿意帮助她，与她继续维持关系，在她看来自己就是可爱的。在上面有关咨询费用的对话中，她说自己收入低，有太多用钱的地方，就是在表示自己是弱者，这就是要求咨询师予以减免咨询费用。但她要求减免咨询费用的不是请求，而是指责咨询师并不是真关心她。

上面有关来访者功能不良信念的分析，是根据多年咨询经验做出的分析，至于来访者在当时有什么样的想法或深层信念，咨询师还需要通过箭头向下技术来加以确认。

4.3.3 来访者的咨询设置问题概念化

在咨询师与来访者互动的过程中，涉及有关咨询设置项目的时候，如果来访者表现出某种消极情绪，如愤怒、沮丧、焦虑，或者某些消极行为，如心不在焉、抱怨、拖延、争执，咨询师应当寻求反馈，邀请来访者觉察其情绪和自动思维。并确定是什么情境（即当下什么事情）引发其情绪和行为的，完成咨询关系问题的概念化工作。

来访者可能因为咨询设置的问题而产生消极的情绪和行为，特别是在咨询目标设置、家庭作业完成、咨询笔记撰写、咨询费用缴纳、咨询时间限制、议程设置等方面。

认知行为治疗派的心理咨询是目标导向的，咨询双方在咨询过程中应当确定咨询目标。有的来访者却不愿意确定咨询目标，当出现这种情况，咨询师应当了解其不愿意设置咨询目标的自动思维。有的人即使确定了咨询目标，也不愿意去努力实现。咨询过程中如果出现来访者并不积极配合的情况，咨询师可以了解其自动思维并进行概念化。

对于咨询目标常见的消极咨询思维有："心理咨询不会帮我解决问题的""咨询目标是不会实现的""我不应该对咨询抱有期望""我只是想找个人听我倾诉""这件事情不应该我去改变"，等等。咨询师在确定其自动思维后，可以通过箭头向下技术去探索隐藏在这些自动思维背后的深层信念。你会发现他们的背后可能存在如下这些的中间信念（消极假设）。

- 如果我尝试改变，就一定会失败。
- 如果我去改变，生活会变得更糟糕。
- 如果我充满希望，最终我将会失望。
- 如果我去改变，就会承担责任。
- 如果我改变，就便宜其他人了。
- 如果改变，就意味着过去是错的。
- 如果改变，我就必须面对不愿意的事情。
- 如果我的情况好转，我就不得不去面对艰难的挑战。

上面这些中间信念不仅在咨询目标中会出现，其实在布置家庭作业时也经常会出现。"改变"这个词通常意味着设定咨询目标，在家庭作业中就意味着去完成家庭作业。比如，"如果我改变就便宜其他人了"，在咨询目标中意味着，"如果按照咨询师要求设定咨询目标，我就要放过其他人了。"在家庭作业中就意味着，"如果按照咨询师要求做家庭作业，我就要放过其他人了。"

如果从自动思维探索下去，来访者的核心信念可能就是："我改变不了”“我太没有用了”“我就是一个苦命的人”“别人不会帮助我的”，等等。这些核心信念的实质就是“无能”和“不可爱”等内容。

此外，咨询笔记撰写、议程设置、咨询费用缴纳、咨询时间限制等内容的自动思维许多时候引发的是来访者对于咨询关系问题的认知，其自动思维涉及来访者如何看待咨询师，如何看待咨询双方的关系问题。

4.3.4 来访者的咨询关系问题概念化

来访者的咨询关系问题主要是在咨询过程中来访者如何看待咨询师，如何看待自己与咨询师的关系，以及与咨询师互动的问题。

咨询关系问题是随着咨询进展而逐渐演变的。在早期来访者可能把咨询关系理解为服务关系，有的来访者要求咨询机构或咨询师提供良好的咨询服务，有的来访者则存在对咨询机构和咨询师的担心和信任问题等。随着咨询次数增加，咨询双方会逐渐建立更紧密的依恋关系，来访者把咨询师当作生活中的重要他人，并把他对重要他人的态度和行为方式用到了咨询师身上，这就是精神分析所说的“移情”现象。移情现象的出现就说明咨询关系变得更紧密，也是咨询关系已经建立的一个重要标志。故此，弗洛伊德才会说：“没有移情就没有治疗。”

在建立紧密的依恋关系的情况下继续咨询，关系就容易变得越来越私人化，两个人的关系就有可能不太像咨询关系，而是朋友关系、亲子关系甚至恋人关系了。如果出现这种情况，咨询师应当花一点时间来回顾和讨论你们的关系的进展和表现，重新调整咨询关系，把咨询关系拉回到正常的咨询关系轨道上来。在这里需要补充一句，由于认知行为治疗是一个短程的咨询，这种情况不太普遍。如果咨询会谈疗程变长，如一年、半年以上就容易出现这样的问题。

咨询后期要处理咨询关系结束的问题。来访者就是要逐渐与咨询师分离，从情感上与咨询师分离。这种分离可能会给来访者带来被咨询师抛弃的感受和独自应对生活问题的担心等。

上面描述的是一般咨询关系的进程，具体到不同的来访者，情况会有不同，咨询师需要具体情况具体分析和处理。

在咨询过程中，当来访者的情绪和行为是针对咨询师时，例如，抱怨咨询时间、抱怨咨询费用、指责咨询人员，不愿意按照咨询师要求写笔记、不同意议程设置等。我们知道这些表现的背后可能是咨询关系问题。这时咨询师要做的事情是寻求反馈、澄清其情绪和自动思维，进行必要的概念化。如果有必要就处理其自动思维和情绪。

从来访者角度看，与咨询师的关系可能存在如下情形。

- **不被理解或接纳**。有的来访者可能会觉得咨询师做事公事公办，没有耐心倾听，没有共情，认为咨询师不在乎自己、不能理解自己、不能接纳自己。与咨询师存在心理距离，有疏离感。
- **被控制**。心理咨询因为有咨询设置方面的限制，存在这样或那样的要求，这容易让部分来访者觉得咨询师试图控制他，通过这个规则去控制他，逼他就范等。来访者会对咨询师的各种安排不满，对咨询师产生对立情绪和行为。
- **防御或猜疑**。在心理咨询过程中，咨询师要求来访者讲述自己的故事，这些内容通常是个人隐私，是个人脆弱和痛苦的地方，有的来访者会担心，一旦自己把这些东西暴露给外人（咨询师），他人就有可能利用这些东西来伤害自己。如果来访者这样想，就会出现防御的心态，用一些话语来遮掩，防止咨询师对情况进行了解。
- **控制**。与被控制相反的是控制。有的来访者在自己的生活中喜欢安排、指使或命令他人，来到咨询室以后他希望能控制咨询师和掌控咨询关系，他想让心理咨询按照他的想法进行，让咨询师按照他的意愿行事。例如，在咨询场所、咨询时间、议程设置、家庭作业等内容上拒绝原有的咨询设置，而提出其他各种各样的要求。有的来访者则试图通过显示优越性和专业性来要求咨询师尊敬或尊重他。有的来访者可能会关心心理咨询师的收入和生活状况，以此突显自己过得比咨询师好。有的来访者会主动告诉咨询师，自己阅读过很多心理咨询方面的书籍，对心理咨询了解甚多，甚至有的来访者就直接说自己就是心理咨询师或者正在学习心理学，等等。

- **顺从**。有的来访者在个人生活中习惯顺从他人，经常听从父母、老师和上司的指令行事。咨询关系中他也常常期望能够得到咨询师的指导，希望咨询师给建议，替他做决定，自己只要贯彻执行就好。在咨询过程中，由于来访者比较听话和配合，咨询师的感觉还是比较好的，但顺从的来访者往往遇事不够自主，经常会不断寻求咨询的意见和建议，非咨询期间也常常会突破咨询设置，给咨询师发送很多消息，甚至会询问解决办法或建议。
- **推卸责任**。有的来访者可能会认为自己已经付费咨询，自己也按照咨询师的要求来到咨询室，剩下的事情就是咨询师的了，自己的心理问题能否解决就是咨询师的责任了。如果咨询没有解决他的问题，就是咨询师没有能力。这样的来访者在生活中往往习惯推卸责任，生怕事情落在自己身上，更担心失败的事情是自己造成的。这样做的目的就是为了避免暴露自己“无能”或“不可爱”的负性核心信念。

上面介绍了来访者角度的咨询关系常见模式，在咨询实践中，大家要有意识地识别和恰当地应对。一般而言，有着比较严重的心理问题（如人格障碍和焦虑抑郁障碍）的来访者更容易出现咨询关系问题，心理问题比较轻的来访者出现咨询关系的概率要低一些。

4.3.5 咨询师的咨询关系问题概念化

咨询关系问题不仅存在于来访者这里，其实也可能来自咨询师方面。咨询师的咨询关系问题主要表现在两个方面：一是心理咨询工作本身带来的职业压力，二是咨询师把生活中的人际关系模式应用到咨询关系中带来的咨询关系冲突。

在咨询过程中，咨询师可能会发现咨询进展不理想，或者来访者抱怨咨询收获不大，或者来访者不断要求咨询师给出新的方法，或者来访者要求咨询师按照自己的意愿安排议程等，这通常会给咨询师带来压力，进而有可能引发咨询师自我否定的观念，经常会产生如下这些自动思维。

- 咨询不会解决他的问题。

- 我无法帮助到他。
- 来访者要求太高，我做不到。
- 来访者无法按照流程开展咨询。
- 我难以拒绝来访者的要求。
- 来访者占用了太多的精力。
- 我应该尽力满足来访者的期望。
- 上周的进步只是一个错觉。
- 来访者要求我更换更好的方法，就说明我的技术不行。

在咨询关系方面，咨询师可能把自己待人接物的关系模式应用到了咨询关系上，咨询师有可能以这样的关系模式与来访者互动。

- **控制**。咨询师试图掌控来访者，要求来访者按照自己的要求行事，在咨询过程中喜欢给来访者建议，要求来访者按照的建议行事，经常要求来访者在两次咨询之间汇报家庭作业进展等。这种控制的关系模式，如果碰到顺从的来访者，两个人的配合就会比较好；但如果来访者也是控制型的，两个人就只能不欢而散了。
- **顺从**。咨询师希望自己的咨询工作能够让对方满意，希望自己能够得到来访者的认可，与控制相反，他们喜欢听从对方的意愿和想法，经常应来访者要求而提出建议，咨询过程中时常出现任由来访者违反咨询设置的现象。
- **不被信任**。有的咨询师会认为来访者不信任自己，他们会把来访者保守自己的隐私，完成家庭作业不积极等"阻抗"表现，解释为来访者对自己不信任。例如，"来访者怀疑我的能力""来访者对我不信任""来访者对我过于挑剔""来访者对我感到失望"。
- **防御保护**。有的咨询师为了保护自己，避免卷入咨询关系给自己带来的困扰和麻烦，在咨询过程中把自己隐藏在专业角色中，与来访者互动中极力撇清自己，遇到咨询中的问题时进行外归因，认为问题是来访者的原因导致的。例如，"他这个样子，我没有必要帮助他了""来访者在寻找我的过失，这样他就能够要回咨询费了"。

在与来访者互动体验到消极情绪的时候，咨询师可以进行自我觉察，对自己的情绪和自动思维进行概念化。概念化后就可以考虑通过认知行为治疗技术来处理认知和情绪了。

4.4 咨询关系问题的咨询策略

4.4.1 来访者的咨询关系问题的咨询策略

对于来自来访者的咨询关系问题，咨询师应当保持敏感性，对会谈中来访者的情绪变化和互动行为方式加以觉察。对可能存在的咨询关系问题，咨询师应当适时加以澄清。如果有必要，咨询师可以应用认知行为治疗技术方法进行处理。

咨询师处理咨询关系问题的基本流程如下。

第一步，寻求反馈。

为了维护和促进咨询关系，咨询师需要有意识地了解来访者对咨询过程的想法和感受，寻求来访者对于咨询过程的反馈可以帮助咨询师及时处理咨询关系问题。会谈过程中，如果咨询师发现来访者有情绪变化，应当了解其情绪变化的原因。如果来访者的情绪变化来自咨询设置或者咨询师的言行，基本就可以判断为咨询关系问题。

咨询师邀请来访者报告自己的感受和想法，咨询师应当对来访者的消极想法和负面感受持开放性态度，表示欢迎和接受来访者的任何想法和感受，不管是积极的还是消极的，甚至是针对咨询师本人的都可以。咨询师只有始终如一地对来访者开放，允许来访者表达真实的感受和想法，咨询关系才能巩固和发展。

第二步，表达共情。

当来访者表达自己的感受和想法的时候，咨询师要做的事情就是共情，站在来访者立场上理解和感受，而不是站在自己的立场上觉得来访者在对自己进行指责或攻击。在理解的基础上，咨询师需要向对方表达共情，传递自己对咨询想法和感受的理解和尊重，而不是激发出自己的防御反应反过来指责来访者。

第三步，列入议程。

对于来访者表达出来的消极情绪和感受，如果有误会或者问题比较简单，咨询师表示歉意，下次加以注意就可以了。但如果表示歉意之后，来访者的情绪并没有太大的好转，咨询师可以将这个话题列入议程，留在后面用专门的时间去讨论。

这里需要提示大家，咨询关系问题往往发生在议程处理过程中，尽管在中途发生咨询关系问题，咨询师和来访者也应当尽量把当前会谈继续下去，等这个议程结束后再安排时间来讨论这个咨询关系问题议程。再次讨论这个议程，可能是在本次会谈的余下时间里，也可能是在下次会谈时。

同时也需要说明，如果咨询关系问题引发来访者的情绪比较严重，当前正在进行的议程已经无法进行下去，咨询师可以和来访者协商把当前的议程暂停，现在处理当下咨询关系问题议程，待这个议程处理完成后，再回过头来继续未完成的议程。

第四步，处理自动思维。

当我们决定处理咨询关系问题的时候，咨询师可以邀请来访者就前面的咨询关系问题多谈一些，这样咨询师就可以进一步搜集相关资料，在这个过程中咨询师可以完成概念化工作。

咨询师完成概念化之后，就可以应用认知行为治疗技术处理来访者的自动思维，以改变来访者的认知。与平日讨论来访者自身问题有所不同的是，在这里咨询师是咨询关系问题的当事人。故此，帮助来访者做认知的调整，咨询师需要提供对咨询设置和咨询互动中自己的真实看法和观点，咨询师的这些说明和解释，对来访者而言可以起到澄清和反馈的作用。

第五步，调整互动方式。

经过对来访者认知的讨论和处理，来访者对于如何理解咨询设置和咨询双方的互动会有一个新的理解，来访者的情绪也会得到改善。这个部分属于认知改变的部分，在咨询关系问题上也会涉及行为改变的部分。咨询师和来访者之间可能需要调整互动方式，调整双方之间说话或表述的方式，等等。这样双方的互动会更加和谐，避免误解或双方不舒服的感受。

对于咨询设置问题，有些时候需要咨询师妥协，特别是在咨询前期。咨询师的妥协，是为了避免因为坚持设置而导致关系破裂。咨询师的妥协是暂时的，这会给来访者一段过渡期和适应期。但大家要注意为了避免妥协成为未来咨询的一种习惯，咨询师需要给这个妥协一个期限。

例如，有的来访者特别喜欢倾诉，没有限制的任意讲述，而心理咨询设置中则明确要求先设置议程，然后根据议程决定要讨论的问题，这样的规定自然会引起来访者不适。经过双方的讨论，咨询师可以做出一定的妥协，在每次会谈的开头，给来访者 10~15 分钟自由会谈的时间，然后再进入正式的咨询会谈程序（即设置议程，然后再按议程会谈）。为了避免这样的会谈方式成为习惯，咨询师可以为这样的妥协给出一个四周的会谈时间期限。待四周后再讨论是否可以取消这样形式。

按照上面的会谈程序，一般的咨询关系问题都可以得到处理。但有些咨询关系问题可能就不适合上述流程了。例如，有的来访者因为对咨询目标失去信心，不认为自己的问题能够得到解决，因而不愿意设置咨询目标或者不去完成家庭作业。对于这种情况，咨询师可以采取行为试验，建议来访者进行数次咨询（通常是四次会谈），并为这段时间的咨询确定一个小目标（或者叫作子目标）。在这个尝试咨询时期结束后，根据会谈的效果来确定是否继续咨询下去。通常，来访者会从会谈中有所获益，这就增加了其对未来咨询能解决问题的信心，自然而然，来访者就更愿意配合咨询师继续进行下去了。

另外，如果来访者比较顽固地坚持自己的自动思维，而咨询师无法通过处理自动思维的技术来达到有效的改变和干预，这个时候咨询师可以采取措施深化问题的处理。具体的做法是：先通过箭头向下技术挖掘隐藏在这种思维背后的功能不良信念（包括中间信念和核心信念）。然后，根据其所获得的功能不良信念内容进行心理教育，咨询师让来访者了解其之所以具有这样的自动思维，并不是外界的客观事实，而是其功能不良信念决定的结果。这个信念是过去形成的，是不真实的。这样做将有助于降低来访者对于歪曲的自动思维的相信程度。

如果上述情况发生在自动思维阶段，因为功能不良信念影响自动思维的情形，咨询师只需要坚持揭示功能不良信念对自动思维的影响即可，不必对功能不良信念进行处理。对功能不良信念的处理，我们通常放在中间信念与核心信念阶段去进行。尽管我们没有处理功能不良信念，但我们坚持对其影响自动思维这件事进行反复揭示，来访者会认识到自己的功能不良信念及其对自动思维的影响，这也有助于降低来访者对自动思维的相信程度。

4.4.2 咨询师的咨询关系问题的咨询策略

咨询师也可能引发咨询关系问题，例如，咨询师对咨询技巧和技术的不当应用，没有根据来访者不同沟通风格和人格特点调整咨询风格，从而引发来访者深刻的消极情绪和感受。对于这样的情形，在寻求反馈和共情的基础之上，咨询师进行真诚道歉是必要的，特别是不带防御的道歉。

咨询师的道歉在咨询关系中有着重要的作用：一方面，咨询师的真诚道歉能够获得来访者的谅解并维护和巩固咨询关系，这个做法让来访者看到咨询师也是人，也会犯错误，同时也看到咨询师的真诚。另一方面，咨询师的道歉也是给来访者一个示范：如何向他人表示歉意而不用采取防御或者攻击他人的行为，如何通过道歉来建立良好关系，缓解矛盾，解决冲突。

咨询师在咨询过程当中也可能会产生消极情绪和负面想法，它有可能会影响咨询会谈及与来访者之间的互动。有时咨询师会意识到自己的消极情绪和想法，有时并不会意识到。有时咨询师知道自己的想法和情绪表达出来会影响咨询关系，从而压抑或克制自己，有时候并没有意识到自己的想法和情绪，所以会被这些想法和情绪驱使以言行表现出来，影响咨询关系。

对于上述咨询师自身的消极情绪和想法，咨询师本人需要对此进行处理，避免对咨询关系造成负面影响。具体的做法如下。

（1）**觉察**。咨询师不仅需要对来访者情绪具有敏感性，觉察来访者在会谈中的情绪变化，咨询师也需要对自身的情绪感受和想法具有敏感性，能够意识到自己的情绪体验和想法，捕捉会谈过程中自己的情绪体验。

（2）**处理**。一旦觉察到自己的情绪和想法，就可以进行认知概念化。并在概念化的基础上，对自动思维和情绪进行处理。一旦咨询师能够恰当处理自己的自动思维和情绪，咨询师就可以避免其对咨询关系产生不良影响。

（3）**互动**。咨询师处理完自己的情绪和自动思维之后，就需要判断什么样的行为能够维护和巩固咨询关系，什么样的行为能够促进来访者的成长。如果咨询师发现向来访者真诚表达自己的负面情绪（如沮丧、焦虑）或者相反的看法，这件事可能会危及咨询关系时，比较明智的做法是克制自己的情绪和表达，待以后有机会再来讲述此事。通常在咨询关系建立的初期或者咨询的前期，少表达负面情绪和相反的想法会比较安全些。随着咨询的推进，咨询关系变得更加牢固后，咨询师适当表达自己的负面情绪或者相反的看法，这将帮助来访者学习如何面对他人的负面情绪和不同想法，这会促进心理咨询的进展和来访者的成长。

（4）**督导**。如果咨询师没有能力处理自己的负面想法和消极情绪，此时就可以向督导老师求助，让督导老师协助自己进行处理。我们都知道咨询师不是完人，也有各种各样的有待解决的问题，有需要成长的方面。咨询过程中，与不同来访者打交道，咨询师自己的弱点终究会被碰触，被暴露出来。当这些问题被暴露出来的时候，这就是一个解决问题的机会，也是自己成长的机会。咨询师可以通过自我成长和督导的方式来解决自己存在的问题，使自己的人格更加健康和完善，更能帮到自己的服务对象——来访者。

4.4.3 咨询关系问题优先

心理咨询的会谈通常讨论的是来访者自身的问题，也就是来访者在自己的工作、生活、人际、健康等方面存在的问题。咨询师会通过议程设置的方式来规划和安排心理咨询会谈。正如我们在前面讨论的那样，心理咨询进行时还会出现另一类问题——咨询关系问题，这类问题是在来访者与咨询师的会谈过程中产生的，通常是有关咨询设置和咨询双方互动的问题。

如果在咨询会谈中，既有来访者自身的问题又有咨询关系的问题，我们应该把什么样问题放在优先位置呢？其实，我们应该把咨询关系问题放在优先位置加以处理。这是因为，如果咨询师不能优先处理咨询设置和咨询关系问题，心理咨询就无法正常进行下去。例如，确定咨询目标和完成家庭作业这类咨询设置问题，如果来访者不配合，不设置咨询目标，不完成家庭作业，那么心理咨询其实就无法进行下去了。

又例如，来访者抱怨咨询师不信任他，认为咨询师站在他的对立面——与他的家人站在一起，替他家人办事，让他就范。在来访者存在这样想法的情况下，咨询师还希望来访者配合，继续咨询会谈，讨论来访者自身的问题，其实就已经没有什么进行的可能了。

因此，当咨询设置和咨询关系问题出现时，咨询师应当优先解决，然后再考虑来访者自身问题的解决，除非咨询设置和关系问题并不严重，并不妨碍来访者问题的解决。

第5章 认知评估

评估在认知行为疗法的咨询中尤为重要，它不仅是评定心理咨询效果的重要手段，也是促进来访者认知改变的重要工具。为了突出认知评估在认知行为治疗咨询中的重要性，我们在本章专门介绍在心理咨询过程中何时何地使用认知评估，以及认知评估的内容和方法。

5.1 认知评估的内容和意义

5.1.1 如何评估心理咨询的效果

在心理咨询中，来访者带着各种实际问题而来，希望通过心理咨询解决这些实际问题，恢复到理想状态。例如，有的家长因孩子厌学、辍学而来咨询，希望孩子能够重新回去上学；有的来访者因为婚姻面临破裂而来咨询，希望挽回婚姻；还有的来访者因为情绪抑郁而来咨询，希望能早日从抑郁中解脱出来；有的患者为自己的强迫症状感到苦恼，希望能治愈自己的这些症状。

心理咨询有效是否就意味着患者的实际问题解决？如果患者实际问题的解决没有达到来访者期望的要求和水准，心理咨询就没有效果吗？我们应该怎样来评价心理咨询的实际效果？在心理咨询过程中，我们有没有一些客观的评价心理咨询效果的方法？

从认知连续体思想来看，心理咨询可能毫无效果，也可能完全有效，但更可能的是有一定的效果。认知行为疗法把咨询目标具体化，用客观、可观察、可测量的指标来描述心理咨询目标，根据咨询目标达成的程度和达成咨询目标数量的多少来评价咨询效果。

在认知行为疗法中，我们不仅可以通过具体化的咨询目标来评价心理咨询的总体效果，也可以通过认知评估来评价每次咨询会谈的效果，并且根据咨询效果决定后续咨询的计划和方案。

5.1.2 认知评估的内容

认知评估是指在认知行为疗法中对心理咨询带来的心理改变的评估，包括**认知改变**、**情绪改变**、**行为改变**和**客观改变**的评估四个方面内容。

从认知行为疗法的观点看，咨询目标达成是心理咨询带来的客观改变；客观改变是由行为改变来实现的，没有来访者的行为改变，咨询的客观改变或来访者目标的达成是不可能的；行为改变被情绪改变所影响；而情绪改变则是受认知改变所影响。因此我们可以这样看，认知改变影响情绪改变，情绪改变影响行为改变，而行为改变影响客观改变，并最终决定咨询目标是否达成（见图 5-1）。

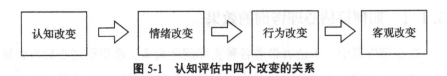

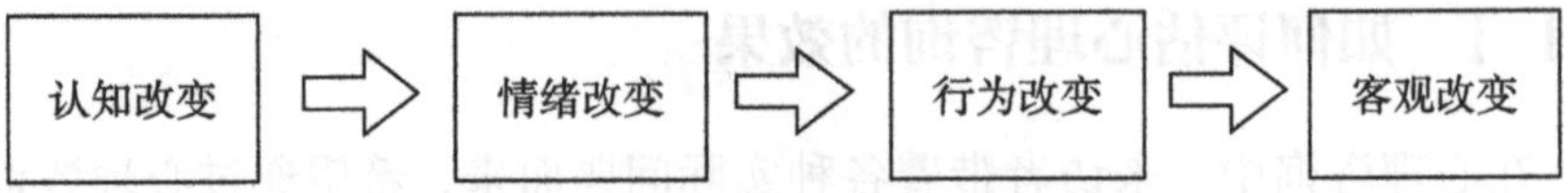

图 5-1　认知评估中四个改变的关系

大家知道，认知行为疗法是通过认知改变和行为改变来达成咨询目标的：认知的改变可以带来情绪的改变，这一点可以用艾利斯的情绪 ABC 理论作为支撑。情绪的改变可以为行为的改变提供基础，同时行为改变带来客观改变，这在环形认知行为理论模型中就有这个关系描述：**情境→认知→情绪→行为→情境（后果或新情境）**。

既然心理咨询的客观改变是由认知改变所引起的，我们对咨询效果的评估就可以不局限于对客观改变的评价，我们可以通过对改变过程的各个环节进行改变评估来描述心理咨询的效果。对于每一次会谈效果的评价，认知行为疗法都会用认知改变和情绪改变来加以评价，对于中长期咨询（疗程咨询、整个咨询）效果的评估，则往往用情绪改变、行为改变和客观改变来评价。

认知改变：认知改变就是评估来访者对新/旧想法或者新/旧信念的相信程度的变化。通过咨询会谈，来访者的认知（自动思维、中间信念或核心信念）可能会发生改变。如果来访者的认知改变，就说明会谈是有效果的，改变越大说明咨询会谈效果越大。因此，每次会谈结束，咨询师通常都会要求来访者对认知改变进行评估。

情绪改变：情绪作为心理问题的具体表现，也是经常用来衡量咨询效果的重要指标之一。有心理问题的个体体验的消极情绪往往多于积极情绪，心理问题越严重，消极情绪程度就越强。因此情绪改变的评估主要描述来访者情绪体验性质的改变（如从消极情绪转变为积极情绪）和消极情绪程度的变化（如由严重到减轻）。

行为改变：行为是来访者用以应对问题情境的方式，如果来访者用恰当的行为来应对问题，问题得以有效解决，问题也就不存在了。对于来访者来说，他们的问题之所以存在，常常是由有问题的行为方式造成的。因此，心理咨询的具体目标之一就是要改变其行为方式。行为改变的评估主要关注来访者是否愿意改变其行为和积极行为频率等内容。

客观改变就是经由认知、情绪和行为改变所带来的客观结果，是评价心理咨询效果最直接的指标。例如，对因厌学而辍学的孩子来说，重新回到学校读书就是咨询效果所带来的客观改变。一个有社交焦虑的个体，通过咨询后能够主动地与他人进行社会交往，与他人进行社会交往的次数和频率增加，这些都是客观改变。

我们以社交焦虑为例说明认知评估。对于社交焦虑患者来说，他们对于社交情境（与他人交往，或公众演讲）存在焦虑情绪，他们认为这些社交情境对他来说是一种威胁：他人会看出自己的焦虑、紧张，进而贬低他，以为自己没有能力的。基于这样的认知，他们对社交情境存在退缩和回避的行为反应，这样的行为反应会妨碍他的人际交往和学习/工作任务的完成。

从认知评估的角度来讲，评价心理咨询的总体效果，可以从患者的情绪改变、行为改变和客观改变来评估。例如，患者在面临社交情境时，焦虑情绪是否减少，或者变得更加轻松和平静；患者行为反应是积极主动地参与，而不是回避和退缩；患者是否通过社会交往获得了更好的人际关系（友谊或恋情等），学习和工作任务是否被更好地完成，等等。

我们都知道咨询目标的达成需要一个过程，我们可以评价每次会谈改变的程度，认知行为疗法重点评估来访者的认知改变、情绪改变和行为改变的意向等内容。在咨询会谈中，咨询师可以就特定情境（如公众演讲情境）中的自动思维（别人会看出我脸红）、情绪（紧张）和行为（过度准备）及其改变程度进行评估。我们设想经过咨询师的工作后咨询取得了一定效果，例如，对“别人会看出我脸红”的相信程度从90%下降到40%，紧张情绪由60%下降到30%，而放弃过度准备的意向由10%提升到70%等。从这些数据变化可以看出，咨询取得了不错的效果。如果经过咨询，认知、情绪和行为的改变没有发生（即数据没有变化），就说明本次会谈没有取得效果。

5.1.3 认知评估的意义

和其他心理疗法相比，认知行为疗法非常注重咨询效果的实证性数据，通过这些实证性数据来说明心理咨询的有效性。认知行为疗法在心理咨询的研究和实践中积累了大量实证性数据，使得认知行为疗法成为占据主流地位的心理咨询方法。

认知评估就是用以说明心理咨询效果的重要手段，它可以通过客观的指标来说明心理咨询是否有效以及有效的程度。心理咨询是否有效，既是来访者关注的问题，也是咨询师关注的问题。

对来访者来说，他希望心理咨询能够完全解决他所面临的问题，实际上心理咨询结束的时候，他的问题可能并没有完全解决，可能还遗留部分症状，有待来访者回到生活中坚持家庭作业以最终解决问题。例如，对于焦虑障碍，心理咨询的目标通常是把焦虑情绪降到20%以下，不要求焦虑情绪为 0。这就意味着在咨询结束的时候，来访者面临焦虑情境时还会有些焦虑。这是否就说明咨询没有效果呢？如果我们知道咨询开始的时候，来访者的焦虑情绪是 70% 或者更多，现在降到 20% 就能让来访者认识到咨询是有效果的，既然这个方法有效果，他只需要继续坚持下去就可以降到 0。

对于咨询师来说，他需要知道心理咨询是否有效。咨询师不仅需要知道心理咨询整个疗程是否有效，还需要知道每次会谈是否有效，也需要根据咨询效果确定会谈议程和调整咨询计划。根据前面所述，咨询师如果想知道心理咨询整个疗程的会谈效果，他可以对照咨询目标的实现程度来评估，也就是说，咨询师可以通过客观改变、行为改变和情绪改变这三个改变来评估会谈效果。

在心理咨询的会谈中，我们知道来访者的改变往往不会一步到位，咨询师需要确认是否将这个改变继续下去。一般来说，认知行为疗法有这样的标准：

- 旧想法或信念降到 30% 以下；
- 新想法或信念（即替代性想法或信念）上升到 90% 以上；
- 负性情绪降到 20% 以下；
- 新行为发生频率超过 70%。

如果通过某次会谈，来访者的上述改变并没有达到我们所期望的标准，对咨询师而言，这样的会谈仍要继续进行下去。例如，我们在前面提到来访者对于在公共演讲中，“别人会看出我脸红”的相信程度下降到 40%，情绪下降到 30%，这两个指标都没有达到我们所期望的标准，因此我们还将就这个话题继续讨论下去。咨询师在未来的会谈中，可以选择让来访者用行为试验验证这个想法是否正确，通过更多的证据来让来访者相信他的想法实际上是不正确的，进一步降低这个想法的相信程度和情绪焦虑程度。

另外，认知行为疗法非常重视教导来访者掌握识别和评价自动思维的方法。对来访者而言，他需要了解的不仅是心理咨询是否最终会帮到他，更重要的是他还需要学会对自己的自动思维和情绪进行认知评估。只有这样，他才不会把任何一个自动思维都信以为真，不会把任何消极情绪都看得非常严重。这也就是咨询师在“自动思维监控表”和“思维记录表”中，除了要求来访者填写自动思维和情绪的内容以外，还要求来访者评估其对自动思维的相信程度和情绪的强度的原因了。

5.2 认知评估的方法

认知评估主要有两种方式，一种是标尺评估，它是用一定区间的数字（如 0~100）对受测者的某个心理状态（如情绪、想法、行为意向等）进行评估的方法。另一种是通过心理问卷评估，心理问卷评估通过多个题目从多个侧面了解受测者的状况，对受测者每个题目的回答都进行量化记分并计算问卷得分，最终根据问卷得分评估其心理健康水平。就这两种方式而言，心理问卷评估更为综合，得到的评估结果更为全面，测试需要更多时间，而标尺评估则相对简单，仅对某个方面进行估计，耗时少。

5.2.1 标尺评估法

心理咨询师经常需要在会谈期间针对来访者的某个单一的心理现象进行评估，此时不必进行像心理问卷那样的多个侧面的综合评估，标尺评估才是最适合的。标尺评估在认知行为疗法的咨询会谈中经常被使用，常用来评估来访者对认知观念的相信程度、情绪强烈程度和家庭作业完成可能性等。

5.2.1.1 认知观念评估标尺法

百分数标尺法是最为常见的评估方法，它要求来访者对某个想法的相信程度、情绪强度或完成家庭作业的可能性用 0~100% 的数字来描述。

对于认知观念评估来说，在咨询过程中的各个阶段，咨询师为了评价会谈效果经常要求来访者对其想法或信念评估其相信程度。咨询师预先告诉来访者：用 0~100% 的数字来表示自己对某个想法或信念的相信程度（并呈现如图 5-2 所示的标尺）。0 表示毫不相信，100% 表示完全相信，而 50% 则表示半信半疑。数字越接近于 0 就表示越不相信，数字越接近于 100% 就表示越相信，相信程度越高，给出的分数越高；相信程度越低，给出的分数越低。

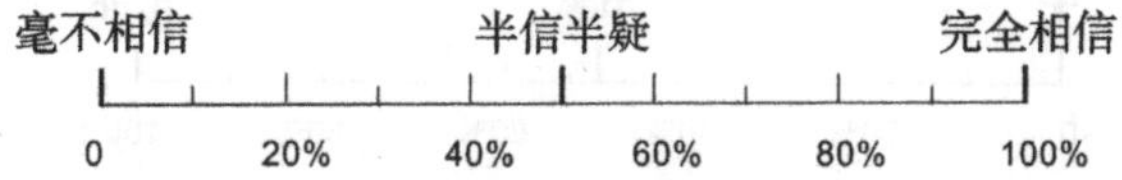

图 5-2　观念评定标尺

从前面的讨论中，我们知道认知改变是其他改变的基础。在认知会谈中，如果会谈有效果的话，我们可以从认知改变中观察出来。因此，认知观念改变的评估是最为常用的。在自动思维阶段，咨询师在会谈干预之前会邀请来访者评估其自动思维的相信程度，会谈干预之后再次评估其对自动思维的相信程度，以及对替代思维（就是替代原来自动思维的新想法）的相信程度。咨询师通过这些数字的变化程度来评估会谈的效果。在中间信念和核心信念阶段，咨询师在识别来访者的中间信念和核心信念后，就会邀请来访者评估自己对中间信念和核心信念的相信程度，由于中间信念和核心信念改变需要的会谈次数较多、会谈时间较长，咨询师会在这个过程中要求来访者持续对其原有中间信念和核心信念进行评估，也会对替代原有信念而提出的新的中间信念和核心信念的相信程度进行评估。

5.2.1.2　情绪标尺评估法

情绪体验的改变或消极情绪强度的降低，是心理咨询有效的最为直接的表现。因此，在心理咨询会谈中，咨询师常常对来访者进行情绪强度评估。在进行情绪强度评估之前，咨询师通常要先确定来访者在特定情境中所体验到的情绪，如焦虑、紧张、害怕或失望等。然后给来访者解释情绪标尺的使用："我们这里有一个情绪标尺，请你用 0~100% 的数字来表示你现在体验到的某种情绪（如失望）的程度。0 表示一点也没有那种情绪，处于一种完全平静的状态；100% 表示这种情绪达到无以复加的极度状态，对这种极度状态，过去你可能曾经经历过，也可能没有经历过，如果没有经历过，你可以想象那种情绪达到极度状态的样子。50% 表示这种情绪是中等强度。数字越接近于 0 就表示自己的情绪越平静，数字越接近于 100% 就

表示这种情绪体验越强烈。情绪体验强度越高，就给出更高的分数，情绪体验强度越低，就给出越低的分数。”（见图 5-3）

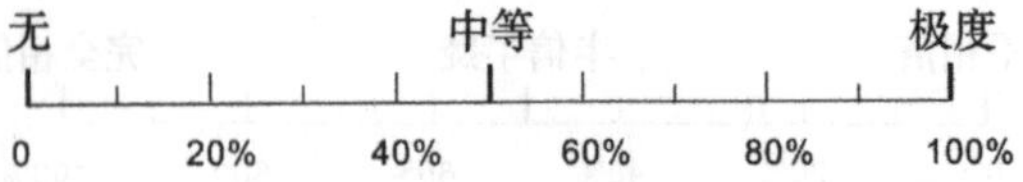

图 5-3　情绪评定标尺

情绪标尺评估通常被用来描述某种消极情绪的强度改变，就是消极情绪经由心理咨询会谈由强变弱。如果经由咨询会谈，来访者的消极情绪转为积极情绪，就可以不用情绪标尺。例如，在咨询会谈干预之前，来访者体验到 50% 的失望情绪，会谈后来访者感到满意或愉悦。这种消极情绪转变为积极情绪就已经说明了会谈的效果，就不用进行情绪标尺评估。所以，咨询师要求来访者再次进行情绪标尺评估之前，应当先问其当下的情绪体验是什么，如果依然是原来的情绪（如失望），才需要再次进行评估。

5.2.1.3　家庭作业标尺评估法

家庭作业是认知行为疗法的特色，也是来访者进行行为改变的重要途径。来访者通过完成家庭作业在咨询室外实施行为改变。来访者是否有意愿完成家庭作业（特别是某些行为改变的家庭作业）就可以被看成对来访者行为改变可能的评估。

心理咨询师除了可以通过认知观念评估、情绪强度评估来了解会谈效果以外，还可以通过其行为改变的意愿来评估咨询会谈的效果。行为改变（即完成某项家庭作业）的意愿越高，就说明咨询会谈效果越大。因此，咨询师通常会在确认家庭作业之前，询问来访者完成家庭作业的可能性。这个可能性也是用 0~100% 的数字来描述的。咨询师邀请来访者评估家庭作业可能性之前需要解释评估尺度的意涵：“我希望了解你完成家庭作业的可能性，请你用 0~100% 的数字来说明你完成家庭作业的可能性。如果你给出 100% 这个数字，就表示你肯定会完成，如果你给出 0 这个数字，就表示你肯定不会完成。要是你给出 50% 这个数字，就表示你完成这项作业的可能是一半对一半。完成作业的可能性大，就给出高于 50% 的数字，数字越大，越接近 100%，就表示你越有可能去完成这项家庭作业。完成作业的可能小，就给出低于 50% 的数字，数字越小，越接近于 0，就表示你越不可能完成这项家庭作业。”

来访者给出的完成作业的可能性，说明了来访者愿意改变的意愿，可能性越高说明来访者改变的意愿越高。如果来访者完成家庭作业的可能性高（一般情况下应当高于 90%，至少不能低于 80%），咨询师可以将此项作业确认为家庭作业。如果完成作业的可能性较低（如低于 60%），可以将此项作业作为可选任务来完成。如果低于 30%，咨询师可以放弃此项作业。

有这样一种情况，尽管来访者完成作业的可能性并不理想，但咨询师还是希望来访者能够完成此项作业，咨询师可以通过提问来了解妨碍来访者完成此项作业的自动思维，然后对自动思维进行处理，通过行为试验的方式，安排来访者完成此项作业。

5.2.1.4 主观痛苦指数

在焦虑障碍（如广泛性焦虑、惊恐发作、强迫症、恐惧症）的治疗中，认知行为疗法通常用暴露方法进行治疗。但在进行暴露之前，咨询师需要确定各种情境引发患者焦虑、恐惧情绪的强度，并按照从轻到重的程度对情境进行排序。排序确定后，咨询师从焦虑强度轻的情境开始暴露，在这个情境的暴露任务完成之后，接着处理焦虑强度更重一些的焦虑情境。

为了描述各种焦虑情境给患者带来焦虑、恐惧或痛苦的情绪强度，1969 年心理学家约瑟夫·沃尔普（Joseph Wolpe，他提出了系统脱敏疗法）提出了主观痛苦感觉单位量表（Subjective Units of Distress, SUD）。该量表用 0~10 的数字描述患者的痛苦程度。

各等级评分参考描述如表 5-1 所示。

表 5-1 主观痛苦指数含义

10：感觉难以忍受，除自我感觉外，像神经衰弱一样失去控制、不知所措，感到非常不安
9：感觉绝望，感到极度恐惧，觉得无法忍受，失去对情绪的控制
8：吓坏了，开始有疏离感
7：开始发狂，处在绝对坏情绪的边缘，这时你还可以控制自己的情绪
6：感觉不好，你认为应该为这种情绪做点什么

（续表）

5：中度不适，感到不舒服，这种不愉快的情绪还可以通过努力控制
4：有些心烦意乱，你可以处理它，但感觉不好
3：轻度沮丧，你注意到自己有担心和困扰
2：有点沮丧，但不明显，除非你留意自己的情绪和当前的处境，否则你不会意识到它
1：感觉基本良好，如果你特别用心体验，会感到一些不愉快的事情，但并不多
0：和平，宁静，对任何特定的问题都不再有任何忧虑

用主观痛苦来描述患者的焦虑恐惧情绪的程度，通常我们用0~10的数字来描述主观痛苦强度，患者对各种焦虑情境给出的数字，就被称为主观痛苦指数(SUDs)。咨询师要求患者对各种焦虑情境进行主观痛苦程度的评分时，不用要求患者一定参考上述标准进行评分，患者只要能够用不同的数字区分这个情境下痛苦程度的差异就行。

主观痛苦指数评估的指导语非常简单：在下面你列出的各种情境中，你体验到了不同程度的痛苦，请你用0~10的数字来说明不同情境中你体验到的痛苦程度的差异。如果你完全感觉不到痛苦，心情非常平静和舒适，就评定为0分；如果你感到极端痛苦，这种痛苦可能是你曾经经历过的或者是你所能想象的程度，就评定为10分。请你逐一列出对各项情境的痛苦程度评分，你对这个情境感到越痛苦，评分就越高。

咨询师可以通过评估暴露之前和之后患者对各情境的主观痛苦指数分值的变化来说明暴露方法的效果，并根据暴露治疗的效果，决定是否需要继续暴露，还是可以进入下一个情境的暴露治疗中了。

5.2.1.5 情绪温度计

情绪温度计实际上就是主观痛苦指数的一个简化版本，它要比主观痛苦指数直观形象得多，并且评定等级较少，也比较容易为患者所理解和掌握。情绪温度计比较容易被文化程度较低或理解能力较差的患者所理解掌握。

情绪温度计将主观痛苦程度区分为0~8的等级，并用温度计的形象呈现出来，患者可以根据自己对某个情境的痛苦程度，用某个刻度的情绪温度来加以描述。情绪温度计的用法与主观痛苦指数一样在此就不再赘述。

5.2.2 心理问卷评估

心理问卷评估用于评估描述心理咨询的综合效果。在认知行为疗法中，心理问卷评估主要评估情绪症状、认知观念和社会功能改善等内容。

5.2.2.1 情绪症状评估

情绪是心理是否健康的指标，有心理问题的个体，往往会表现出情绪问题。因此，评估心理咨询效果可以从情绪评估入手。情绪标尺评估方法只是评估某个情境所引发的特定情绪是否有所改善，而对一段时间里心理咨询所带来的整体情绪的改善就难以全面评估了，此时如果应用心理问卷进行评估就要全面和客观得多。

有心理问题的患者通常都有两种典型情绪（焦虑和抑郁）及其相应症状（情绪体验、生理反应、躯体症状和认知症状），为此有许多心理测量专家针对焦虑情绪（与症状）和抑郁情绪（与症状）开发了相应的心理问卷，这被分别称为焦虑问卷和抑郁问卷。

比较知名的焦虑问卷有贝克焦虑问卷（BAI）、焦虑自评量表（SAS）、汉密尔顿焦虑量表（HRMA）。另外还有针对特定焦虑问题而编制的问卷，如考试焦虑问卷、社交焦虑量表、演讲者信心自评量表等，也有针对儿童的社交焦虑量表。

比较知名的抑郁问卷有贝克抑郁问卷（BDI）、抑郁自评量表（SDS）、汉密尔顿抑郁量表（HRSD）。此外还有针对老年人的抑郁问卷——老年人抑郁量表（GDS）。大家注意，这里并没有像焦虑问卷那样存在针对特定抑郁问题的问卷。

焦虑和抑郁问卷有两种评价方式，一种是自评方式，一种是他评方式。自评方式是来访者或患者阅读问卷中的每个题目，由来访者判断与评定每个题目所描述的问题在自己身上的严重程度，他评方式就是由咨询师根据观察到的来访者的表现，评判来访者对问卷中的每个题目的严重程度。在上述问卷中，焦虑自评量表、抑郁自评量表、贝克焦虑量表和抑郁量表都是自评量表，而汉密尔顿焦虑量表和抑郁量表是他评量表。

对于情绪症状评估，咨询师需要根据心理问卷的评定周期决定多长时间进行一次。许多焦虑和抑郁问卷的评定时间限制通常是最近一周，有了这样评估周期为一周的问卷，咨询师就可以要求来访者每周进行一次情绪症状的评估。也有的心理问卷评定时间为一个月，这样的问卷评估周期就可以是每月一次了。

这里值得一提的是症状自评量表（Symptom Checklist 90，SCL-90），它有 90 个问题，包含躯体化、强迫症状、人际关系敏感、抑郁、焦虑、敌对、恐怖、偏执、精神病性和其他等 10 个因子。这个问卷通常被用作对某个群体心理健康状况的普查或筛查，国内将其广泛用在临床研究中。但这个问卷并不是一个评估心理咨询会谈效果的好工具，建议大家不要用它评估心理咨询效果。这是因为，心理咨询会谈所带来的改变并没有涉及这个量表的所有因子，咨询会谈的改变可能只涉及某个因子，如果把 10 个因子的改变都用来评估咨询效果，就会出现多数因子并没有改善的情形。另外，该问卷的因子分在 0~4 分（或 1~5 分），分值变化范围小，也不容易让来访者感受到咨询进展。如果咨询师喜欢用这个问卷，或者心理咨询开始之前已经应用了这个问卷，咨询师就可以在咨询结束时再做一次这个问卷，通过问卷前后测得结果的改善来说明心理咨询会谈给患者带来了哪些方面的改善。

5.2.2.2 认知观念评估

按照贝克认知疗法的观点，来访者的认知想法或信念可以被分成三个层次：自动思维、中间信念和核心信念。贝克及其同事为了评估这三个层次的想法或信念，编制了自动思维问卷、功能失调性态度量表和人格障碍信念问卷。

在认知行为疗法的咨询实践或者认知行为疗法科学研究过程中，为了评估心理咨询干预是否有效或者疗效大小，了解认知行为疗法干预对认知信念的影响程度，可以选用上述问卷进行测评，根据干预前后的问卷得分的变化来说明咨询干预的效果大小。

（1）自动思维问卷

自动思维问卷（The Automatic Thoughts Questionnaire，ATQ）是为评价与抑郁有关的自动想法的频度而设计的，目的是为了找出抑郁患者表达自己认知体验。ATQ 涉及四个层面：（1）个体适应不良及对改变的渴求；（2）消极的自我概念与消极的期望；（3）自信不足；（4）无助感。

该问卷询问被试最近一周内三十种不同想法的出现频度。频度分五级评分：1 分 = 无；2 分 = 偶尔；3 分 = 有时；4 分 = 经常；5 分 = 持续存在。所有条目均为抑郁消极体验指向，测验得分与抑郁程度呈正相关。也就是说，频度越高抑郁越重。总分范围为 30 分（无抑郁或抑郁极轻）到 150 分（极度抑郁）。原始文献未给出抑郁临界值，只给出抑郁者评分为 79.6 ± 22.3，而非抑郁者为 48.6 ± 10.90。

ATQ 虽然用于评定与抑郁相关的思维，但也可作为广泛群体的筛选工具。在咨询过程中，咨询师如果要求来访者定期填写问卷，就可以通过问卷得分的变化评估其认知改变的情况。

ATQ 问卷的 30 个题目内容如表 5-2 所示。

表 5-2　自动思维问卷

1. 我觉得活在世上困难重重
2. 我没有一点好的地方可言
3. 为什么我总不能取得成功
4. 没有人理解我
5. 我让人感到失望
6. 我觉得过不下去了
7. 真希望我能好一点
8. 我太软弱了
9. 我的生活不能按我的意愿发展
10. 我对自己很不满意
11. 我觉得一切都不好了
12. 我无法坚持下去了
13. 我无法重新开始

（续表）

14. 我究竟出了什么毛病
15. 真希望我是在另外一个地方
16. 我无法同时对付这些事情
17. 我恨我自己
18. 我一点用处也没有
19. 真希望，我一下子消失
20. 我这是怎么了
21. 我是个失败者
22. 我的生活一团糟
23. 我一事无成
24. 我不可能干好
25. 我觉得孤立无援
26. 有些东西必须改变
27. 我肯定有问题
28. 我将来毫无希望
29. 这根本毫无价值
30. 我干什么事都有头无尾

（2）功能失调性态度量表

功能失调性态度量表（Dysfunctional Attitude Scale，DAS）是由亚伦·贝克等人在1979年编制的，最初由100个条目组成，后发展为40个条目的版本。主要涉及人们追求完美、注重成就、过分重视别人的赞同等较片面的态度，例如，“没有好的容貌、智慧、财富和创造性的人是很难幸福的”“如果犯了错误，人们便会小看我”“我应该让别人都高兴”。让被试根据自己的态度，从完全不赞同到完全赞同，选择回答，采用1~7级评分。将各条目分相加得总分。

这些条目内容实际上描述的是个体的中间信念（即消极假设和积极假设）。在心理咨询过程中，咨询师可以通过定期（如每月一次）测试，来了解来访者中间信念的转变情况，用以评估中间信念阶段的咨询效果。

下面是DAS的40个测试题目，其中2、6、12、18、24、29、30、35、

37 和 40 为反向计分。总分越高，表示认知障碍越严重（见表 5-3）。

表 5-3　功能失调性态度量表

1. 一个人除非漂亮、聪明、富有、有创造性，否则很难高兴起来
2. 快乐更多的是我对自己的态度，而不是他人对我的感觉
3. 如果我做错了事，人们可能会轻视我
4. 如果我不是时常都能把事情做好，人们将不尊重我
5. 即使是一次小冒险，也是愚蠢的，因为损失有可能酿成一场灾难
6. 没有特殊的才能，也能得到别人的尊重
7. 只有我认识的大多数人都羡慕我，我才能感到高兴
8. 一个人请求帮助是软弱的表现
9. 如果我做事不能和别人一样好，就意味着我是一个能力低下的人
10. 如果我在工作中失败了，我就是一个失败者
11. 如果你没有做好这件事，再做就毫无意义
12. 犯错误是好事，因为我能从中学到东西
13. 如果某人和我意见不一致，可能表示他不喜欢我
14. 如果我有部分失败，这同完全失败一样糟
15. 如果人们真正了解你，他们将会轻视你
16. 如果我爱的人不爱我，我就完了
17. 一个人能从一项活动本身得到快乐，就不必管它的后果如何
18. 人们做任何事之前，应有成功合理的可能性
19. 我的人生价值很大程度上取决于他人对我的看法
20. 如果我不用最高的标准要求自己，这一生只能成为二流人物
21. 如果我要成为一个有价值的人，至少必须在某一方面出类拔萃
22. 有好的想法的人比那些没有好的想法的人更有价值
23. 如果我做错了事就会感到心烦意乱
24. 我对我自己的看法，比别人对我的看法更重要
25. 要成为一个良好的、有道德的、有价值的人，我必须帮助所有需要帮助的人
26. 如果我向人请教问题，就表明我能力缺乏
27. 对于你很重要的人，不赞成你的看法是可怕的
28. 如果你没有人可依赖，你一定会感到悲哀
29. 我用不着督促自己，也能达到重要目标

（续表）

30. 一个人虽受到责骂，但可能不觉得气恼
31. 我不相信别人，因为他们对我无情
32. 如果别人不喜欢你，你就不高兴
33. 为了取悦别人，最好放弃你自己的利益
34. 我的快乐更多地取决于别人而不是自己
35. 为了快乐，我并不需要别人赞赏
36. 如果一个人回避问题，此问题就没有了
37. 即使我错过了生活中许多美好的东西，我仍会感到快乐
38. 别人怎样看我，这很重要
39. 受到他人冷遇，注定会不幸
40. 得不到另一个人的爱，我同样能找到幸福

（3）人格障碍信念问卷

结合临床经验和贝克及其同事最初识别的信念，之后的心理学研究者开发了人格障碍信念问卷（Personality Disorder Belief Questionnaire，PDBQ）[①]。PDBQ 问卷由 12 个分量表组成，每个分量表包括 20 条信念。PDBQ 的简版有 65 个题目，10 个分量表，每个分量表包含 7 个题目（某些题目同时属于多个分量表）。这些分量表的名称是以人格障碍类型命名的，这 10 个分量表是：回避型、依赖型、被动攻击型、强迫型、反社会型、自恋型、表演型、分裂样、偏执型、边缘型。

在测试过程中，施测者要求受测者逐一阅读下面条目，根据其对每一条的相信程度评分。用 0~4 分的五级评分表示其相信程度：0 分表示完全不相信，1 分表示有点相信，2 分表示比较相信，3 分表示十分相信，4 分表示完全相信。

人格的内核就是核心信念，人格障碍信念问卷测量的就是核心信念。通过施测该问卷，咨询师可以了解受测者核心信念的人格障碍类型，经过干预后，再次施测该问卷，就可以了解咨询干预对于受测者核心信念的改

① 贝克．人格障碍的认知行为疗法［M］．王建平，等，译．北京：人民邮电出版社，2018：72-78.

善程度。

下面是人格障碍信念问卷（简版）条目（见表 5-4）。

表 5-4　人格障碍信念问卷（简版）

1. 在他人面前表现得差劲或能力不足，是无法忍受的
2. 我应不惜一切代价去避开不愉快的情境
3. 如果他人表现友善，他们可能正在试图利用我或占我便宜
4. 我必须抵抗来自权威方面的支配与控制，但同时也要保留住他们对我的认可与接纳
5. 我无法忍受不愉快的感受
6. 瑕疵、缺陷或错误都是不能容忍的
7. 他人常常过于苛求
8. 我应该是人们的关注焦点
9. 如果我做事缺乏系统性，一切都会崩溃
10. 如果我没有得到应得的尊重或权力，是无法容忍的
11. 凡事都应尽善尽美
12. 比起与他人相处，我更喜欢独处
13. 如果我不多加小心，他人就会利用我或摆布我
14. 他人都居心叵测
15. 最可怕的事就是被人抛弃
16. 他人理应认识到我有多么与众不同
17. 他人会刻意贬低我
18. 我需要他人帮助我做决定或告诉我做什么
19. 细节极其重要
20. 如果我觉得他人太霸道了，我就有权无视他们的要求
21. 权威人物常是爱插手、多苛求、好干涉以及有控制欲的
22. 要获得我想要的东西，方法就是让他人为我倾倒或者我逗他们开心
23. 无论什么事，只要事后能免于自责，我都可以去做
24. 如果他人发现了有关我的一些事，就会对我不利
25. 人际关系是麻烦的，而且会妨碍自由
26. 只有和我一样优秀的人才能理解我
27. 我是如此优秀，所以有权享受特殊待遇和特权
28. 对我而言，自由和独立是很重要的

（续表）

29. 在许多情况下，我一个人独处会更好
30. 应当始终坚持最高标准，否则事情就会出乱子
31. 不愉快的感受会加重并失控
32. 生活就是弱肉强食，强者生存
33. 我应避开那些他人会关注我的场合，或者我要尽量低调
34. 如果我不能一直吸引他人的关注，那么就会失去他们对我的喜爱了
35. 如果我想得到什么东西，我会不择手段去得到它
36. 比起与人相处的纠缠感，自己独处的感觉更好
37. 除非我娱乐大家或给人们留下深刻的印象，否则我就是一无是处
38. 先下手为强，后下手遭殃
39. 在一段关系中，只要出现一点紧张的迹象，就表明这段关系已经恶化，因此我应该中断它
40. 如果我不表现出最高的水准，我就会失败
41. 设定截止期限、遵循别人的要求、遵守规则，这些都会直接损害到我的自豪感和自立性
42. 我受到了不公平的待遇，所以我有权不择手段为自己夺回公平
43. 如果人们接近我，他们就会发现真实的我，并会拒绝我
44. 我需要关爱，我是弱小的
45. 我不得不靠自己时，会感到无助
46. 他人应该满足我的需求
47. 如果我以人们期望的方式遵守规则，我的行动自由就会受到限制
48. 如果我给他人机会，他们就会占我便宜
49. 我必须随时有所防备
50. 对我来说，隐私要比与人亲近重要得多
51. 规则是人们随意制定的，它们扼杀着我
52. 被人忽视是很可怕的
53. 他人怎么想对我没影响
54. 为了开心，我需要他人来关注我
55. 如果我娱乐大家，他们就不会注意到我的弱点了
56. 我需要有人一直在我身边，有事要做时或遭遇困难时他们能够帮助我
57. 只要有瑕疵或不足，就可能引发灾祸
58. 我那么有天赋，人们自然应该破格助我成功

（续表）

59. 宁可我负天下人，不叫天下人负我
60. 其他人应该遵守规则，我无须遵守
61. 强硬与欺诈是搞定事情的最佳方式
62. 我必须时刻拥有支持或帮助
63. 我是孤单的——除非我能依靠一个更强大的人
64. 我无法信任别人
65. 他人能应对的事情，我却不能
各人格分量表的题目： 回避型：1、2、5、31、33、39、43 依赖型：15、18、44、45、56、62、63 被动 - 攻击型：4、7、20、21、41、47、51 强迫型：6、9、11、19、30、40、57 反社会型：23、32、35、38、42、59、61 自恋型：10、16、26、27、46、58、60 表演型：8、22、34、37、52、54、55 分裂样：12、25、28、29、36、50、53 偏执型：3、13、14、17、24、48、49 边缘型：31、44、45、49、56、64、65

5.2.2.3 社会功能评估

大体评定量表（Global Assessment Scale, GAS）是精神科应用最为广泛的精神疾病患者病情及其社会功能水平的量表。GAS 由美国国立精神卫生研究所罗伯特 · L. 斯皮策（Robert L.Spitzer）1976 年编制，它只评估一个维度的内容，即精神症状的严重程度和社会适应水平。

GAS 分为 1~100 个等级，分数越低病情越重，分数越高越健康。评定时不仅要考虑各类精神症状的严重程度，而且还要考虑社会适应功能水平。1~10 分说明病情和社会功能问题最重，91~100 分说明患者社会适应良好，精神状况正常。评估时先按照病情给出大致范围（如 31~40 分），然后根据具体病情斟酌属于居中、偏重还是偏轻，给予具体评分。

当来访者进入心理咨询或治疗的评估会谈程序，咨询师可以对其施测大体评定量表，以后每 2~6 周评定一次，根据历次评定结果的分数变化，咨询师可以了解来访者健康状况的康复进程。

下面是评分标准介绍（见表 5-5）。

表 5-5　大体评定量表评分标准

91~100 分，指在各方面都有较高的活动能力。日常生活上没有无法处理的情形，由于其热情和正直，别人都愿与其相处，没有症状
81~90 分，在所有领域中都能良好活动，兴趣和社交好。一般而言，对生活是满意的，至多也只有暂时性的症状发生，“日常的”担忧偶尔无法处理
71~80 分，至多也只是对于活动能力有轻度的损害，有不同程度“日常的”担忧及问题，有时无法处理，或有或无的轻度症状
61~70 分，有一些轻度的症状（如轻度抑郁心境或轻度失眠等），或者在几个活动领域中有一些困难，但是一般的活动还是相当好的，有一些富有意义的人际关系，非专业人员不会认为他“有病”
51~60 分，中等严重程度的症状，或一般活动有一些困难。如没有什么朋友，情感平淡，抑郁心境，病态的自我怀疑，欣快心情及语言滔滔不绝，中等严重的反社会行为等
41~50 分，有严重症状或活动能力的损害。大多数临床医生都认为，病人需要治疗或注意。如有自杀先兆或自杀行为、严重强迫症状、频繁的焦虑发作、严重的反社会行为、强迫性酗酒、中等度躁狂症状等
31~40 分，在好几个领域有严重损害。如工作、家庭关系、判断、思考、心境（如抑郁的妇女回避朋友，对家庭不负责任、不能料理家务），现实检验（如有幻觉或妄想）或交谈时总是模糊不清、不合逻辑或文不对题等，或出现自杀行为等
21~30 分，几乎在所有领域中都不能正常活动（如整日卧床不起）或行为受到妄想或幻觉的影响；或有严重的交谈困难（如有时前后不连贯或没有应答）或判断困难（如其行为极不适合）等
11~20 分，需要某些监督管理，才能防止其自杀或伤人；或不能维持起码的个人卫生（如反复的自杀行为、频繁的暴力表现、躁狂性激动、把粪便弄得一塌糊涂等）或者有在交谈方面的严重损害（如重度不连贯或缄默）
1~10 分，需要好多天持续不断的监督管理，才能防止自杀或伤人；或病人没有任何企图想要维持起码的卫生；或有严重的自杀行为，同时，还清楚地表示非死不可

5.3 认知评估的应用

5.3.1 基线评估与结案评估

在心理咨询的咨询性会谈之前，咨询师要进行评估性会谈。通过评估性会谈，咨询师可以全面了解来访者各个方面心理状况。评估性会谈通常是通过半结构化的会谈和心理测评来完成的。半结构化会谈是指咨询师围绕来访者的情绪和实际生活，根据会谈提纲进行的资料搜集和跟踪性提问。心理测评则是通过让来访者完成一些心理问卷来搜集资料和做出评估。

基线测评是认知行为疗法干预开始之前（即在评估性会谈中）对来访者心理问题的初始状态进行评估。基线测评可以应用心理问卷的方式，当然也可以采取对某个方面进行直接测量的方式。我们以一个有社交焦虑的学生为例来说明基线测评（也就是心理咨询开始之前的认知评估）的应用。

（1）咨询师可以直接测评社交焦虑的行为和后果（即客观状况），社交焦虑患者往往具有回避行为，咨询师可以测量其回避行为和参与行为的次数或频率。这个学生因社交焦虑一周内在课堂上主动发言（或回答问题）的次数为零，被动发言（被老师要求回答问题）的次数为三次。因为学生不敢主动发言，也不敢主动向老师和同学请教问题，咨询师认为这会影响其学习成绩，因此，了解该学生上次月考成绩的班级排名为 24 名（全班 46 名学生）。

（2）咨询师需要进行情绪评估，评估其社交焦虑严重程度。咨询师对来访者应用社交回避及苦恼量表（Social Avoidance and Distress Scale，SAD）该问卷共 28 个题目，其中 14 个用于评价社交回避，14 个用于评定社交苦恼。问卷总分在 0~28 分，问卷均分为 9 分，17 分表示有明显的社交焦虑，22 分以上表示有严重的社交焦虑。这个学生的该问卷得分为 23 分。

（3）咨询师还可以进行认知观念的评估，如自动思维问卷、功能失调性态度量表和人格障碍信念问卷。在这里咨询师只选取了功能失调性态度量表（DAS）进行认知观念的评估。DAS 共 40 题，每题评分在 1~7 分，总分在 40~280 分。这个学生测验得分为 195 分。

在来访者的问题得到完全解决或基本解决后，心理咨询就可以考虑结束咨询了，此时咨询师通常要进行结案评估，了解来访者经过咨询后各方面的变化或改变情况，以此来评估整个心理咨询的效果。结案评估的项目一般与基线评估的项目一致，这样便于前后对比。

上面这位学生，经过 14 次（近 4 个月）心理咨询会谈，结案评估结果如下。

- 结案前月考成绩班级 19 名（基线评估结果 24 名，成绩排名上升 5 名）。
- 结案前一周主动发言 10 次，被动发言 5 次（基线评估结果主动发言 0 次，主动发言增加 10 次）。
- 社交回避与苦难量表得分 8 分（基线评估为 23 分，减分 15 分，现在处于正常水平）。
- 认功能失调性态度量表得分 147 分（基线评估 195 分，减分 48 分）。

通过结案评估与基线评估的比较，咨询师和来访者就可以很清楚地看到心理咨询所取得的进展。上面这名学生的学习成绩上升，回避行为减少（主动发言增加），焦虑情绪降低，这些都说明心理咨询是有效果的。从这里我们可以看出，认知行为疗法是通过客观的数据来说明心理咨询效果的，这也是它被广泛接受的原因。

5.3.2 过程性评估

过程性评估是指在心理咨询过程中对咨询进展状况进行评估。过程性评估通常对心理咨询过程所带来的认知改变、情绪改变和行为改变进行评估。随着心理咨询的进展，咨询也会取得进展，过程性评估就是对这个进展状态的描述。为了了解心理咨询进展的状态，过程性评估应当经常进行，并持续进行相同项目的评估，以便比较和判断进展情况。

（1）情绪评估

前面我们已经谈到，情绪是心理健康状态的重要指标，情绪改变程度就是衡量心理咨询进展的重要手段。在每次会谈的开始环节，咨询师都会邀请来访者进行“心境评估”，评估自己的情绪状态。心理评估也就是情绪评估，它可以有两种方式，一种方式就较为简单，即情绪标尺法，让来访者用0~100的数字来说明自己积极情绪的状态水平。100分表示非常开心和愉悦的情绪状态，0分表示完全没有开心或愉悦的情绪状态。另一种方式就是心理问卷评估，在这里咨询师通常会根据来访者的情绪症状选择焦虑问卷或者抑郁问卷，让来访者完成心理问卷测评。

（2）认知观念评估

在自动思维阶段，咨询师通过概念化确定某个情境中的自动思维，在干预之前咨询师会邀请来访者对其自动思维相信程度进行评估。例如，一个来访者只要想到找工作的问题就感到难过和忧虑，咨询师将其概念化之后发现其自动思维是“我无法胜任工作”。咨询师邀请来访者对其自动思维的相信程度进行评估，来访者对“我无法胜任工作”的相信程度为100%。接下来咨询师应用控辩方技术，邀请来访者提供自己无法胜任工作的证据，也邀请来访者思考相反想法“我能胜任工作”的证据，通过控辩方证据技术的讨论，来访者发现自己是有可能胜任销售工作的。这时咨询师为了评估刚才控辩方会谈技术的效果，通常会邀请来访者再次评估原来自动思维的相信程度，这时来访者对其自动思维“我无法胜任工作”的相信程度为50%。来访者对自动思维的相信程度从100%下降到50%，说明咨询会谈取得了效果。

那来访者是否就接受了新的想法（即替代思维）呢？咨询师可以邀请来访者评估其对新想法“我可以胜任销售工作”，结果来访者给出了60%的相信程度。无论是自动思维从100%下降到50%，还是新信念评估为60%，都说明控辩方技术的会谈取得了效果。但这个效果没有达到认知行为疗法所期望的结果——旧思维或信念降到30%以下，新思维或信念上升到90%。因此，就这个自动思维和替代思维的干预还应当继续进行。

在接下来会谈中咨询师布置家庭作业邀请来访者尝试去找工作，后来在找工作、开始上班、继续上班的过程中，来访者对于自动思维和替代思维的相信程度会发生变化，直到上班以后某个时间，来访者可能会高度相信自己是可以胜任销售工作的。在这段时间里，咨询师需要邀请来访者继续对自动思维（即旧思维）“我无法胜任工作”和替代思维（即新思维）“我可以胜任销售工作”的相信程度进行评估。一旦新旧思维达到我们所期望的标准，这个自动思维的干预就可以结束了。

在中间信念和核心信念阶段，无论是旧信念相信程度的降低，还是新信念相信程度的提升都是一个逐步的、波动式变化的过程。咨询师也会邀请来访者对其相信程度进行连续性评估。通常做法是要求来访者每天都对旧信念和新信念的相信程度进行评估。

中间信念的评估格式如表 5-6 所示。

表 5-6　中间信念评估表（示例）

日期	旧信念相信程度（%） （如果求助，我就不胜任这个任务）	新信念相信程度（%） （在有理由的情况下求助， 我也是能胜任这个任务的）
3 月 1 日	60	50
3 月 2 日	50	60
3 月 3 日	55	80
3 月 4 日	50	70
3 月 5 日	40	70
3 月 6 日	45	75
3 月 7 日	35	80
……	……	……

核心信念的评估格式与中间信念的格式类似，它的格式如表 5-7 所示。

表 5-7　核心信念评估表（示例）

日期	旧信念相信程度（%） （我是笨蛋）	新信念相信程度（%） （我还是可以做些事的）
9 月 12 日	50	60
9 月 13 日	40	80
9 月 14 日	50	70
9 月 15 日	60	60
9 月 16 日	40	70

（续表）

日期	旧信念相信程度（%）（我是笨蛋）	新信念相信程度（%）（我还是可以做些事的）
9月17日	35	80
9月18日	40	80
……	……	……

当来访者对旧信念的相信程度维持在30%以下，并且对新信念的相信程度维持在90%以上时，心理咨询关于这个信念的咨询干预就可以结束了。咨询师可以开始对其他的信念进行干预，如果没有其他信念需要干预，咨询师就可以将咨询推进到下一个阶段了。

（3）行为评估与客观结果评估

行为改变的评估和客观改变的评估也是过程性评估的一种重要组成部分。行为评估就是记录在咨询过程中，来访者的行为变化的情况，如消极行为减少，积极行为增加，以及积极行为占整个行为的比率等。客观改变就是心理咨询所带来的客观效果的变化情况。连续性的行为改变评估和客观改变的评估可以让咨询师评估心理咨询的进展，也可以帮助咨询师确认心理咨询是否达到预期目标或者需要调整心理咨询方案。

例如，一个爱玩手机不爱学习的学生，在心理咨询过程中咨询师可以和来访者一起评估每日消极行为（玩手机）的时间和积极行为的（学习）时间。通过对玩手机时间和学习时间的变化了解咨询的进展。另外，咨询师还可以通过咨询完成学校作业的情况来评估咨询所带来的客观效果。假设心理咨询师通过监测发现，学生玩手机的时间在减少，学习的时间在增多，这就说明经过咨询学生的行为发生了改变，咨询取得效果。因为存在学习行为时间增加，咨询师很自然地就会观察到学生完成学习作业的情况也在好转，例如，过去学生对家庭作业的完成率可能不足50%，现在基本上都能全部完成。随着学生完成家庭作业率的提升，我们可以预期，学生的学习成绩也能得到提高。

再例如，在失眠障碍中，有来访者在咨询干预之前每日在床睡眠时间平均不足五小时，存在提早上床行为、白天打盹、在卧室以外（主要是沙发）睡觉、在床上看书玩手机等不良睡眠行为。认知行为疗法认为改变不良睡眠行为的习惯是改善睡眠质量的重要手段。因此，咨询师需要患者放弃自己的不良睡眠习惯，并养成良好的睡眠习惯，为此咨询师可以邀请来访者监控每日睡眠时间，并且记录自己每日不良睡眠行为的次数或持续时间等项目。咨询师可以从不良行为习惯的改善情况来评估心理咨询的进展。咨询干预之前，患者提前上床的时间大约为 120 分钟，现在缩短为 30 分钟；干预之前白天打盹日均 5 次，现在日均 2 次；干预之前在卧室外睡觉的时间日均57分钟，现在日均15分钟；干预之前在床上看书玩手机日均103分钟，现在日均 12 分钟。把现在的行为评估结果和干预前行为评估结果相比，就可以发现咨询取得了进展。当行为改变取得进展的时候，咨询效果就出来了，咨询师发现干预之前患者在床的睡眠时间日均不足 5 小时，现在日均达到 5.7 小时。

5.3.3 心理干预技术中的评估

在某些心理咨询干预技术中也需要进行认知评估。例如，在来访者学习识别和评价自动思维的时候咨询师需要对其进行认知和情绪评估，在行为试验过程中需要对其进行认知观念评估，在暴露过程中需要对其进行情绪评估等。

（1）识别自动思维中的评估

认知行为疗法需要教会来访者识别自动思维和情绪，咨询性会谈开始之后，咨询师会布置作业让来访者监控自己的自动思维和情绪。也就是当来访者体验到某种情绪的时候，要对引发情绪的具体情境和当时脑子里浮现出来的想法进行记录（见表 5-8）。

表 5-8 自动思维监控表（示例）

日期	情境	自动思维（及其相信程度）	情绪
4 月 12 日	一位女同学在校园里夸我旁边的男同学帅	我形象不好，其他方面也很不好，真差劲 /90%	郁闷 /70%
4 月 13 日	和室友去吃饭，路上遇见室友的好友	我的熟人少，我的人际交往能力差 /85%	沮丧 /75%

（续表）

日期	情境	自动思维（及其相信程度）	情绪
4月14日	放学回家走到自家楼下，邻居小妹没有和我打招呼	小妹对我忽视 /90%	失落 /80%
4月15日	和同学打乒乓球时，由于情绪低落，状态不好，打得不好（自己本来就不会打）	我乒乓球打得不好，我不行，其他方面也不行 /90%	失落 /80%

来访者填写识别自动思维的表格时要填写如日期 / 时间之外的情境、自动思维和情绪三个信息。这个表格因此又被简称为三栏表。如果你观察这个表格，你会发现除了要求填写具体情境、自动思维和情绪以外，还要求评估自动思维的相信程度和情绪强度。为什么要这样呢？

其实这么做是为了让来访者养成评价自动思维和情绪强度的习惯。我们知道，自动思维有两个特点，一个是自动涌现，另一个是完全接受。如果来访者学会对自己的想法进行评价（就是评估其想法的相信程度），来访者就不会不加思考地完全接受自动思维了。另外，评价情绪是为了让来访者了解咨询干预之前的情绪强度，经过自己或咨询师引导而对自动思维进行干预后，用情绪强度前后对比可以了解咨询效果。

（2）思维记录表中的评估

表 5-9　思维记录表（示例）

时间	情境	自动思维	情绪	适合的反应	结论
9月6日	想邀请室友一起逛街	他不会跟我一起去 / 90%	伤心 / 75%	我并不真的知道他是否想去 /90% 他平时对我很和蔼 /90% 会发生的最坏的情况就是他不愿意和我去，最好的情况是愉快地答应我 /100% 最可能的情况是他说自己忙没时间去 /80% 要是他不和我去，我可以找宿舍的其他同学一起去 /80% 如果我认为他不会跟我去，我就不会去邀请他了 /100% 无论如何，邀请他一起去没有什么损失 / 80% 我应该采取行动去邀请他一起逛街 /90%	1. 自动思维 / 60% 2. 伤心 /40% 3. 我会去邀请他 /90%

思维记录表的作用是教会来访者学习如何评价自动思维。我们知道评价自动思维是在识别自动思维之后的一个技能，因此教来访者使用思维记录表是被安排在监控自动思维之后进行的。思维记录表和自动思维监控表相比，多了两栏“适合的反应”和“结论”。自动思维监控表常常被称为三栏表，而思维记录表则常常被称为五栏表。

“适合的反应”一栏实际上是通过一系列标准化的提问，帮助来访者对自动思维进行处理，来访者只需要对每个问题进行回答就可以，把自己的回答记录在这里就可以。而“结论”一栏则是邀请来访者再次对自动思维和情绪进行评估，以及描述自己准备做什么样的行为反应。

从这个思维记录表中我们可以看到，来访者不仅要评估自己对自动思维和情绪的相信程度（这与自动思维监控表是相同的），还要对适合的反应中的每个看法评估其相信程度。这又是为什么呢？如果只写出自己的回答不可以吗？

其实，如果要求来访者只填写每个问题的回答也是可以的。但咨询师要求来访者对每个回答评估其相信程度，对每个回答给出相信程度的百分数，目的和自动思维监控表中要求来访者评估其相信程度一样，都是为了让来访者养成评价自动思维的习惯。故此，要求来访者评价自己对每个问题回答的相信程度是有必要的。

（3）行为试验中的评估

在认知干预过程中，咨询师应用多种认知技术（如控辩方、发散性思维技术等）后，来访者的认知改变通常都不能达到我们所期望的相信水平。认知行为疗法一般要求对旧信念的相信程度要降到 30% 以下，对新信念的相信程度要稳定在 90% 以上。

如果出现上面的情况，咨询师通常会邀请来访者进行行为试验，进一步验证新旧想法或信念的正确性。例如，我们在《认知行为疗法入门》一书中提到的来访者对旧信念“乘飞机是危险的”的相信程度是 70%，而新信念“乘坐飞机是相对安全的”相信程度是 50%。在这种情况下，咨询师邀请来访者做行为试验，来检验新旧信念的合理性，看哪一个信念更符合客观事实一些。

具体的做法是邀请来访者每天晚上从全国次日的航班里边随机挑选三个航班，记录在行为试验表中，到第二天晚上再来确认这三个航班是平安还是失事。来访者同意了这样的建议，因此在第二周咨询时反馈了行为试验的结果（见表 5-10）。

在行为试验表格中有对自动思维的相信程度和对替代思维的相信程度两栏。设置这两栏的目的有二：其一，是了解来访者在每次行为试验之后其相信程度的变化，并根据相信程度水平来确定是否要将实验继续下去；其二，是希望来访者能够学习应用客观证据来证明或否定信念，避免毫无根据的担忧。这就要求每当出现证据时（不管是有利的还是不利的证据），来访者都应当再次评估信念。

表 5-10　行为试验记录表（乘坐飞机实验）

自动思维：乘坐飞机是危险的 替代思维：乘坐飞机是相对安全的 担心结果：空难发生				
时间	**情境（内容）**	**实际结果**	**自动思维相信程度**	**替代思维相信程度**
7月6日	7：00 北京飞上海 9：00 上海飞天津 17：00 成都飞南京	均平安	70%	50%
7月7日	7：45 重庆飞广州 12：00 上海飞成都 20：00 广州飞西安	均平安	70%	55%
7月8日	12：00 南昌飞北京 13：00 北京飞东京 22：00 合肥飞上海	均平安	60%	60%
7月9日	6：50 北京飞南宁 8：00 重庆飞北京 15：00 沈阳飞深圳	均平安	65%	60%
7月10日	9：00 杭州飞深圳 12：00 深圳飞西安 17：00 西安飞青岛	均平安	50%	65%
7月11日	7：20 济南飞广州 11：50 广州飞太原 19：00 武汉飞成都	均平安	50%	70%

（4）**暴露技术中的评估**

暴露技术是认知行为疗法中处理焦虑障碍的重要技术。暴露技术原理告诉我们，当来访者进入焦虑情境后，先评估来访者初始的主观痛苦指数值（SUDs），随着暴露的进行，主观痛苦指数会逐渐升高，最终达到高点，不采取任何降低主观痛苦指数的措施的情况下，主观痛苦指数维持一段时间后，由于来访者对焦虑情境的适应，主观痛苦指数开始下降。为了描述和监控暴露技术的应用过程，咨询师会要求来访者报告暴露过程中主观痛苦指数的变化。

焦虑暴露有两种形式。

第一种形式是对某个焦虑情境的持续暴露。这种方式意味着单次暴露时间较长，可以长达 10~25 分钟。这种情形的暴露，只有在来访者报告主观痛苦指数下降到 20%，或者是原来的一半时才能停止。因此，在暴露过程中，咨询师会每分钟都要求来访者报告一次主观痛苦指数，监控主观痛苦指数的变化过程，从而决定暴露是否持续并评估暴露技术的应用是否成功。

第二种形式是对某个焦虑情境进行短暂、多次暴露，这种暴露方式是每次暴露时间短（如 15~60 秒），但要重复多次暴露。重复暴露需要等到来访者报告主观痛苦指数下降到 20% 或者是原来的一半才能停止。每次暴露咨询师都会要求来访者报告主观痛苦指数，咨询师从每次暴露的主观痛苦指数的变化，来判断暴露是否持续和暴露技术应用是否成功。

第6章 干预策略

认知行为治疗以认知改变和行为改变为核心干预策略。在具体咨询实践中，我们既要改变认知，也要改变行为。我们有可能先改变认知再改变行为，也可能先改变行为再改变认知。改变是认知行为疗法的利器，接纳也是认知行为疗法的另一个利器。以正念为名的认知行为疗法的兴起就说明了除了“改变”，我们还可以“接纳”，正所谓“改变你能改变的，接纳你所不能改变的”。

6.1 认知改变与行为改变

认知行为疗法正如其名，它是以改变来访者的认知和行为为主要手段，达到缓解情绪和有效应对生活问题的咨询目标。在认知行为疗法的模型“情境（事件）→认知→情绪→行为”中，认知行为疗法咨询师通过改变认知来改善情绪，改变行为来解决问题。因此，认知行为疗法咨询师需要完整掌握并有效应用认知改变和行为改变的策略，这样才能协助来访者解决其面临的心理问题。

6.1.1 认知行为治疗干预包括认知改变和行为改变

在认知行为疗法心理咨询中，咨询师需要针对来访者的问题给出包含认知改变和行为改变的干预方案。一些没有受过系统训练的心理咨询师经常只注重某个方面的干预，他们或者是干预来访者的认知，改变来访者对某个问题的看法，他们或者是干预来访者的行为，建议来访者做出某些行为改变。这两种做法的效果往往都不理想。

我们以一个咨询个案为例说明。

张女士，30岁，本市某重点大学在读博士，父母是本市郊区的农民。父母从小对其管教严厉，学习上要求严格，考不好就非打即骂。她前来咨询是因为在找男朋友的问题上与父母发生矛盾。父母极为关心女儿的恋爱问题，催女儿早日恋爱结婚。来访者曾经因为找的男朋友不符合要求，遭到父母的激烈反对，并在母亲监督下与男友分手。分手后来访者便没有再找男友了。现在每次回家或者与父母通电话时，父母都会催促来访者找男友，想早点把她嫁出去。为此，来访者感到十分焦虑和痛苦。

在这个案例中，侧重于认知干预的咨询师可能会引导来访者正确看待父母的催婚，让来访者认识到催婚是父母的爱心和关心，要求来访者能够站在父母的立场理解父母。也有咨询师会引导来访者认识到自己与父母的关系模式：自己长期以来都是采取顺从父母的方式，对父母的话遵照执行。在恋爱这件事情上，来访者顺从父母要求找男友，结果却没有让父母满意。因此，建议来访者听从内心的想法，不要听从父母的。经过这样的讨论，来访者对于父母的催婚或者自己与父母的关系模式也就有了新的认识。心理咨询师可能认为咨询取得了效果，有关这个方面的问题讨论也就可以结束了。实际上，这两种认识都无法让来访者有效应对父母的催婚，一方面，来访者理解父母只能让自己更加顺从父母，加重自己内心的纠结；另一方面，来访者如果听从内心的想法，拒绝听从父母的催婚建议就可能激化其与父母的矛盾。可见，仅有认知的改变，实际上是无法有效解决当下问题的。

而那些侧重行为改变的咨询师则会给来访者行为改变方面的建议。例如，过去来访者在面对父母催婚的时候阳奉阴违，口头上说“我知道了，我会去找的”，实际上并没有行动。现在咨询师要求她明确拒绝父母的要求，表示自己已经长大了，自己的事情自己做主，父母不用操心自己的婚事。对于这样的行为改变建议，来访者往往会表示认可但实际生活中不一定会去实施，因为她担心这样的行为方式可能会导致更糟糕的结果——父母会很生气，而自己无法应对父母的情绪。

使用认知行为疗法，我们应当先对上面案例进行概念化。父母在家里或者电话中催促来访者找男朋友时（情境），来访者可能会认为父母又催自己了，要求自己早日恋爱结婚，自己不得不听，不然的话父母会一直催下去；如果自己回绝父母的催婚要求，父母会生气（认知）。基于这样的认识，来访者采取了阳奉阴违的策略，但这个策略并没有解决问题——父母还在催婚。

在这个概念化中，咨询师可以先进行认知干预，然后再讨论行为改变内容。例如，针对上面的认知“父母又催自己，要求自己早日结婚”，咨询师可以应用发散性思维技术，与来访者探讨父母的言语除了催促之外，有没有别的解释，如果来访者能够考虑到父母可能是出于担忧女儿的未来，或者其他可能的解释，她对父母的话语就会有不同的感受了。对“自己不得不听，不然的话父母会一直催下去”和“要是自己回绝父母的催婚要求，父母会生气”的两个认知，咨询师可以采取可能区域技术，讨论与来访者不听父母要求的最糟糕的结果、最好的结果和最可能的结果，来访者最终能认识到事情没有自己想象的糟糕，自己也可以采取某些措施争取更好的结果。

当来访者认识到父母催婚更多的是担心自己的未来和女儿没有听话的挫折感时，就会认识到即使自己拒绝父母的建议，最可能的结果只是两三天内父母不想理自己而已。在她认知改变后，她的焦虑和痛苦情绪大为缓解。在来访者认知改变的情况下，咨询师继续讨论，询问来访者可以做哪些不一样的行为来应对催婚。来访者说自己可以说一些安慰父母的话，让他们不用担心自己的婚姻和未来，自己可以找到属于自己的伴侣。接下来，咨询师与来访者进行角色扮演，演练父母催婚时来访者安慰父母的方法，演练中他们探讨了可能情形的应对方式。

通过演练，来访者增强了信心。离开咨询室后，来访者也在面对父母催婚时实施安慰父母的方法，没有采取过去的阳奉阴违的方式，结果她发现父母的情绪好多了，自己觉得这种方法非常有用。

在这个案例中，咨询师改变了来访者的认知，对父母的催婚有了新的理解，对自己拒绝父母催婚的结果也有了不同认识，在此基础上探索了不一样的行为方式。来访者尝试了安慰父母的方式，而不是过去的阳奉阴违的方式。认知改变为行为改变奠定了基础。没有认知的改变，来访者难以尝试新的行为方式——安慰父母的方式。此外，如果没有行为改变——来访者去安慰父母，仅有认识改变是没有多大效果的——尽管来访者知道父母焦虑和担忧，但自己却没有采取措施去应对它，那么来访者面对父母的催婚就还是无能为力，父母还是会继续催婚，来访者的问题依然持续。

上面我们是以自动思维阶段中认知改变和行为改变为例加以说明，其实在中间信念和核心信念阶段也存在认知改变和行为改变的内容。在此我们就不再讨论了，有关内容请看相关章节即可。

6.1.2 知行合一

王阳明的知行合一论认为，知中有行，行中有知，二者不能分离，也没有先后。知道而没有行动，就不算是真知，行为中没有知就无法真行。一个学生知道学习重要，但没有花时间去学习就不算真知道学习的重要性，反过来如果一个人花时间学习，就不可能不知道学习的意义。与行相分离的知，不是真知，而是妄想；与知相分离的行，不是笃行，而是冥行。一个来访者认为别人不喜欢他，就不与他人交往，这样的知不是真知，因为他没有行为作为检验，只是一种虚妄的想法。一个强迫洗涤的患者每天进行大量反复的洗涤，因为她担心细菌传染影响健康。但她却罔顾他人没有反复洗涤却同样保持健康的结果，这样的行为就只能是冥顽的行为了。

我们在这里引用王阳明的知行合一学说，是希望让大家了解认知和行为的密切关系，能在咨询实践中做到认知改变和行为改变的相互促进，达成心理咨询的预期目标。在心理咨询实践中，应用认知技术所达成的来访者认知的改变不是完全的，只是部分的改变。具体来说，来访者对于新的认知想法或信念的相信程度并没有达到 100% 的水平，还需要来访者在行为改变（即新的行为）实践中去验证。随着行为实践证据的增加，来访者对于信念的相信程度会逐渐增加，并最终达到我们所期望的 90% 以上的相信程度。

故此，咨询师应用认知技术干预自动思维或中间信念后，来访者的认知得到一定程度的改变，这体现在对旧的想法和信念有相当程度的下降，但这种下降通常都不会达到咨询师所期望的目标。这时，咨询师的一个普遍的做法是让来访者在生活中进行新行为实践，实践结果如果支持新的想法和信念并否定旧的想法和信念，那么来访者的认知改变就更为彻底。

我们以前面个案为例加以说明，咨询师应用认知技术干预后，来访者得到新的想法“父母催婚更多的是担心自己的未来”以及“父母会因为自己没有听从他们的建议而产生挫折感”，认识到即使自己拒绝父母的建议，最可能的结果只是两三天内父母不想理自己而已，来访者对这个新的想法的相信程度却只有 70%。这时，咨询师建议来访者回家后在父母催婚时试验新想法去安慰父母，结果发现父母并没有像自己担心的那样愤怒，只是有些失望而已。经过多次的行为试验，来访者对于新想法的相信程度逐渐增加，并最终达到理想的水平。

另外，来访者的原有行为是在过去的认知指导下进行的，经过心理咨询，个体尝试新的行为，行为实践的结果产生或者巩固新的认知想法或观念，来访者则继续在新的认知指导下行为实践。当来访者对新认知想法或信念不够确信的时候，个体实践新行为就变得不太确定，可能会依旧使用原来的行为方式，只有个体高度相信新想法或信念的时候，个体的新行为习惯才能得以形成并巩固。

我们以社交焦虑患者为例，患者原以为在社交场合中他人会看出自己的焦虑（如脸红、说话声音颤抖等）并进而看扁自己，因而采取了回避策略。一旦咨询师邀请患者进行行为试验，与他人接触交流，在交流结束后询问对方是否看出自己的焦虑及是否看扁自己。经过多次行为试验，来访者发现多数人没有注意到自己的焦虑，没有人看扁自己（即使对方看出自己紧张，也没有看扁自己）。患者原有的想法发生了改变，逐渐相信他人不会看扁自己，在这个想法的指引下，患者更愿意主动与他人进行社会交往，更能享受社会交往所带来的乐趣。

从上面的分析中我们可以看到，没有经过新行为实践验证的认知，并不是真“知”，经过行为实践（“行”）的认知才是真“知”，反过来，没有认知配合的新的行为实践，并不是真“行”，是一种容易反复的“行”，一个形成习惯的行为需要全然相信的“知”作为支持。上面的叙述充分体现了王阳明所说的“知中有行，行中有知”的知行合一的观点。

6.2 认知改变策略

6.2.1 认知改变的基础

6.2.1.1 备选思维

要改变个体的认知，首先需要有备选思维，其次需要客观证据或经验。一个学生因为第一次模拟考试没有考好，就对未来高考失去信心，担心自己高考失败。在这里，学生的自动思维是“高考会失败”。

按照一些咨询师的认知矫正方法，他们会先询问学生支持“高考会失败”的证据，学生可能会说，一模考试失败之类的事情，然后询问反对“高考会失败”的证据，学生可能会难以找到相应的证据，在咨询师的启发下，可能会想到过去考试成功的证据。对于“高考会失败”的想法既有正面证据，也有反面证据。考虑两个方面的证据，只能得到“高考会失败”的可能性比较低的结论（即替代思维）。

尽管经过支持证据和反对证据的讨论，最终还是得出了“高考会失败”的结论，虽然这种可能性比较低。这是为什么呢？因为在这个讨论中只有一个想法（高考会失败），并没有备选的其他想法（如高考可能会成功），所以无论正面和反面证据有多少，结论都不会脱离原先的结论，只是程度有所变化而已。正如在选举过程中，如果只有一个候选人可以选择，无论你是支持还是反对，最终结果都是这个候选人当选，只是支持票数高低而已。

从上面的例子中，我们可以看到备选思维对于认知改变的重要性。如果我们要改变个体的认知，首先就需要有与自动思维不同的备选思维。例如，在学生担心“高考会失败”时候，我们可以提出一个与自动思维相反的思维“高考会成功”。这时要求学生分别寻找支持的证据，学生会发现，尽管有“高考会失败”这种可能性的支持证据，也有“高考会成功”的支持证据。通过两个方面思维及其支持证据的比较，我们就可能得出与上面不同的结论，如“高考会成功”“高考会正常发挥”等新想法。

可见，没有备选思维，我们就无法跳出原来自动思维的框框。备选思维是认知改变的基础，它为个体产生新的替代思维创造了条件。“高考会失败”的自动思维，与“高考会成功”的备选思维进行比较，就可能得出“高考会失败”“高考会成功”“高考会正常发挥”等多种情形来。

在处理自动思维的多个认知技术中都有备选思维的技术要求，控辩方技术中，除了要求提供自动思维以外，还需要有与自动思维相反的想法，这个想法就是备选思维。就像上面我们讨论的“高考会失败”应用控辩方技术来处理时，提出了“高考会成功”的备选思维一样。而发散思维技术中，对客观情境的其他解释就是备选思维。例如，你给某人打电话过去，结果对方并没有接听。你可能认为“对方不喜欢自己，不想接听自己的电话”，这个想法就是自动思维，咨询师要讨论这个想法是否正确，就需要和来访者讨论更多其他的可能解释，对方手机不在身边或者静音没有听到，或者对方正忙不方便接听，等等。在可能区域技术中，来访者经常想到的是糟糕的结果，如“我不会通过驾照考试的”，实际上存在一个从最糟糕（多次考试都不能通过）到最好可能（一次性高分通过考试）的若干可能情形，这些可能情形都是备选思维。

6.2.1.2 客观证据

认知疗法或者认知行为疗法改变来访者的认知并不是人们以为的靠讲道理，而是靠讲证据做到的。在认知行为疗法中，所谓的证据或经验就是指个体实际经历的事情或者他人实际经历的事情，抑或是客观条件，这个条件可以是个体自身条件，也可以使外部客观条件。

例如，一个妈妈因为儿子是同性恋前来咨询，希望咨询师帮助她改变儿子的性取向，把儿子变成正常的异性恋。在精神医学领域，我们已经不认为同性恋是心理或精神问题。如果我们给这位妈妈讲这个道理，这很显然并不能解决问题。我们应当探究这位妈妈为什么觉得儿子是同性恋是个问题。这位妈妈可能觉得，如果儿子是同性恋，就没法结婚，没法有幸福生活，也可能是因为自己儿子是同性恋，自己在其他同龄人面前就很没面子，大家会瞧不起她。对于上述的想法，咨询师可以和这位妈妈来讨论同性恋婚姻和生活是否幸福的证据，先讨论儿子与同性恋人之间生活是否和谐，然后讨论其他同性恋人之间的生活情形，也可以讨论同性恋是否可以结婚（法律保障），是否可以收养孩子等各种客观条件。经过这些讨论，这位妈妈对同性恋儿子的未来无法幸福的担忧会减轻，也相信孩子能处理好自己的感情生活。如果这位母亲担心被大家瞧不起，可以让她去寻找证据，讨论她周围有谁会瞧不起她，谁更能接受一些，并且讨论是否可以做一些试探性的举动，看周围的人能否认可自己。

下面给大家介绍认知行为疗法高级班学员群的讨论，说明证据在认知改变中的重要性。

一个女性学员做手术时需要进行全身麻醉，她自己担心手术后果，便在学员群里就此事进行讨论。有两位同学参与了讨论，试图帮助这位同学，后来我加入讨论，给她进行了一些指导，让她寻找证据。在寻找证据的过程中，她的担忧减轻了，也有信心应对接下来的焦虑。

玫瑰：自从知道要做手术，我就不好了。虽然一直自我安慰，但是晚上睡不好，总是醒来，即使睡着了也总是会梦到关于手术的事情。两天下来，嘴巴里都溃疡了，怎么办？

在准备二胎的过程中，医生根据我的情况让我做检查，结果发现需要做手术才能健康地怀上宝宝，手术不大，但是需要全麻，会留三个微创伤口，我自己感觉好像也没那么害怕，而且也愿意去做。但是我做了这个决定后就开始睡眠不好，晚上总是醒来，还总是梦到关于手术的事情，口腔也溃疡了。

今天去住院，周一要手术，虽然住院期间基本都要自己一个人待着（因为要去市里做，家里人都有事情，还有孩子需要照顾），但是我已经为自己做了很好的安排，联系了朋友同学，可是怎么还会这样？

我比较害怕全麻。身边有全麻变成植物人的事。

刘同学与玫瑰对话，刘同学的对话更多地在表达自己的安慰和支持，没能帮到她。

刘同学：这种例子有多大比例？（点评：具体证据个案要比抽象的比例更有力量，这里使用比例作为证据力度不够。）

玫瑰：很少，只有一例，是无痛人流手术。

刘同学：周一手术时你内心深处最希望谁陪在你身边？（点评：聚焦社会支持，忽略了自动思维处理。）

玫瑰：老公会在的。

刘同学：手术后就能健康地怀宝宝真是一件令人高兴的事情！（点评：喜不解忧。）

玫瑰：是的，这是开心的事情。

刘同学：家里的每个人也都为此很关注吧！

玫瑰：女儿担心我手术有危险。她很期待小宝宝，要是我因此有危险的话就算了。

刘同学：女儿真棒！她这么小就能从不同角度看待问题！女儿对母亲的爱尤其令人感动！（点评：隔靴搔痒，没有触及问题实质。）

任同学也加入进来与玫瑰对话，他给予了玫瑰共情，很遗憾没能应用认知技术帮助她处理情绪。

任同学：你担心全麻之后，自己完全不可控，想到了自己躺着任人摆布，会很无助对吗？（点评：共情。）

虽然你在理论上知道全麻成为植物人的风险概率很小，但是那是大样本，万一发生在你身上，那就是100%。（点评：共情。）

对你来说，并没有全麻之后安然无恙的经验。当无法验证自动思维时，你还记得郭老师在课堂上怎么说的吗？

任同学：郭老师说行为试验和正念。

玫瑰：不是担心不可控，是担心全麻后无法醒来。这对女儿不好。我不担心自己，担心女儿会受到伤害。

任同学：担心自己就这么挂了，你想到女儿以后没有妈妈或者妈妈成了植物人，担忧女儿未来该怎么办。（点评：共情。）

玫瑰：对，其他人都是有能力挺过去的，但是女儿不行。自己好和不好，我都是考虑过的。女儿问我的时候我为了让她安心，告诉她这只是个小手术。

看到学员的讨论没能应用认知行为技术帮助到玫瑰，于是我与玫瑰对话，引导她应用所学的认知行为疗法的方法帮助自己。我先提出了认知行为技术处理框架，然后引导玫瑰寻找证据并最终缓解了她的担忧和焦虑。

我：对于你提到的问题，首先我们进行概念化：想到即将到来的手术（**情境**）→担心手术后自己会成为植物人（**自动思维**）→焦虑（**情绪**）。

其次，应用可能性区域技术讨论：最糟糕的结果是什么？最好的结果又是什么？

再次，根据过往相同手术的经验，分析最有可能的结果是什么，特别是要考虑到自己的年龄、健康状况等方面的原因来判断。

最后，我们得出一个替代思维：最有可能的结果。

行为方面：一旦发生最糟糕的结果，自己如何应对？自己应该做一些什么去争取最好的结果发生，自己可以做哪些方面的手术准备，能够让手术能够成功？

把这些内容写成应付卡，在自己焦虑的时候拿出来读一读。

玫瑰：最糟糕的就是我真成了植物人或死亡，最好的就是手术非常成功，最大的可能好像也是手术成功。

在行为层面，我倒是都去做了，了解手术，和医生沟通，并且把您和群里朋友以及本市我熟悉的心理学老师和朋友都介绍给老公了，以防女儿出现状况，做完这件事，我好像就好一些了。

替代思维还没想好，每次找替代思维我总是感觉很困难。

最有可能的结果就是顺利做完手术回家，因为手术并不大，除了全麻的风险，其他都没有太大的悬念。

所以我感觉最好的结果和最有可能的结果好像是一样的？

我：替代思维就是最有可能的结果。

玫瑰：手术都有一定的风险，即使是小手术，也是存在一定的风险，但是事实上绝大部分的小手术都是成功的？

我：需要证据，不能靠推理和分析，有成功的证据吗？有失败的证据吗？搜寻证据的过程就能缓解你的焦虑。

玫瑰：我知道有一个因为无痛人流变成植物人的全麻案例，还有一个孩子是超过预计时间没有醒来，但是醒来之后也挺健康，还有我公公做手术完全没有发生任何问题。其他人的情况就不清楚了，身边人没有再做过全麻手术的了。

玫瑰：手术有风险，可能会失败，也可能很成功，最有可能的是手术成功了，但是中间可能会有一些小插曲，这并不影响手术的结果。这就是替代思维吗？

我：替代思维可以是“尽管我担心手术失败，但最大的可能是手术成功”。你可以接着再找证据。

玫瑰：再怎么找呢？身边已经没有这种例子了。

我：你可以询问医生，或者去手术室观摩等都可以收集到更多证据。

玫瑰：这也可以？周一就要手术了。

玫瑰后来住院后，对此进行了总结：

我到医院后发现自己的焦虑没有在家里那么强烈。医生都很好，大概是之前同学已经和医生有所交代，看医生的态度我就感觉很安心。

经过郭老师的梳理，提醒我不要猜测。在寻找证据的过程中，我忽然明白我为什么那么害怕全麻手术，因为身边的全麻手术只有一例是顺利和成功的。

在后来继续找证据的过程中，我一直在使劲想，又想起自己早年其实已经做过一次全麻手术，那时候从来没有听说过手术的其他可能性，非常顺利地就成功了。这样看来，我的全麻手术会比较成功。现在住院部躺着那么多病人，好多病人都是全麻的，那两起不顺利的手术应该只是个案。

刚开始郭老师让我找证据的时候，我完全没办法找证据，感觉没有证据可找。现在证据就越来越多了。

郭老师说不要猜测，要寻找证据的时候，我感觉自己忽然就醒悟过来了。

不仅普通人在认知行为治疗过程中需要用到证据，那些精神科的重性精神疾病患者在认知行为治疗期间，改变认知也是需要证据的。在这里我引用《重性精神疾病的认知行为治疗图解指南》[①]中关于幻觉和妄想的两段对话来说明。

首先我们看有关幻觉纠正的对话。布兰达是一位有幻听的患者，他认为是魔鬼在和她说话，并且说话的内容是可怕的。例如，魔鬼告诉她，要她伤害她的孙女。

① 怀特．重性精神疾病的认知行为治疗图解指南［M］．李占江，译．北京：人民卫生出版社，2010：94-96，112-114.

医生：你认为声音是怎么回事呢？

患者：是魔鬼。

医生：它一定让你很恐惧。因为你谈到有那么多惩罚性的声音，并对它存在一些想法。那么，当你不带任何偏见去分析时，你会认为是谁在讲话？

患者皱眉不语。

医生：你还是完全确信那是魔鬼的声音吗？

患者：我确信。

医生：呃，有没有其他可能呢？例如小册子中介绍的那些常见的原因？

患者：嗯，我已经有一段时间睡不着，不过这件事也是由魔鬼造成的。

医生：还是魔鬼。那么，你对此有多相信呢？

患者：百分之百。

医生：好的。那你有没有想过什么办法，要对此做一些调查？毕竟这的确是个令人恐惧的解释。有没有其他可能的办法？它也可以是其他原因。也许我们能找出这些办法。你愿意尝试吗？

患者：可以。

医生：你能想出什么办法检查这个声音到底是不是魔鬼吗？

患者：我不知道。

医生：好的。我们可以在什么地方找到记录了魔鬼曾经对人们讲过的话吗？

患者：（沉思了一会儿）《圣经》？

医生：对，我想你对《圣经》一定很熟悉

患者：是的。

医生：因此，在家庭作业中，我给你一张纸，其中一栏写着"《圣经》中记载的魔鬼的话"，你可以从《圣经》上找到相关内容。而另一栏写着"我的声音"，你可以记录你听到的声音。接下来，我们可以将两者进行对比，看看是不是来自同一个人。你愿意这样做吗？

患者：是的。

下一次咨询。

患者：牧师说，《圣经》说撒旦是一个骗子，他从不直接对人们说坏话，他会把坏话说成甜言蜜语，所以他总是赢得人心。

医生：可是你听到的声音是恶毒的，并且还命令你做一些坏事。那么现在我们能得出什么结论呢？这些是来自同一个人吗？

患者：不，也许不是魔鬼。但我确实不知道是什么。

医生：如果不是魔鬼，你就会轻松很多，你晚上的睡眠也会改善不少。那么，如果是魔鬼的可能性不大，又该如何解释这些声音的来源呢？

患者：也许我又病了，就像上次一样。

医生：所以，可能是某种疾病，声音是其中的一个症状。但这并不是个坏消息，因为我们知道压力会使某些疾病加重，并且你可以做一些事情来控制疾病，是吗？上次你是怎么控制疾病的？

患者：我试图不理它，可这不起作用，声音反而更大了。

医生：这么说不理它并不是一个好方法……今天我们一起来找到一些新的应对方法，帮助你处理幻听。那么怎么才能知道这些方法有效呢？我们先来看看你的紧张程度。当声音反复出现的时候，你紧张程度如何？

患者：应该是10分。

医生：那就是满分了。那么，如果你的紧张程度是5分会是什么情况呢？

患者：我想我不会那么紧张，能睡个好觉了。

医生：好的，那这就是我们的目标，找到一些新的应对策略，将紧张程度减轻到5分。

我们再看一段有关妄想的会谈。朗达是一位精神分裂症患者，34岁，两个孩子的母亲。她确信电视节目给她传递特殊的信息，节目内容是专门为她而写的，她认为别人都知道她的事情。

患者：我确定是这样的。昨天，美食频道上的一位女士，正在为丈夫做一道意大利菜。她正在意大利度蜜月。这个节目传达出一条明确的信息，即我的婚姻是一场灾难……我的丈夫刚刚告诉我，他再也不跟我去任何地方旅行了……我再也不会快乐了。他们不知道怎么就知道了我发生的事情。

医生：你认为他们知道你的生活细节，对吗？

患者：好像是他们在隔壁房间拍摄的。

医生：你认为他们实际上是在什么地方拍摄的这个节目？

患者：我猜是在加州或纽约（病人生活在肯塔基州）。

医生：你认为他们是什么时候拍摄的？

患者：我不知道。

医生：有什么办法可以查到这个节目的拍摄时间和地点吗？

患者：我想可以联系美食频道——给他们打电话，或是上网去找。

医生：你可以去做吗？

患者：不确定。

医生：你信任的人有谁可以帮你去查这件事？

患者：我可以请我的妹妹。

医生：你信任你妹妹取得的确切信息？

患者：是的。

医生：好的。那么你愿意向你的妹妹寻求帮助吗？

患者：好，我可以做。

（患者完成了家庭作业，发现这个节目是在纽约拍摄的，并且在几个月前就录制完毕了。）

医生：你查明节目是在纽约录像，并且在路易斯维尔播出之前已经拍摄完。

患者：对。

医生：上个星期，当我们打算检查“电视节目知道你的事情并给你发送特别信息”的证据，你告诉我是在烹饪的节目中，你还记得你曾经接收到什么信息吗？

患者：是的，是关于主持人的完美婚姻和她的意大利蜜月。他们知道我的婚姻很糟糕，以及我的丈夫说他再也不和我去任何地方了。

医生：如果节目是在播出之前几个月拍摄的，他们怎么可能知道你丈夫说的话？是不是你婚姻的麻烦让你过于敏感了，把节目中的话理解错了。

患者：你说得有道理。

表 6-1　控辩方技术示例

信念：电视节目向我传递信息，他们知道我的所有事情	
控方证据	**辩方证据**
· 节目内容与我的生活问题主题一样 · 里面的角色让我生气或是取笑我 · 他们总是谈论性，而我没有	· 在其他城市拍摄，在播出前几个星期或几个月前就已录制完成 · 节目编剧怎么会对我在肯塔基的生活感兴趣 · 我妹妹和母亲告诉我电视不可能向我传递特殊信息 · 我的病使我对事情过于敏感 · 我对电视过度关注，对于其他事情关注较少

从上面我们给大家呈现的案例中，大家可以发现无论是普通的心理困扰，还是严重的精神疾病，认知行为疗法的认知改变都是需要以证据为基础的。没有证据就没有办法改变认知，这一点是认知行为治疗师应该谨记的。

6.2.2　苏格拉底式提问

苏格拉底式提问是亚伦·贝克最喜欢的改变认知的方式。亚伦·贝克喜欢通过提问的方式来帮助来访者改变其认知，他不像其他认知行为疗法治疗师那样与患者进行质辩，驳倒患者的观点，从而促使患者放弃原来的想法，接受治疗师的观点。贝克会通过提问来改变患者认知的方法，被称为苏格拉底式提问。

那什么是苏格拉底式提问呢？这就要从苏格拉底的工作说起，苏格拉底是哲学家，也是教师。在教育学生的过程中，苏格拉底并不像其他老师那样直接给学生传授正确的知识，而是从学生初始想法入手，通过引导学生思考的方式得到正确知识。这个过程就类似于接生婆为产妇接生孩子一样，这个孩子是产妇生的，并不是接生婆生的，接生婆只是起到辅导作用。在知识传授中，老师像接生婆那样引导学生掌握知识，让学生在这个过程中得到知识，那么这个知识就是学生自己的，如果老师把知识直接告诉学生，让学生巩固并应用，就好像孩子是老师生的，让学生去抚育一样。

苏格拉底式提问有狭义和广义之分。狭义的苏格拉底式提问，是指老师通过提出与学生观点相反的实例，使得学生的原有观点无法立足而被迫修正的做法。在这里，最关键的地方就是举出反例。有一个故事（我在《认知行为疗法入门》中也有提及），生动地反映了这种方法的应用过程。

一天，苏格拉底和一个名叫尤苏戴莫斯的青年讨论正义与非正义的问题，苏格拉底写下 δ 和 α（分别是希腊文正义与非正义的第一个字母），然后开始提问。

苏：虚伪应放在那一边。

尤：显然应放在非正义一边。

苏：那么欺骗呢？

尤：当然是非正义一边。

苏：偷盗呢？

尤：同上面一样。

苏：奴役人呢？

尤：也是如此。

苏：看来这些都不能放在正义一边了。

尤：如果把它们放在正义一边，简直是怪事了。

苏：那么，如果一个被推选为将领的人，率领部队去奴役一个非正义的敌国，能不能说他是非正义的呢？

尤：当然不能。

苏：那么他的行为是正义的了？

尤：是的。

苏：倘若他为了作战而欺骗敌人呢？

尤：也是正义的。

苏：如果他偷窃、抢劫敌人的财物，他的所作所为不也是正义的吗？

尤：不错。不过开始我以为您所问的都是关于我们的朋友。

苏：那么，前面我们放在非正义方面的事，也都可以列入正义一边了？

尤：好像是这样。

苏：那么，我们是不是应重新给它划个界线，这一类事用在敌人身上是正义的，用在朋友身上就是非正义的了。你同意吗？

尤：完全同意。

苏：那么当战争处于失利而又无援的时候，将领发觉士气消沉，就欺骗他们说援军就要来了，从而鼓舞了士气。这种欺骗行为应当放在哪一边呢？

尤：我看应放在正义一边。

苏：小孩子生病不肯吃药，父亲哄骗他，把药当饭给他吃，孩子因此恢复了健康。这种欺骗行为又该放在哪一边呢？

尤：我想这也是正义行为。

苏：又例如，一个人想自杀，朋友们为了保护他而偷走了他的剑，这种行为该放在哪一边呢？

尤：同上面一样。

苏：可你不是说对朋友在任何时候都要坦率无欺吗？

尤：看来是我错了。如果您准许的话，我愿意把说过的话收回。

广义的苏格拉底式提问，就是指通过提问来引导来访者进行思考，从而改变认知的过程。在这里，咨询师并不需要提出反例来引导他，只需要通过提问来引导他去思考就可以了。认知行为疗法中的各种技术，通常都是由一组问题构成的。这些固定的问题就是为了引发来访者的思考，从而实现认知改变的目的。

例如，控辩方证据技术，就是由支持患者观念的证据和反对患者观念的证据这样两组提问来构成的。支持患者观念的证据的提问如“支持你这个想法的证据是什么呢？”“还有吗？”而反对患者观念的证据的提问如“与你这个想法相反的证据是什么呢？”“还有吗？”又例如，可能性区域技术也是通过一组提问来完成的，它由“最糟糕的可能是什么？”“最好的可能是什么？”“最现实的可能是什么？”三个基本问题构成的。

下面我们举一个实例来说明认知改变中的提问技术——苏格拉底式提问。

“为什么她总是说我坏话，为一点儿小事常常要和我绝交。上周三，我先回宿舍了，没等她，她回来后就说和我绝交。我问为什么？她说你不等我。我心里那个气呀，难以言表：就我一次没有等你，你就要和我绝交，你是谁呀！我天天迁就你，我还没有跟你绝交，你这样做算朋友吗！”

一个中学生在讨论她和好朋友的关系时候如是说。

这位学生的观念中有几个要点：（1）“绝交”词汇的意义；（2）“我天天迁就你”；（3）“凭什么是你和我绝交，而不是我和你绝交呢？”我们用提问的方法来矫正这位学生的认知。

问：你的朋友有说和你绝交，你觉得是什么意思？

答：就是我们之间不做朋友了，不再往来了。

问：对于你朋友说的“绝交”这个词，还有没有别的解释？

答：可能表示她对我很生气吧，未必是真想绝交。

问：还有别的可能性吗？

答：没有了。

问：你刚才提到了“绝交”的两种可能性，从你过去经验来看，你觉得哪种大一些呢？

答：应该是后一种吧，她说过好多次了，我们最后都没有绝交呀。

问：当你把对方的“绝交”理解为对你表达不满，而不是要断绝朋友关系时，你感受怎么样？

答：感觉好多了。

问：在你和朋友相处的过程中，你刚才提到自己天天迁就对方，有什么样的证据支持你的想法吗？

答：有呀，昨天我们出去玩，我说要逛街，结果她非要我陪她去见朋友，最后我迁就她了。

问：还有吗？

答：过去我们一起去餐馆点菜，也多是迁就她的喜好，点一些她喜欢吃的东西。

问：还有吗？

答：一时想不起来了。

问：那么有没有与你刚才想法相反的证据，也就是说，她也在某些时候迁就了你呢？

答：这样的事情也有，比如，上周末她陪我去图书馆写作业，尽管她自己不愿意学习。

问：这样的证据还有吗？

答：还有，上次她想去看电影，最后我拉她陪我去买衣服了。

问：还有吗？

答：这样的事情，还有不少。

问：你原来觉得自己天天迁就对方，在你从正反两个方面找证据后，发现对方也有迁就你的时候，你感觉怎么样？

答：我感觉好多了，我的这个朋友其实还好，尽管我们有些矛盾。

关于第三个要点（“凭什么是你和我绝交而不是我和你绝交呢”）的提问，在这里就不赘述了。

6.3 行为改变策略

6.3.1 行为改变的目标

认知行为疗法的改变策略有两个切入点，其中之一就是行为改变。当咨询师应用行为改变策略的时候，主要目的是希望通过行为改变来改善情绪、影响认知和解决问题情境。

（1）行为改变影响情绪

认知行为疗法通常的做法是通过改变认知来影响情绪，其实咨询师也可以通过改变行为来改善情绪。例如，在抑郁障碍中，我们常用行为激活来改善抑郁情绪；在焦虑障碍中，我们常用暴露技术来改善焦虑情绪。

当患者处于抑郁状态的时候，他们常常卧床、独处、不爱运动，不与人说话，不上班不学习，他们的这些行为实际上增强了他们的抑郁状态。行为激活技术要求患者动起来：按时起床，户外运动，与人聊天，适当学习工作……当患者行动起来时，他们就会发现自己正在好转：抑郁减轻了，也有了快乐和开心的时刻。

在焦虑障碍的患者之中，患者的焦虑驱使他们采取某些回避行为或者仪式行为，例如，社交焦虑患者，通常会回避让他们感到焦虑的社交情景（如与异性说话，或公众演讲），强迫洗涤的患者则会因为焦虑把大把时间用在反复洗涤上。他们之所以这么做，是因为一旦他们回避（对于社交焦虑患者而言）或者采取仪式行为（对于强迫洗涤患者而言），他们的焦虑就会下降。这是典型的情绪驱使行为的表现。但暴露技术则认为如果患者能够将自己暴露于焦虑情境之中（即不再回避引发焦虑的情境）并制止自己的仪式行为（或安全行为），随着时间持续焦虑也会自然下降，患者会发现自己所担心的事情其实并没有发生。总之，暴露而不是回避情境的行为改变，可以有效降低患者的焦虑情绪。

（2）行为改变为认知改变提供证据

来访者的自动思维（或者信念）是否正确需要行为实践来加以验证。在行为实践中，来访者需要比较不同行为的结果，从这些结果中找到支持或者反对原有想法或新想法的证据。

一个患者担心一旦牙齿没有刷干净，就会滋生细菌，细菌就会损害牙齿，他联想到细菌损害牙齿的画面：牙齿上有着密密麻麻的黑色小斑点。由于这样的担心，晚上要反复刷牙五六次。他大概过20分钟就要刷一次牙，从第一次刷牙到最后一次刷牙，大约两个小时，直到他筋疲力尽，睡意蒙胧才会罢休。在这里，咨询师邀请患者改变其行为方式，例如，以快速或者慢速形式刷牙，多几次或少几次刷牙，两次刷牙的间隔时间长些或短些，让患者预测这些不同行为方式会有什么结果。然后通过不同行为试验来验证其预期是否正确。结果患者发现，上述不同行为方式并没有带来不同的结果。这从一个侧面说明他对细菌会损害牙齿、反复刷牙有助于预防损害的认识是不对的。

有个来访者告诉咨询师说，他不敢向别人请教问题，因为担心别人会认为他的提问非常幼稚，不愿意给他讲解，因而他一直回避求助。咨询师邀请来访者一起想办法来验证这个想法"如果我提问，别人会认为我的问题幼稚，并拒绝回答我的问题"是否正确。接下来，咨询师和来访者共同商量一个行为试验方案，向班上不同的同学分别请教5次数学问题和5次英语问题，共计10次行为试验。结果发现，有7个同学立刻回答了他的问题，有2个同学说现在自己很忙希望延后回答，还有1个同学说自己也不会，从这10个同学的回答中，他并没有发现有人认为自己的问题幼稚的情形。通过这10次试验，来访者在相当程度上改变了自己原来的看法，得到了新的认知"许多人还是愿意帮助别人的"。他表示：以后自己愿意向他人请教来解决学习中的困难。

（3）行为改变可以应对问题情境

从认知行为疗法的角度看，情境引发自动思维，自动思维导致情绪，情绪驱使行为。在这里，咨询师往往会把重点放在改变来访者的自动思维（即认知），纠正自动思维就可以改善情绪和影响行为。但在实际工作中，咨询师有时也会发现，其实情境也是可以改变（或解决）的，来访者可以采取一些行为来解决问题情境。在认知行为疗法中，来访者学习解决问题情境的方法或行为，被称为问题解决技能训练。

例如，当你在室内读书学习的时候，窗外施工噪音传来，让你无法集中精力学习，这时你感到心烦。在这个时候，如果咨询师可以帮助你处理噪音的话，就不用去考虑引出自动思维，再对自动思维进行干预了。你可以把窗户关起来，或者戴上耳塞，或者换一个地方学习避免噪音，甚至可以去找施工方沟通与协商施工时间的问题等。如果你能采取上述方式之一或者其他方式解决噪音问题，心烦的情绪也就解决了。

再例如，一个学生在期末复习期间，发现自己有些看不懂教材，担心自己无法通过考试，因而忧心忡忡。在这种情况下，咨询师应用可能区域技术干预无法通过考试的预期，他开始相信自己还是能通过考试的，他的心情有所好转。尽管来访者的心情好转，可他看书不懂的问题情境并没有解决。在这种情况下，咨询师需要从行为干预的角度，帮助来访者处理看书不懂的情境。对来访者而言，他也许可以反复阅读教材，或者向他人请教。如果来访者反复阅读教材，依然看不懂书，这个行为就不是有效的行为改变，因为它没有解决问题情境。实际上，在自己看不懂的情况下，向他人请教是一个好办法。一旦通过请教他人，自己的困惑得以解决，教材中的内容能看懂，这个问题情境也就消失了。

6.3.2 行为改变方式

根据来访者对于自动思维或信念的相信程度不同，以及所采取的行为新旧性质，可以把行为改变分成三个类型：行为激活、行为试验、行为表演。

（1）**行为激活**

行为激活通常是指来访者对替代的新思维或新信念的相信程度高（如80%以上）的情况下，促使来访者采取行动，这些行为对来访者来说是自己过去做过的行为。例如，有学生担心自己发言不对会被老师批评，因而不敢举手回答老师的提问。经过咨询师的工作，这位学生认识到即使不能正确回答问题，老师也不会贬低自己。咨询师邀请他对这个新想法的相信程度进行评估，他给出了 85% 的评分。这时，咨询师询问他面对老师提问的时候准备怎么做，他说自己愿意举手回答老师的提问。接下来，咨询师与来访者商议先从哪门课程开始回答老师的提问，以及在对问题有多大把握的情况下举手回答问题等具体行为方案。

此外，行为激活在抑郁障碍的治疗中是认知行为疗法的技术名称。在抑郁障碍等情绪障碍的治疗中，行为激活技术是用来降低患者消极行为频率和增加积极行为频率的方法。抑郁患者通常会失去动力，不想去做任何活动，即使是自己曾经喜欢的活动。这样一来，积极体验减少，同时消极经验增加，这就会导致抑郁情绪进入恶性循环。行为激活通过患者采取积极活动来终止这个循环，促使患者采取一些增强成就感（或掌控感）或愉悦感的活动。在患者采取这些积极行为后，他们发现自己对情绪控制能力增强，自己可以做些什么让自己的情绪好转。

在抑郁障碍的行为激活中，咨询师建议患者从事的积极行为活动，这些行为实际上也是患者过去曾经做过的，是已经习得的行为。抑郁障碍的行为激活，是希望通过采取积极行为让患者情绪好；而一般意义上的行为激活是希望通过采取某种有效行为去解决患者面临的问题情境。

（2）行为表演

行为表演是指来访者假装完全相信新思维或新信念的情况下，做出与新思维或新信念一致的新行为。如果新行为的结果与新思维或新信念一致，这样的结果又会反过来增强来访者对新思维或新信念的相信程度，增强了的新思维或新信念又将促使来访者继续进行新行为。如此循环往复，来访者最终会完全接受新思维或新信念，来访者会自觉做出新行为，会忘记自己在表演，即假戏成真。

一位来访者认为“求助是软弱的象征”，因而遇到困难和问题时他不会去求助，经过咨询师应用认知技术进行处理，来访者对这个信念的相信程度降到 40%，而对新信念“求助是好的，能够帮助我解决问题”的相信程度为 70%。为了促使来访者采取求助行为。咨询师应用了行为表演技术，和来访者讨论如果他完全相信求助是好的这个想法，学习中遇到困难的时候会做什么？

咨询师：如果你相信求助是好的，能够帮助你解决问题。刚才我们讨论的遇到高等数学的疑难的情况下，你会做什么？

来访者：我可以去请教别人？

咨询师：如果你完全相信求助是好的，你会请教谁呢？

来访者：我想是同宿舍的明明吧，他的高等数学学得最好。

咨询师：如果你相信求助是好的，你还会做其他什么事吗？

来访者：我想可以找菲菲同学借高等数学的笔记来看看。

咨询师：如果你真的这么做了，可能会有什么样的好事发生呢？

来访者：我想我的高等数学会掌握得更好一些吧。

咨询师：接下来我们做一个行为表演练习。我会邀请你像一个演员那样去表演？

来访者：好难，怎么表演？

咨询师：你放心，这不难。你只需要在心里假装自己完全相信“求助是好的，能帮助我解决问题”，然后按照这样的想法去行动，向明明同学求教，找菲菲同学借高等数学的笔记。

来访者：哦。

咨询师：你在表演时候，尽量演得逼真一些，就像你自己真的这样想一样，尽管你对此可能还有些怀疑。

来访者：嗯。

咨询师：你愿意试一试吗？

来访者：好吧，我试试。

从这里我们可以看到请来访者进行行为表演，这实际上降低了咨询行为改变的风险。即使行为表演失败，不像我们之前预期的那样正面和积极也没有关系，毕竟这是演戏，不是真的。糟糕的结果不会唤醒负性核心信念，引发糟糕的负性情绪体验和消极的自我认知。

（3）行为试验

对于来访者的自动思维或信念是否正确，咨询师和来访者可以设计行为试验的方式来检验。行为试验就是来访者通过采取某种行为或多种行为，根据行为结果来验证自动思维或信念是否为真的方法。行为试验的目的在于搜集证据和累计证据，用以支持或反对某种想法或信念。

行为试验有多种类型。有些行为试验是假设检验式的，在这种行为试验中，咨询师和来访者共同提出了相反的两个假设（一个假设通常是来访者的原有想法或信念，另一个假设通常是与此相反的想法和信念），然后讨论通过具体的行为方案来验证何种假设为真的行为试验方法。例如，一个有社交焦虑的患者认为自己看起来与众不同，其他人会对他反感。他提出的证据是自己走进公司餐厅时，其他人会盯着他，他的反应是低头走路，避免和别人对视，坐下来吃饭的时候，把注意力集中在自己的盘子上。在咨询过程中，咨询师提出一种替代性解释：人们会看出入餐厅的人只是出于好奇，不是因为那些人很独特或与众不同。这里有两个相对对立的想法，一个是“自己与众不同，他人会反感”，另一个是“他人只是好奇，自己并没有与众不同”。

咨询师和来访者一起想办法来验证哪一个想法更符合实际。他们讨论了一个方案：来访者像往常一样在公司餐厅吃饭，和过去不同的是，要抬起头来巡视周围，数一数有多少人在看他。待他坐定以后，不用急着用餐，而是继续观察其他人进入餐厅的时候，有多少人抬头看新进来的人。

试验结果有些出乎他的意料，有些人似乎对每个新进来的人都会抬头注意，有些人则会沉浸在自己的世界里不太会抬头看其他人进来。通过自己进来和他人进来抬头看的人数比例比较，他发现自己并不是与众不同的，一些人看他（或看别人）只是因为好奇而已。

上面这个行为试验就属于假设检验类型。在试验之前就已经提出了两个相互对立的想法（即假设），试验结果只能证明哪个想法是正确的，是来访者原有的想法是正确的，还是替代性的想法是正确的。如果结果证明替代性想法是正确的，那么来访者原有的想法就被否定了。这样一来，来访者会愿意接受替代性的想法，行为试验有效地改变了认知。

有的行为试验是探索发现式的。在探索发现式行为试验里，咨询师不会提出一个与原有想法或信念不同的新想法或新信念，而是引导来访者去发现自己的想法或信念是否正确，或者说来访者采取某个行为实际上会发生什么。行为试验的结果往往能够得出更具有适应性的想法或观念。

一名社交焦虑的患者担心自己在人际交往中脸红会造成不好的后果，她认为如果脸红，其他人肯定会对她做出负面评价，说她是胆小鬼或者不正常。尽管她偶尔会因为脸红而被人嘲笑，但没有人从语言上对她做出负面评价。她认为这是别人出于面子和同情才没有说出口。在这里咨询师并没有提出一个替代性思维，只是和来访者一起设计一个方案来验证患者所担心的想法是否符合实际。他们一起设计了一些调查别人对脸红反应的问题，这些问题要设计得比较中立，不要有倾向性或暗示性，不要让他人有顾虑。例如，不要问："你认为这样的人不好吗？""如果是你的朋友，你认为这样的人好吗？"可以问："在原来看法的基础上，如果这个人说话会脸红，你会改变对他的看法吗？如果有，你会怎么看待他？"咨询师把调查表发给同事和朋友来搜集他们的反应。对于患者来说，这些人都不认识她，没有所谓的同情因素。调查结果发现，大部分人认为脸红是可以接受的，有人认为有人脸红可能是有些焦虑，而倾向于更耐心和接纳对方。

这种仅仅是为了验证来访者的想法是否正确而进行的试验是发现式的，这样的试验有可能证明来访者的想法是正确的，当然更多时候是错误的，从行为试验的结果中，我们可以得出更为客观的新想法。

对于上述两种试验类型，一般情况下咨询师和患者可以先尝试探索发现式行为试验，在这样的试验里，咨询师对试验结果和可能的替代性解释持开放态度。在探索发现式试验结果出来后，咨询双方可以根据试验结果得出一个替代性的想法或信念。这时除了原来的想法，现在又有了替代性想法，有了两个想法，咨询双方就可以进行假设检验式行为试验来进一步检验哪个想法和信念更符合实际。

另外，从行为试验者是来访者自己还是他人，行为试验可区分为活动式和观察式两种类型。当行为试验是由来访者亲自参与并实施的时候，就被称为活动式行为试验，例如，前面提到的社交焦虑患者亲自到公司餐厅用餐并把自己作为被他人观察的对象，通过他人对自身行为的反应来验证想法或信念是否正确。另一位担心脸红会被他人给予负面评价的患者，咨询师和来访者通过设计问题，并由他人去调查取得试验结果的试验方法，就是观察式的。在这个调查实施过程中，自己是旁观者。

就活动式行为试验和观察式行为试验比较而言，虽然两者都能证明想法是否正确，但从改变来访者信念来说，还是活动式要彻底一些，毕竟亲身经历要比旁观更有力度。从另一个侧面说，对于活动式行为试验，来访者往往会担心行为试验的风险，因而不敢进行行为试验，而观察式行为试验就没有这样的问题。从降低风险和循序渐进的策略出发，咨询师可以先设计观察式行为试验，在有肯定结果的基础上，再安排活动式行为试验较好。

6.3.3 行为改变的风险及化解

为了解决来访者或患者当前存在的问题，来访者往往需要做出一些行为改变。如果来访者不进行某些行为改变，而持续过去的行为方式的话，问题会依然存在，得不到解决。例如，抑郁患者如果依然像过去那样继续消极行为，他的情绪就不会好转；如果强迫症患者不停止其反强迫的仪式行为（如反复洗涤）的话，就无法证明其担心是错误的，那么他的强迫症状就不会好转。因此，从认知行为疗法的角度看，行为改变是必要的，也是必需的。

我们也需要知道，行为改变对来访者或患者而言，是有风险的。正是由于存在风险，故此来访者往往会抗拒行为改变，对行为改变充满忧虑，或者不去完成咨询师安排的行为改变任务。这就使得行为改变的计划遭遇失败。

对来访者而言，行为改变的风险包括以下三方面。

（1）**问题变得更加糟糕**。例如，一个家长因为孩子不听话玩手机，咨询师建议家长用与孩子平等沟通协商的方法去解决问题，家长可能担心如果沟通不好，导致亲子关系更加对立，孩子更加沉迷于手机游戏之中。

（2）**被他人贬低或看不起**。例如，一个职员工作上遇到问题也不去请教其他同事，独自在那里苦苦思索，因为他担心自己请教他人，会被他人瞧不起，他人会认为自己能力不行。

（3）**激发自我否定的核心信念**。例如，有许多来访者不敢向他人求助，就是担心被人拒绝。在他们看来一旦被人拒绝，就说明自己在他人心中不重要，自己是不可爱的。

咨询师要想促使来访者进行行为改变，就需要较好地处理来访者行为改变的风险。咨询师的常见对策有：（1）应用行为试验或行为表演；（2）循序渐进地改变。

在心理咨询过程中，如果咨询师直接要求来访者去做某个行为改变，他可能会担心失败，而这个失败会让自己感觉更糟糕。这是因为行为改变可能会激活其负性核心信念。例如，上面提到的有些人不敢向他人求助，因为担心被拒绝。一旦被拒绝就认为自己在他人的心中不重要，意识到自己是个不可爱的人。在这种情况下，咨询师可以邀请来访者进行探索发现式行为试验，试一试向他人求助，看看结果是否是自己想象的那样。因为是行为试验，目的是为了验证想法或信念是否正确，这样一来，无论试验结果怎样，就都与来访者的核心信念无关。在行为试验的背景下，来访者更愿意做出行为改变，去向他人求助。

行为表演也是让来访者愿意采取行为改变的一种方式。它和行为试验一样，来访者可以做出某些平时不愿意或不敢做的行为，因为这些行为可能会让他感到自己是无能的或不可爱的。但如果是行为表演就不同了，因为是演戏，它不是真实的自己，即使行为改变的结果是糟糕的，也与自己的核心信念无关。但如果行为表演的结果是积极的，那么就会增强来访者继续行为改变的意愿。

如果行为改变的风险太大，从风险小的情境开始改变也是一个不错的选择。毕竟小风险是来访者能够承受的，如果在小风险情境中，行为改变并没有带来来访者所担心的风险，结果反而是积极的。这样的话，来访者就会累积对行为改变的信心。这些信心会促使他去面对更大风险的情境。

在这个更大风险的情境中，继续进行行为改变。焦虑障碍（如焦虑症、强迫症、恐惧症等）的暴露技术就是这样设计的。在暴露技术中，咨询师和来访者共同确定引发焦虑或恐怖的情境，并按照各情境引发主观痛苦（焦虑或恐惧）的强度从低到高进行排序，接下来咨询师和来访者从引发焦虑程度低的情境开始暴露。来访者在阻止自己的安全行为（如回避行为或反应预防行为或仪式行为）的情况下，忍受这些情境带来的焦虑。经过暴露，来访者发现自己担心的事情并没有发生，对这个情境的焦虑值就会显著下降。正是由于这样的结果累积的信心，来访者才愿意挑战引发更大焦虑的情境。

分级任务是认知行为疗法中广泛使用的技术，它是典型的循序渐进的行为改变的策略。分级任务是一个把问题解决从起点到终点（目标）划分为若干阶段，分阶段逐步达成的策略。例如，一个学生不敢参与课堂讨论。这个时候咨询师为他设计了分级任务：课后向其他同学提问、课后向老师提问、课堂上提问、课堂上回答问题、课堂上分享自己观点。把目标行为分解为由易到难的不同阶段，个体对于完成行为改变有了信心，也会愿意多去进行这样的行为改变。

6.4 正念接纳策略

6.4.1 正念和正念相关的疗法

“正念”这个概念最初源于佛教禅修，是从坐禅、冥想、参悟等发展而来，是一种自我调节的方法。乔·卡巴金（Jon Kabat-Zinn）将其作为一种精神训练的方法。在这种精神训练中，强调的是有意识地觉察、将注意力集中于当下，对当下的一切观念都不做评判。

所谓正念疗法，就是以“正念”为基础的心理疗法。正念疗法并不是一种心理疗法的特称，而是一系列心理疗法的合称，这一系列心理疗法都具有一个共同的特征，那就是以“正念”为方法基础。

（1）正念减压疗法

正念减压疗法也称正念减压疗程，英文全称为 Mindfulness Based Stress Reduction，简写为 MBSR。1979 年，美国麻省理工学院分子生物学博士、马萨诸塞州医学院的荣誉医学博士卡巴金为麻州大学医学院开设减压诊所，并设计了“正念减压疗法”，协助病人以正念禅修处理压力、疼痛和疾病。1995 年，麻州大学再邀请卡巴金博士设立“正念医疗健康中心”。他开始进行关于身心互动疗愈效能的研究与相关临床应用，希望能借此有效缓解慢性疼痛与压力引起的种种失调症状。

正念练习的内容是禅定等正念训练。具体做法是：练习者先选择一个可以注意的对象，这可以是一个声音，或者单词，或者一个短语，或者自己的呼吸、身体感觉、运动感觉；然后舒服地坐下，闭上眼睛，进行一个简单的腹部呼吸放松练习（时间不超过 1 分钟）；最后，调整呼吸，将注意力集中于所选择的注意对象上。

在这个过程中，练习者头脑中会出现一些干扰的东西，例如，其他想法、感受或者感情，这会使得练习者的注意力出现转移。这时练习者只需要将注意力重新转回原来的对象上即可。不用害怕，不用后悔，也不做任何评判。

（2）正念认知疗法

正念认知疗法，英文全称为 Mindfulness Based Cognitive Therapy，简写为 MBCT。是由 J. 泰斯德（J. Teasdale）等人融合了认知疗法与正念减压疗法而发展的一种用以主要解决长期抑郁症复发问题的心理疗法。

泰斯德通过研究发现，生活压力、烦躁不安的情绪、认知歪曲的思维模式与抑郁复发有高度的相关性。他认为要消除抑郁复发，第一步，需要让人们先认识到消极思维的出现预示着抑郁可能复发；第二步，再通过某种方式使患者从消极思维中解脱出来。泰斯德和他的同事应用正念来增强患者对其消极思维的觉察，应用认知疗法的技术处理消极思维。当个体能够觉察消极思维，并能用认知技术处理其消极思维的时候，就能有效地防止抑郁的复发。

在正念练习过程中，泰斯德等人要求练习者“面对”而不是“逃避”

潜在的困难，培养一种开放的、接受的态度来应对当前出现的想法与情绪。练习者要集中注意力，觉察自己的身体与情绪状态，顺其自然，不做评判。

正念认知疗法提供了一种不同的方式，主张带着痛苦与紧张的情绪而生活。

（3）辩证行为疗法

辩证行为疗法，英文全称为 Dialectical Behavior Therapy，简写为 DBT。它是由玛莎·莱茵汉（Martha Linehan）创立的用来治疗边缘型人格障碍（BPD）的治疗方法。莱茵汉在应用认知行为疗法的过程中，发现认知行为疗法强调的“改变”在边缘型人格障碍患者身上不起作用，于是尝试改变传统的做法，通过强调确认和接受，而不是改变来治疗边缘型人格障碍的患者。

莱茵汉认为，BPD 患者的主要特征是不能容忍生活压力，不会自我接受。因此，治疗的核心便在于使他们能够容忍生活压力，以及学会自我接受。辩证行为疗法所采用的接受策略同样是来源于佛教禅修的正念方法。通过理解正念以及练习正念，培养患者的觉察性与接受性，使他们学会识别自己心灵的不同状态，从而为应对生活中的困境和悖论提供解决的基础，创造一种接受和改变之间的平衡的生活态度。

6.4.2 接纳与承诺疗法

接纳与承诺疗法（Acceptance and Commitment Therapy，ACT）是由美国著名的心理学家斯蒂文·海斯（Steven C. Hayes）教授及其同事于 20 世纪 90 年代基于行为疗法创立的新心理治疗方法。它也是与正念相关的心理疗法，在众多与正念相关的疗法中，它与认知行为疗法的思想最为吻合，所以在这里我们单列一个标题加以介绍。

ACT 认为心理问题有两个病理基础：一是经验性回避，二是认知融合。

所谓**经验性回避**，就是指人们试图去回避某些消极的想法、画面、记忆、情绪、躯体感受，为此他们回避引发消极体验的场景，或者想办法去控制这样的消极体验（如心情不好就吃东西等）。这样的做法并没有解决问题，它可能会暂时消失，但事后还会存在，也可能因此而产生更大的问题。

所谓**认知融合**，是指个体对头脑中出现的想法与自己融合在一起。换句话说，个体认为想法是自己的，对此想法深信不疑，任由这样的想法控制自己，这样就产生了相应的情绪和行为。例如，当你想向朋友求助借钱时，你的头脑中出现了一个念头“他不愿意借给我”，当你意识到这个想法的时候，你被这个想法所困扰和主宰，便会产生沮丧的情绪，不想开口向对方借钱了。

ACT 的治疗过程概括为六个步骤。

第一步，关注当下：许多人心理问题的产生是因为没有活在当下，而是活在过去（对过去痛苦的回忆，他人曾经伤害自己的怨恨）或未来（担忧未来，或是幻想未来），让自己的过去或想象中的未来主宰自己当下的生活。ACT 鼓励来访者有意识地注意自己在此时此刻所处的环境及心理活动，不做评价，完全接受。目的是帮助来访者更直接地体验周围的世界，从而提高他们行为的灵活性，与自己的价值观保持一致。

第二步，接纳：当你活在当下，关注当下，你就会发现，当下发生的事情有些是你喜欢的、期望的，有些是你不喜欢的或讨厌的。对于喜欢的事情，我们就去拥抱，对于不喜欢的事情我们就想推开或回避。经验性回避这个概念已经说明有些时候回避并不能解决问题，甚至会造成更大的问题，和更严重的后果。ACT 要求来访者接纳和承受生活中发生的一切事情，不论是积极的还是消极的。对于生活中发生的这些事情，用一种此时此地的体验态度而不是评判性的态度去接纳它。为痛苦的感受、冲动和情绪让出空间，不去抗拒、控制和逃避它们，将其作为客体去观察。

第三步，解离：解离是针对认知融合的有效方法。它要求来访者把自己从当下的消极想法、回忆、冲动、画面和情绪中抽离出来，把自己放在一个更客观的位置上看着它，把它看作传送带上的包裹，天上的云彩，公路上的车辆，任其来来回回。把它客体化，和它保持距离，不要让这些想法、情绪等影响你，主宰你，控制你，以及驱使你采取某些行为。

第四步，以自己为背景：这是一种站在更高处来看待自己的思想、观点、情绪和行为的视角，站在更高处、更远处客观地审视着当前发生的一起。ACT 也用“观察性自我”这个词说明它。例如，一个来访者向朋友借钱，而他的朋友说自己当前财务非常紧张没法借给他，并说等以后经济宽裕些就可以借给他。当他朋友没有借钱给他的时候，他感到失落，并认为他朋友并不想借钱给他，这说明自己在他朋友心中并不重要，自己是不受人喜欢的人。于是他下定决心不要跟这样的人做朋友，以后不要理他了。如果你有一个观察性自我，或者说把自己和这个过程拉开一些距离，更客观地审视这个过程，你就可以发现这些想法、情绪和行为的关联了。你就能发现，这些想法、情绪和行为都和一个概念化自我相关（在 CBT 里，这被称为核心信念）。

第五步，澄清价值观：人有目的的行为诸如求学、求职、求爱、努力工作、休学娱乐等，其背后都受其价值观的指导。有人觉得爱是重要的，有人觉察成功是重要的，有人觉得轻松舒适是重要的，有人觉得见多识广是重要的。人在生活中有很多欲望，有时它们是相互冲突和矛盾的。如果人们能够遵循自己的价值观，就能很好地做出选择，也能找到自己可以长期追求的目标。一旦我们能够澄清自己的价值观，并根据价值观指引自己前进的方向，我们就能够接纳前进中的困难或痛苦，做自己该做的事情了。

第六步，承诺行动：哪里有生活，哪里就有痛苦。没有人生方向的接受并不是真正的接受，只能是忍受。ACT 不仅指导来访者接受生活中的不如意，更重要的是帮助来访者从其价值观中找到一条道路，用价值观指引自己前行。价值观是不用证明的，价值观是自由选择的。一旦来访者选择一种价值观，就应当承诺让价值观指引自己的人生，按照这个价值观的要求去行动。

6.4.3 森田疗法

正念疗法源于东方佛教中的正念思想，它实际上是东方文化的产物。其实，比正念更早的森田疗法也是东方文化的产物。你可以从森田疗法中看到接纳和承诺的思想。

森田疗法（Morita therapy）是日本东京慈惠会医科大学森田正马教授提

出的，当时取名为“神经症的特殊疗法”。1938年，森田正马教授病逝后，他的弟子将其命名为“森田疗法”。

森田正马教授认为各种神经症患者都具有一些性格特点，称为神经质性格。其特点可以概括为：内向、内省、理智、敏感、爱担心、追求完美、理想主义、好强、上进、不安于现状、执着、固执，有过强的生的欲望和对死亡的恐惧，对自己的健康过度注意，并且持有难以消除的偏见。

森田认为患者会倾向于消灭生活中自己认为不好的东西，如不好的想法、消极的情绪、令人难堪的情绪反应等。一旦患者把注意力集中在这些方面，这些想法、情绪和情绪的生理反应就会变得更加频繁和严重。森田提出了精神交互作用一词来描述这个过程，这个过程从行为疗法来看，就是患者对某种想法、情绪和生理反应的关注强化了这样的想法、情绪和行为。使得它们未来更有可能出现。

既然期望问题解决不能导致问题的解决，那么我们接受它就是最明智的。森田曾经举例说，当太阳升起时，我们就看着它升起，当太阳落下时，我们就看着它落下。我们不能因为自己昨晚没有睡好觉，想多睡一会儿，就希望太阳晚些升起，甚至想办法让它不要升起，我们也不能因为今天的任务没有完成，就希望太阳不要落下，甚至想办法让它不要落下。

既然太阳升起和落下有着客观的规律，我们的想法、情绪和生理反应也有客观的过程，既然它们不因为我们的期望甚至行为而改变，那么我们就接受它吧。因此，森田提出了“顺其自然，为所当为”式的治疗原则。

“顺其自然”就是接受所发生的一切，它和正念的接纳有着异曲同工之妙。

“为所当为”就是不要让症状影响我们的生活，妨碍我们去做该做的事情，这也和ACT中“承诺行动”的意思相近。

森田疗法并不把症状消除作为目标，而是要把自己从试图控制症状的泥潭中解脱出来，重新调整自己的生活，“带着症状去生活”，做自己当下应该去做的事情，恢复自己的社会功能，该上学的时候去上学，该上班的时候去上班，该见人的时候去见人。

6.5 干预策略的选择

6.5.1 接纳还是改变

认知行为疗法强调改变，用改变认知来改变情绪，用改变行为来解决问题，而与正念相关的疗法则强调接纳，认为人们应接纳客观现实、消极负面的想法、情绪等。与正念相关的疗法认为，试图解决问题反而会让问题更加复杂或者造成更大的问题。

到底谁说得对？在心理咨询实践中，我们应该选择接纳还是改变呢？实际上，在某些情况下选择改变更合适一些，特别是改变能够使问题得以解决的时候，但在一些情况下，我们最好选择接纳，当改变并不解决问题，特别是可能带来更大问题的时候。"改变你能改变的，接纳你不能改变的"这句话就比较清楚地说明，我们不可能应用改变策略去应对一切心理问题，同样我们也不能应用接纳策略去应对一切问题。

从认知行为疗法的角度看，当来访者的认知是歪曲的时候，当来访者的行为是无效的时候，应用改变的策略是适当的。例如，一位女性来访者说自己体重超标很多，尽管她想减肥，但怎么也成功不了。自己喜欢吃，并且总是吃太多。"在我还是一个孩子的时候，家人也要我少吃一些，我反而会吃得越多，有时还会吃出病来。"在这个减肥的案例中，我们发现来访者的认知"尽管想减肥，但怎么也成功不了"的想法就是歪曲的，有许多成功减肥的案例就足以说明这一点，当然她的想法有着自己失败经验的支持，另外，从她的体重控制方式来看，"总是吃太多"是一个不良行为，需要改变，并且饮食也是可以控制的，尽管她过去并没有成功的经验。像这样认知存在歪曲（和我们一般人的认识相背离），行为也存在偏差（和我们一般人解决问题的方式不同）的个案，应用改变的策略就是合适的选择。

在另外的情况下，当来访者的认知是有效的（即符合客观事实），情境是无法掌控的时候，接纳策略就是合适的选择。例如，一位妈妈发现自己的女儿是同性恋，却希望她能变成异性恋的时候。又例如，一个学生发现自己英语好而数学不好的时候。再例如，一位男士发现自己和人说话的时候就脸红，而自己又控制不了脸红的时候。在这些情况下，来访者的认识是有效的，因为他们说的都是事实，女儿的确是同性恋，学生的数学不如英语学得好，男士和人说话的时候的确会脸红，而且，女儿的同性恋、学不好数学、和人说话脸红等情况都不在他们的掌握之中，他们无法通过某种方式去解决这个问题情境。在这样的情况下，接纳这个事实（即问题情境）就是一个智慧的选择。

从上面的叙述中，我们可以发现，选择接纳还是改变，需要考虑两个方面的因素：其一，认知是否歪曲；其二，问题情境是否可控（或可改变）。如果两者都是肯定回答，就选择改变策略，如果都是否定回答，就选择接纳策略。

有时候，我们还可以把接纳策略和改变策略结合起来加以应用。认知行为疗法的重点强调认知改变和行为改变，而与正念相关的疗法的接纳其实重点强调的是问题情境和情绪的接纳。这样一来，我们就可以把二者结合起来加以应用。

在咨询实践中，我们可以应用接纳策略，告知来访者要接纳问题情境，特别是问题情境不再掌控之中，自己无法加以改变的时候，不要采取无用的行为方式去应对，没有效果，而且徒增烦恼；告知来访者要接纳情绪，如焦虑、抑郁、紧张，不要因为这些消极情绪就采取逃避行为，即使自己有消极情绪还是要做该做的事情，就像接纳承诺疗法中所强调的“承诺行动”和森田疗法中要求的要“为所当为”一样。

在接纳问题情境和消极情绪的基础上再应用改变策略。第一步，咨询师与来访者讨论其认知是否有效和有用。如果认知是无效的（即并不符合事实），那么来访者应该进行认知改变，得出新的认知。如果认知是有效的，咨询师应当探讨这样的认知是否有用（即与咨询目标是否吻合），如果无用，就应当改变认知，让它变得既有效又有用。第二步，经过会谈得出有效有用的认知后，咨询双方可以讨论行为改变，在认知改变的基础上，可以尝试那些和过去不同的行为，使得自己的问题有所好转。

在这里，我们举一个强迫症的例子来说明接纳和干预相结合的应用。

一位强迫症患者有这样一个症状：总害怕自己会早死，会意外死亡，这样的念头让他感到非常焦虑，于是反复幻想自己是神仙不会死亡。在这个症状中，问题情境是头脑中出现“会早死、会意外死亡”的想法，认知是“它可能成真”，情绪是焦虑，行为是“幻想自己是神仙”。

心理咨询过程中，咨询师可以先应用接纳策略，告诉来访者头脑中出现不好的想法、念头、冲动、画面等都是正常的，我们每个人都有。这些不好的想法和好的想法就像天上的云一样，来来去去不用当回事。我们周围的正常人就是这样处理的，他们也有不好的想法，但是他们没有在意，任其来来去去。如果你能做到接纳这些不好的想法，自己的强迫症就好了。

然后，咨询师告诉来访者要接纳自己的焦虑情绪。来访者幻想自己是神仙不会死，是因为受到焦虑情绪所驱使的，如果来访者能够接纳自己的焦虑，就不用采取这样的行为了。反复幻想自己是神仙不会死的做法反而使得“会早死，会意外死亡”的念头更加频繁地出现。俗话说，人生不如意十有八九，快乐总是短暂的，我们要接纳这些消极情绪。就像他所经历过的一样，焦虑并不致命，人是可以忍受这些焦虑的。如果他也能忍受焦虑，他的强迫症状就能好转。这些观点类似森田疗法所讲的“顺其自然”，既然有焦虑，既然焦虑无法使自己采取有效行为，那么我们就接受焦虑。

在来访者接受问题情境是不可控的，消极情绪是需要接纳的之后，咨询师可以应用认知行为疗法技术与来访者讨论认知是否有效和有用的问题。来访者认为头脑中产生的不好想法有可能成为真的，咨询师可以和来访者进行一些试验：我们故意产生一个不好的想法，看看它会不会成为真的。也可以让来访者去觉察自己头脑中出现的所有想法，无论好的还是坏的，看看它们都有没有变成真的。也可以在此基础上，探讨什么样的想法可能会成为真的（需要自己有意愿和能力，并采取行动才能变成真的），什么样的想法不会。

经过上述努力，来访者最终发现，自己的认知“坏想法会成真”是无效和无用的，从而改变了认知。认知的改变自然会带来情绪的改变。原来在接纳思想上，来访者忍受焦虑，现在他的焦虑因为认知的改变而降低了。

既然，我们已经证明来访者的认知是歪曲的，自然他的反强迫思维就是无效的（幻想自己是神仙）。他可以做出行为改变，放弃这个反强迫思维，当“会早死，会意外死亡”的念头出现的时候，不要再幻想自己是神仙了，他不需要关注它，只需要把注意力集中在当下的任务中。他允许自己出现不好的念头，而不用采取任何对抗措施。

来访者行为的改变有两个阶段。

第一个阶段是接纳策略阶段，在接纳策略的指引下，来访者忍受焦虑，阻止自己的反强迫思维，这个时期的行为改变是以忍受焦虑为代价的。

第二个阶段是干预策略阶段，在认知改变的基础上，患者焦虑会减少，同时他也会认识到反强迫思维是无用的，这就巩固了前期放弃反强迫思维的行为方式。

在这个强迫症的个案中，我们看到了接纳和干预策略的完美结合。

6.5.2 改变路径的选择

尽管存在接纳和改变两个策略选择，但认知行为疗法还是更多地强调改变策略。正如我们前面所介绍的，认知行为疗法是从认知改变和行为改变入手来解决来访者存在的心理问题的心理治疗方法。实践中我们需要考虑的是先进行认知改变，还是先进行行为改变？在改善来访者情绪方面，我们需要考虑的是通过改变认知来改变情绪，还是通过改变行为来改善情绪？

6.5.2.1 改变从哪里开始，认知还是行为

按照认知行为疗法的“情境→认知→情绪→行为”模型，我们就知道认知在行为的前面，因此，一般的心理干预都是从认知改变开始的。我们先进行认知改变，在认知改变的基础上再进行行为改变就容易得多。我们也可以理解为认知改变消除或降低了行为改变的阻力，它使得行为改变更

能顺利实施。

例如，一位大学生因为家里经济拮据，自己需要兼职打工挣钱来补开支缺口。但她一想到找工作这件事，就认为自己能力不够，没有人会录用她，因为这样的想法，她不曾迈出求职的第一步。咨询师通过控辩方技术与她讨论其是否能力不够，也应用可能区域技术讨论，如果去应聘工作用人单位可能会有什么样的反馈，等等。经过讨论，她发现自己做一些服务性行业（如超市、快餐）的小时工还是可以的，就像其他同学那样。有了这样的认知，她愿意去快餐店或超市求职。第二次来咨询的时候她告知咨询师：她去求职了，找了五家机构，最后选择了一家比较满意的快餐厅做小时工。

在这里，咨询师先处理了认知“自己能力不够，没有人会录用自己”，当她认识到自己还是有一定能力，可以胜任一些技能要求简单的工作，类似于社会上许多高中毕业的人都能胜任的一些工作时，她去找工作的意愿就增加了，然后采取行为并最终如愿以偿。

并不是所有的认知行为干预都是从认知改变开始的，这是因为认知改变是有条件的，前面我们已经讨论认知改变的两个基础：备选思维和证据。在这两个基础中，证据尤其重要，没有证据认知改变就无从谈起。

有一位来访者因为早上起床的事情很烦恼，他为了让自己按时醒来而设定了 6 点 10 分的闹铃。但他又担心闹钟不能叫醒他，于是自己在早上 5 点钟左右醒来后，就不敢再睡了，怕睡过头，没能及时醒来，耽误送孩子上学和自己上班，迟到的后果很严重。他自己在 5 点钟左右醒来后，就看看书或电视熬到 6 点 10 分，然后开始忙早上的事务。

这个来访者担心的“闹钟不能叫醒自己”的认知有没有道理，是否符合事实呢？当咨询师和来访者应用控辩方技术讨论这个认知的时候，他们发现，来访者既没有支持“闹钟不能叫醒自己”的证据，也没有支持相反的想法“闹钟能够叫醒自己”的证据，因为他从来没有睡到闹铃响起的时候。

在这种情况下，咨询师从改变认知入手就无能为力了。这时咨询师需要从改变行为入手，要求来访者睡觉时一旦提前醒来，还需要继续睡觉，直到闹钟响起或者醒来发现闹钟已经响过了为止。实际上，这就是我们前面提到的行为试验，来访者通过行为试验就会发现一些证据，他可能会在闹钟响时醒来，也可能会在闹铃响后才醒来。

不管行为改变（这里是行为试验）的结果如何，它都会为认知改变提供证据。在这些累积证据的基础上，来访者的认知得到改变。对于这位来访者而言，他先后通过午睡、周末早上、工作日早上设定闹钟试验，试验结果是他开始总是能在闹铃响起时醒来（没有例外）。看到这样的试验结果，他的认知改变了，他开始相信"闹钟是能够叫醒自己的"，他也再不用5点醒来后看书或看电视了，而是可以继续睡觉了。

总之，认知行为疗法一般是从改变认知开始，如果有证据支持的情况下，我们应当选择改变认知作为入口，但如果没有证据支持或反对来访者的认知，就只能选择改变行为，咨询师和来访者可以通过行为改变累积证据，这些证据就为认知改变奠定了基础，并在适当的时候再进行认知改变。

6.5.2.2 情绪改变从哪里入手，认知还是行为

来访者前来做咨询往往是因为心情不好。焦虑、抑郁、恐惧、紧张、哀伤等情绪给来访者带来痛苦和不适，这些痛苦促使来访者前来咨询，心理咨询就需要通过一定的技术方法来解决来访者的情绪问题。上面我们说过，认知行为疗法是通过改变认知和改变行为切入的，通过这两种改变来解决来访者的问题，也讨论了在什么情况下先改变认知及在什么情况下先改变行为的策略选择问题。在这里，我们讨论来访者情绪改善该从认知改变入手，还是该从行为改变入手的问题。

情绪改变从认知改变开始，还是从行为改变开始，其实和上一节"改变哪里开始，认知还是行为"是一致的。也就是说，一般情况下我们应当从认知改变开始，特别是在有证据支持的情况下，但在没有证据支持的情况下，我们就可以行为改变开始。但在情绪改善方面，我们还需要做一些更为深入的讨论，以便大家能够做出更科学的选择。下面我们以抑郁和焦虑两种常见的情绪为例说明什么情况下应该从认知改变开始，什么情况下

该从行为改变开始。

（1）以抑郁情绪为例

有不少新手咨询师，当来访者的抑郁问卷测评结果分数达到严重程度的标准的时候，就认为来访者有抑郁症，这样的做法是不合适的。抑郁情绪是否达到抑郁症的水平，还需要精神科医生（或心理咨询师）根据抑郁症的诊断标准来进行判断，不能单纯依据抑郁问卷分数来判断。

当一个来访者抑郁测验结果的分数较高，如达到中度或重度的时候，我们是不是要用抑郁障碍的行为激活技术来干预呢？其实这是不一定的，有时我们也可以使用认知技术（如控辩方技术、可能区域技术）。那么在什么情况下我们用认知技术干预，什么情况下用行为激活技术干预？从认知行为疗法的角度看，区别引发抑郁情绪的“情境”和相应的“行为”是决定使用认知干预还是行为干预的关键。

我们先讨论行为激活技术（即行为改变）的前提。咨询师在什么情况下使用行为激活技术呢？从诊断上应该是来访者罹患抑郁症（即重度抑郁发作）的时候使用。抑郁症的表现是什么呢？来访者罹患抑郁症以后，他们通常会有行为退缩，即不再上学、不再上班，喜欢独处，不与人交往，卧床、看电视，不到室外运动，不再梳妆打扮等。也就是说，来访者罹患抑郁症后，他们从正常的工作学习和社会活动情境中抽离出来，把自己藏在一个角落里，在这个角落里，他们也没有积极的行为，所表现出来的都是消极的行为，这样的行为让他们体会不到快乐和开心。总之，抑郁症患者把自己从正常情境中脱离出来，并表现出行为退缩。

行为激活的目的就是让患者采取积极行为来体验积极情绪，并把患者推回正常的社会工作生活的情境中去。在这里我们可以看到，行为激活技术应用存在两个前提：一是情境的脱离，二是行为的退缩。在这里，我们了解到行为激活不仅可以应用到抑郁症中，还可以用在不学习不工作的整天宅在家里的学生和成人身上。

如果来访者的抑郁情绪是由所在情境引发的，而来访者又没有从这个情境中脱离，在这种情况下，我们就可以应用认知技术进行干预。例如，一个员工因为业绩落后被单位领导批评，感到抑郁，但他依然坚持上班，只是心情不好。能够坚持上班，就说明他的抑郁情绪并不严重，没有达到抑郁症的标准，我们可以称之为抑郁情绪。对这位来访者来说，业绩不理想被领导批评，可能引发他对自己的负面评价和对未来的消极预期，如自己笨，实力不如别人，人际关系不良，对未来业绩改善悲观，自己将来会被公司辞退，等等。对于这些认知，咨询师可以应用认知技术加以处理，一旦他认识到自己是具有一定能力和资源的，就可以通过努力和改变方法来提高自己的业绩，他的抑郁情绪自然就好转了。

总体来说，如果来访者的抑郁情绪是在正常学习、工作或生活情境中产生的（没有脱离当前情境），我们应当先采用认知技术进行干预，情绪改善后可以促其做出行为改变。如果来访者情绪属于抑郁障碍，来访者脱离了原先的学习、工作或生活情境，我们就应当采取行为激活技术，促使来访者做出行为改变，用积极行为替代消极行为，使得情绪改善，然后在此基础上咨询师与来访者讨论行为激活过程中的认知改变问题。可见，判断来访者是否脱离正常工作、生活情境是判断先使用行为技术还是认知技术的基础。

（2）以焦虑情绪为例

焦虑是当今社会的普遍问题，前来咨询的来访者感觉焦虑的也非常多。比较严重的焦虑情绪可以被诊断为焦虑障碍。焦虑障碍是一类以焦虑和恐惧情绪为主要症状的精神疾病总称，它包括广泛性焦虑症、惊恐发作、特定恐惧症、场所恐惧症、强迫症、创伤后应激障碍等疾病。对于焦虑障碍，认知行为疗法主要应用暴露技术加以处理。有时候咨询师也会用认知技术加以处理。

什么情况下先用认知技术（即暴露技术）呢？我们先来看焦虑障碍的认知概念化。焦虑障碍的认知概念化“情境→威胁性认知→焦虑恐惧→安全行为”。在这个概念化中，“威胁性认知”实际上是假的，因此安全行为是没有必要的，也是无用的。例如，社交焦虑患者通常会认为，在与他人互动的过程中，别人会看出自己的焦虑（如紧张、脸红、说话声音发抖等），进而会看不起自己，于是他们往往回避社交活动，或者对必须参加的活动做过度准备。因为患者的认知是假的，咨询师采取暴露技术，让患者进入引起他焦虑的社交情境中，邀请他去询问和了解，他人是否有看出他的焦虑并贬低他。经过暴露，他发现只有少数人注意到他的焦虑，但没有人会据此看不起他。得到这样的认知，焦虑症状就逐渐缓解了。在这个案例中，患者先要做出行为改变，从回避行为改变为面对情境（即暴露）通过暴露才可能了解到真相，证明威胁性认知是假的。

考试焦虑、论文焦虑、就业焦虑等问题都有焦虑存在，是不是说这些焦虑也要进行暴露呢？不是的。因为这些焦虑是现实性焦虑，这些焦虑的来访者所担心的事情有可能成真，这和社交焦虑之类的焦虑障碍不同，焦虑障碍患者的所担心的内容并不是真的，心理学上通常把焦虑障碍患者的焦虑称为神经性焦虑。因为患者担心的事情并不是真的，我们采用暴露技术就可以证明这一点。而考试焦虑这类现实性焦虑，来访者所担心的事情有可能是真的，我们就不能用暴露的方法。我们需要用认知技术来加以解决。通过可能区域技术等技术的使用，让他们认识到最糟糕、最好、最现实的可能结果，通过行为改变来“面对糟糕，争取最好”。当来访者采取更有效的行为，他们所担心的情形就可能不再发生了。

总体来说，当来访者的认知是假的，在这种认知驱使下的行为自然是无用的，我们可以应用行为改变技术（暴露技术）来证明其认知为假；当来访者的认知可能为真，这时候我们可以应用认知技术矫正认知，让他们的认知变得更有效更有用，促其采取有效的行为来应对当前困难，争取取得好结果。可见，认知是否为真是判断先使用行为技术还是认知技术的基础。

通过本节的讨论，我们希望增加大家的认知行为疗法干预策略的认识，能够根据来访者的问题制定科学的干预策略。这些策略涉及接纳与改变的选择，也涉及先认知改变还是先行为改变的选择。

第7章 自动思维

在本系列《认知行为疗法入门》一书中，我对自动思维的基本知识、基本方法等内容做了比较系统的介绍。这里对来访者临床症状与自动思维的关系，以及自动思维干预过程中的一些理论性的问题进行探讨，以增进读者对自动思维的理解并提升咨询实务技能。

7.1 临床症状与概念化

心理咨询是从评估性会谈开始的。在评估性会谈中，咨询师需要收集资料，进行认知概念化、心理诊断和评估，确定咨询目标。自动思维阶段是心理咨询师处理咨询问题，实现预定咨询目标的重要环节。在这里，咨询师需要把评估性会谈与自动思维阶段的处理衔接起来，明确它们之间的关系，才能自然地从评估性会谈过渡到咨询性会谈的自动思维阶段。

7.1.1 临床症状

评估性会谈的一个重要工作是搜集资料，确定心理问题类别和严重程度，也就是要进行心理诊断或评估。心理评估涉及两个问题，心理问题的临床表现是什么，以及心理问题的社会功能损害程度如何。

7.1.1.1 临床表现

在医学诊断治疗中，患者向医生主动讲述的病情通常被称为“主诉”。患者的主诉通常都比较概括和简练，医生还需要通过提问来了解更为详细的病情信息，才能做出准确的诊断。心理咨询过程与此类似，来访者的主诉通常也非常简短。例如，有来访者说心情不好，有来访者说自己有睡眠问题，还有来访者说自己的夫妻关系不好，也有来访者说孩子不听话，甚至有来访者直接说自己有强迫症、抑郁症等心理疾病。

在来访者简单说出自己的主诉后，咨询师需要对主诉所提及的内容进一步具体化，了解这些心理问题的具体表现，用医学术语就是心理问题的“临床表现”。例如，当来访者说自己心情不好的时候，咨询师需要了解，“心情不好”是什么样的情绪种类？抑郁、焦虑、紧张、沮丧还是其他情绪？另外，咨询师需要了解什么情境下出现“心情不好”，以及“心情不好”的严重程度（如出现频率、每次持续时间）等内容。又例如，当来访者说自己有睡眠问题的时候，咨询师需要了解睡眠问题的具体表现是什么，是入睡困难，还是早醒，或是半夜醒来后再次入睡困难？也需要了解什么情况下会出现睡眠问题，当然也需要了解睡眠问题的严重程度（如每周或每月有多少次睡眠问题、睡眠问题持续时间等内容）。

从认知行为疗法的角度，咨询师要了解来访者心理问题的临床表现，实际上就要进行认知概念化。咨询师需要了解患者问题的具体表现（这通常是情绪、行为和生理表现）以及引发这些表现的情境，以及心理问题的严重程度和社会功能的受损程度。

例如，咨询师在了解到来访者有比较严重的焦虑情绪后，能立刻明白焦虑情绪是来访者的情绪症状，接下来咨询师需要知道是什么生活事件（或情境）引发了焦虑情绪。认知行为疗法认为没有脱离具体情境（或生活事件，或具体诱因）的情绪（在这里是焦虑情绪），因此，当我们知道来访者存在某种情绪时，我们就需要了解是什么样的生活事件或情境引发了这样的情绪。能够引发焦虑情绪的生活事件有很多，有的焦虑是由社交情境（如与人交往或公众演讲）引起的，有的焦虑是因为考试引发的，有的焦虑是因为担心沾染脏东西而生病引发的，也有些来访者的焦虑则是来自对各种未知情形的担心。

在精神疾病的诊断（特别是认知行为疗法对心理问题诊断）中，通常是用“**情境（生活事件）+ 情绪 / 行为症状**”模式进行表述的。我们通常把由社交情境引发的焦虑称为社交焦虑，把因考试事件而产生的焦虑称为考试焦虑，把因担心沾染脏东西生病而反复洗涤所产生的焦虑称为强迫症（虽然强迫症这个名称里没有焦虑二字，但强迫症患者往往都具有焦虑情绪），把生活中各种各样的情形都能引发焦虑症状称为广泛性焦虑。

咨询师在搜集资料过程中，需要根据来访者的主诉进一步搜集资料。搜集资料的时候应当先落实这些主诉的“临床表现”。临床表现不仅仅是待治疗症状（如情绪体验、行为反应、生理反应）的具体表现，咨询师还需要了解引发这些症状的生活事件或具体情形。

7.1.1.2 生活事件与情境

从认知行为疗法的角度，心理问题的症状表现为情绪症状、行为症状和生理症状。在精神医学诊断中，医生往往会根据疾病的主要症状，对精神疾病进行分类和诊断。例如，焦虑症、抑郁症、恐惧症，从名字上你就知道这三种病症的主要表现为情绪症状，焦虑症的主要表现是焦虑情绪，抑郁症的主要表现是抑郁情绪，而恐惧症的主要表现是恐惧情绪。再例如，拖延症、强迫症、多动症、纵火症、盗窃症、窥阴癖与露阴癖等，这些心理疾病是以行为为主要症状表现的，拖延症的主要症状是拖延行为，强迫症的主要症状是反强迫的行为（或思维），多动症的主要行为是好动坐不住，纵火症和盗窃症的主要症状分别是病理性纵火或盗窃，窥阴癖和露阴癖的主要行为表现分别是偷窥异性生殖器和暴露自己生殖器的行为。而像那些睡眠障碍、饮食障碍、性功能障碍等疾病则主要是以生理反应作为主要临床症状的。

前面述及，心理咨询师对心理问题的了解不能仅停留在症状的具体化上，还需要了解引发症状的生活事件诱因。生活事件是健康心理学中对引发心理问题的个体经历的事件所使用的术语或概念，在认知行为疗法中，有许多专家使用“诱发事件”“扳机事件”等类似的概念，尽管这些概念的叫法不同，但基本意思是一致的，就是用来说明引发某些心理问题的、个体所经历的外部事件。考试焦虑是由需要参加考试这件事情而引发的焦虑。再例如，对于抑郁情绪，有的来访者是因为失恋这件事情而引发的，有的来访者则是因为考试失败引发，有的来访者则是因为求职失利造成的。

生活事件是对引发心理问题的、个体所经历事件的概括性说明，在认知行为疗法中，我们经常用“情境”这个概念来具体说明，生活事件中的方方面面是如何引发个体的具体情绪反应的。例如，某个学生的考试焦虑可以具体化为参加考试这个生活事件的具体过程中，若干具体情境中体验到的焦虑、担忧和不安的情绪。例如，当天计划的任务没有完成，某些试题太难做不出来，记忆的内容被遗忘，考试上有人早早交卷等。

从贝克的认知行为疗法观点来看，如果我们把生活事件落实到某些具体情境中，我们就可以进行横向的认知概念化，也就能够找到具体情境中的自动思维、情绪和行为反应等内容。在此基础上，就可以针对自动思维进行认知干预了。因此，把引发心理问题的生活事件落实到具体情境中就是干预自动思维的必要环节。

总体来说，生活事件是由若干情境组成的。把生活事件具体化为若干情境，这既是在帮助心理咨询师了解心理问题的临床症状表现，也是对心理问题具体化和概念化的过程。

7.1.1.3 社会功能损害评估

在生活中，我们常常把别人的异常情绪和行为（就是与多数人不一样的表现）当成心理问题。实际上一个人的某个表现是不是心理问题，需要考虑其是否造成了个体的社会功能损害，社会功能的损害也是评估患者心理问题严重程度的重要标准。

“洁癖”和“恐高”是不是心理问题，都要看个体的这些行为和情绪表现是否造成社会功能损害，例如“洁癖”，如果一个人特别爱清洁，她并没有影响他人的生活，特别是和她关系密切的人，也没有影响她的社会工作和其他角色任务的履行，这就不是心理问题；但如果一个人特别爱清洁，每天都花许多时间洗涤，影响其他工作的进行，还因为担心卫生问题而回避与他人的社会交往，这就造成了社会功能损害，这样的“洁癖”就是心理问题了。对于“恐高”来说，如果个人因为恐高而回避去高处，但这并没有影响他的工作和生活，这样的“恐高”就不是问题；但如果他的工作或生活需要“爬高”，但他又因为“恐高”而不能履行工作或生活中的职能，这时候“恐高”就是心理问题了。

有些心理问题很严重，却没有引起我们的重视。我曾经接待过一个家庭，患者是一位20岁出头的年轻人，他升入高一之后没多久，就以全班同学联合起来孤立自己为由不去上学，整天宅在家里不出家门，不再上学，不再与人交往，整天打游戏。两年之后，告诉家人说自己想要上大学，家人便找了一个不需要入学考试的大学学习，在学校待了不到一个月，便因无法适应学校生活而退学，家人又因此而损失了学费。后来因为做一场噩梦，醒来后对梦境内容极其担心而引发强迫症。患者在行进或做事过程中，如果出现任何不好的想法，他都要重复刚才的动作至少三遍，试图用这个重复的动作擦除不好想法。

对这个患者而言，强迫症虽然是严重心理问题，但严重的心理问题是辍学。一般的强迫症患者因为其症状会影响学习、工作和社会生活，但其基本社会功能尚能维持，故此，很多强迫症患者往往有数年，甚至二十多年的病史。而且，强迫症用认知行为疗法治疗大约20次也能基本治愈。但这个患者的辍学却是因严重的心理问题导致的，患者丧失了正常的学习功能，也不再与外人交往，丧失了人际关系功能。对这个患者来说，要恢复正常社会功能有许多路要走。第一，他需要恢复正常的学习或工作职能，他需要继续学习或者去工作；第二，他需要恢复正常的人际关系，学习与同学、同事和周围的人进行人际互动和建立人际关系；第三，他还需要学习与异性打交道，发展恋爱关系，并进入婚姻殿堂，组建家庭。这三个方面的问题解决起来都不容易，需要花费相当多的时间去解决。

像学生不上学这样的问题，虽然不如精神分裂症、双相障碍这类重性精神疾病那么严重，但从社会功能损害的角度看，也算是严重的心理问题。此外，有不少大学毕业生毕业后宅在家里，不去上班，不交往，不恋爱不结婚。这样的问题和不上学的问题一样，同样也是因为严重的心理问题。

7.1.2 具体化与概念化

7.1.2.1 何为情境

横向认知概念化主要涉及情境、自动思维、情绪和行为四个概念，在这四个概念中，我们先要明白什么是情境。说到情境，我们一般人想到的是外部的、客观的情形。例如，乘坐高铁的时候，有人用手机播放视频，声音很响，打扰到你的休息，让你感到心烦。又例如，下班后回家晚没能赶上最后一班地铁回家。引发个体自动思维的因素更多时候来自个体自身的、内部的情形。例如，想起明天的经济学考试，头脑中出现乱伦的画面，冒出想死的念头、有自杀的冲动，意识到满腹忧愁，注意到自己头晕、心慌，等等。

从这些我们可以发现，所谓情境实际上是从它所起到的作用来界定的。在认知概念化中，情境就是引发自动思维和情绪的背景，它是客观存在的，是不受个体控制的情形，在很多时候，个体是无法加以控制和改变的。有人在高铁上大声播放视频是客观存在的，是否播放和播放声音大小是由他人控制并不受你控制，你感到心烦是由他人播放视频引起的。想起明天经济学考试，也是客观存在的，它是自己冒出来的，很多时候并不是你刻意思考的结果，这个想法出来后，就引发了你明天无法通过考试的担忧。而头晕和心慌，可能会引发你对自己健康的担忧。

7.1.2.2 这是情境还是反应

我们上面提到的情境的例子，你可能发现它更像是反应。例如，头晕和心慌更像是情绪反应，满腹忧愁更像是情绪反应。你这么想是正确的。在很多情况下，某些反应（情绪反应、行为反应和生理反应）也可以被看成是情境。在横向认知概念化的过程中，很多时候，我们可以把它看成情境，也可以把它看成反应，但把相同的内容看成情境还是反应，就需要进行概念化。

例如，一个妈妈动手打自己九岁的儿子。这个“打儿子”是情境还是反应，其实都可以。如果我们把“打儿子”看成反应（在这里应该是行为反应），概念化的时候，我们就需要了解其引发妈妈打儿子的情境和自动思维是什么。经过询问，咨询师了解到具体情境是儿子写错字，有几个字总是错，如“添”字错写成“水”，“旁”字下面错写成“力”等。看到儿子写错字，妈妈心想：“总是写错字，可见态度不认真。”这是妈妈的自动思维，妈妈的情绪是生气。这样一来，基于打儿子是行为反应的概念化就完成了：**情境（儿子写错字）→自动思维（态度不认真）→情绪（生气）→行为（打儿子）**。

如果说，我们要把“打儿子”看作情境，我们又该如何概念化呢？我们需要了解当妈妈打儿子之后的想法是什么，体验到什么情绪，又表现出什么样的行为来。经过咨询发现，妈妈在打儿子后，立刻想到“打孩子会给他留下阴影”，于是感到内疚，然后想办法主动找孩子说话，试图缓解对他的伤害。在这里“打孩子会留下阴影”是自动思维，“内疚”是情绪体验，“主动找孩子说话”就是行为反应了。

7.1.2.3　连续概念化

从妈妈打儿子这个例子中，我们就可以看到在许多情形下我们可以把反应看作情境。在我们把反应看作情境后，我们就是在了解这个反应出现之后的自动思维和情绪 / 行为。这样一来，单一的概念化就可以变成连续的概念化。连续概念化就可以描述一个事情的发展过程，以及自动思维（认知）在这个过程中所起的作用。

在上述妈妈打儿子的概念化中，原本只有一个单一的概念化：儿子写错字（**情境**）→态度不认真（**自动思维**）→生气（**情绪**）→打儿子（**行为反应**）。在我们接着把打儿子看作情境后，单一概念化就变成了连续概念化：儿子写错字（**情境**）→态度不认真（**自动思维**）→生气（**情绪**）→打儿子（**行为反应 / 情境**）→会给他留下阴影（**自动思维**）→内疚（**情绪**）→主动找孩子说话（**行为反应**）。在这里，当妈妈找儿子说话的时候，可能又会产生自动思维，因而产生新的情绪和行为反应来。要是这样的话，两个连续的概念化，就可以变成三个了，甚至可以变成更多的概念化。

这里有一个惊恐发作的连续概念化的例子：意识到自己离医院很远（**情境**）→如果我生病了需要帮助怎么办（**自动思维**）→焦虑（**情绪**）→心跳加快（**生理反应/情境**）→我怎么了，出现心脏病发作的画面（**自动思维**）→焦虑升高（**情绪**）→过度换气、呼吸急促、胸口疼（**生理反应/情境**）→我感觉越来越糟糕了（**自动思维**）→症状加剧（**反应/情境**）→我心脏病要发作了（**自动思维**）→惊恐发作。

虽然我们可以把单一概念化变成连续概念化，但在这个连续概念化中，我们需要讨论每个概念化吗？当然没有必要。那么我们需要讨论哪个概念化或者哪些概念化呢？这需要看心理咨询师对来访者问题的本质理解，也就是这个连续概念化中的关键环节是什么，咨询师需要对连续概念化中的关键部分（也就是关键那个概念化）进行讨论和处理。如果你实在不知道哪个概念化是重要的，你可以从第一个概念化开始讨论。

7.1.2.4 自动思维的内容逻辑

经过识别自动思维的练习，来访者逐渐能够报告其自动思维，但他们报告的自动思维内容缺乏逻辑性，有时也有内容上的缺失，特别是与情境相关的自动思维的缺失。这些问题是咨询师处理自动思维的障碍，需要在干预之前加以解决。

例如，有一位男士报告说，自己昨天早上起床，站立时感到一阵头晕，有些站立不稳，于是想："我一定是血压升高了，血压高会得心脏病的，年纪轻轻就会死。"他感到非常焦虑，并不想死，于是去医院检查，结果并没有查出任何异常。我们根据其报告内容进行概念化，就可以发现情境是"昨天早上起床，站立时感到一阵头晕，有些站立不稳"，自动思维是"我一定是血压升高了，血压高会得心脏病的，年纪轻轻就会死"，情绪体验是焦虑，行为反应是去医院检查。

在这个自动思维中，它的内容有着很自然的逻辑顺序：首先怀疑自己是血压升高，其次血压升高可能导致心脏病，最后心脏病发作会导致早死。从咨询角度看，怀疑自己血压升高是对头晕站立不稳情境的解释，这里可用发散性思维技术，如果证明是其他原因（如饥饿血糖低），并经过检验发现没有血压升高的话，自然就不会出现心脏病和早死的情形了。当然如果的确存在血压升高的事实，咨询师和来访者就可以讨论“血压高会不会导致心脏病”的问题了，如果是这样的话，就可以用可能区域技术来处理。

从上面的叙述中我们就可以知道，咨询师实际上是按照自动思维内容的逻辑顺序，从与情境直接相关的初始自动思维开始讨论的，如果初始自动思维的内容是真的，我们再讨论后续的自动思维内容。因此，区分自动思维内容的逻辑顺序就显得比较重要了。

有位咨询师报告说自己接待了一位求助者。这位求助者 19 岁，初中文化，在建筑工地任安全员，平时不太爱读书，因工作上常有拖延行为前来求助。这位求助者在监控自动思维的过程中，记录了自己的一个自动思维（见表 7-1）。

表 7-1　自动思维记录表（示例 1）

情境	在地铁上读《终结拖延症》一书
想法	理智上想要看下去，内心情感上又不想看下去，就在这个纠结中看，里面有些例子确实不明白
情绪	烦躁
行为	看了几眼，看不下去

在这个自动思维中，我们就发现其自动思维缺失逻辑性。设想自己是这位求助者，实际情形应当是这样的：书上有些例子看不明白，觉得读书并没有什么收获，但自己希望通过读书解决拖延问题，便要坚持读下去。但坚持一段时间后，发现读书实在没有什么收获，便最终放弃了。这里应当有两个自动思维，一个是“书上有些例子看不明白，觉得读书并没有什么收获，但自己希望通过读书解决拖延问题，便要坚持读下去”，继续读书后，出现了第二个自动思维“实在没有什么收获”，最后放弃读书。

在区分自动思维的逻辑顺序后，我们发现求助者的首个自动思维是“书上例子看不明白，没有什么收获”，接下来的自动思维干预就可以从这里开始了，咨询师可以应用控辩方技术指导求助者认识到自己并不是全不明白，而是明白一些不明白一些，并可以通过重读、求助或其他方式让自己掌握更好些。他的读书学习就能继续下去了。如果我们没能明白这个逻辑顺序，而把重点放在“理智上想要看下去，内心情感上又不想看下去”，就无法得到我们想要的干预效果了。

来访者报告自动思维的时候，除了逻辑顺序会颠倒以外，还会经常出现自动思维的省略的情形，特别是缺少与情境直接相关的自动思维。例如，一位初一学生期末没有考好，从年级前3名下降到年级20多名，她便觉得活着没有意思，出现抑郁情绪，产生自杀意念并进行了相应的准备工作。在这里，如果我们进行概念化就可以得到如下结果（见表7-2）。

表 7-2　自动思维记录表（示例 2）

情境	期末考试成绩下降到 20 多名
自动思维	活着没有意思
情绪体验	抑郁
行为反应	自杀意念并进行了相应的准备工作

在这个概念化中，自动思维“活着没有意思”与考试成绩排名之间缺少直接联系，中间还应该存在一些想法，能够使得它们之间联系起来，并且这个思维也缺少与考试成绩名次下降的自动思维内容。因此，咨询师应当通过询问来了解这位学生缺少的自动思维内容，把情境与“活着没有意思”的自动思维联系起来。

后来，经过咨询师的询问，这位学生补充了相应的自动思维内容：“名次下降这么多，自己的努力遭遇失败，老师和同学会看不起我的，父母对我的成绩也不满意，自己辛辛苦苦就这么一个结果，活着真没有意思，不如死了，自己就解脱了。父母也不会对我感到失望了，我也听不到他们的抱怨和唠叨了。”

我们从这里就可以发现，与情境直接相关的自动思维是“名次下降这么多，自己的努力遭遇失败”，然后是“老师和同学会看不起我的”和“父母对我的成绩也不满意”。在这里咨询师可以针对这两种自动思维进行干预。对于第一个自动思维，咨询师可以应用控辩方技术，让这位学生思考

“努力遭遇失败”和“努力取得成功”的证据，并让学生看到失败的同时，也能看到自己的进步，然后讨论老师、同学和家长会怎样看待自己的自动思维。这里可以应用控辩方技术和可能区域技术，如果有必要的话可以应用发散思维技术，具体使用什么技术视会谈具体情况而定。通过讨论，这位学生发现：老师和父母并没有看不起自己，同学们更多关注自己的学习不会操心别人的学习，自己也能总结经验和改进方法，把失去的名次再夺回来。最后学生重树学习信心，自杀的念头也就消除了。

从上面的论述中我们了解到，咨询师识别自动思维的时候，需要找到与情境直接相关的自动思维（这个部分来访者往往会省略而没有报告），还需要厘清自动思维内容之间的逻辑顺序，先处理与情境相关的自动思维，然后再处理排序在后的自动思维。通常与情境关系不密切的自动思维（如上面的“活着没有意思”和“年纪轻轻就会死”）就不用讨论了。

7.1.2.5 具体化和概念化

具体化是心理咨询会谈的基本技能之一，它是指邀请来访者对其表述的一般性内容予以具体说明的会谈方法。在横向认知概念化中，具体化是指依据来访者的情绪体验、生理反应和行为反应等内容确定其发生时间和地点的过程。

具体化技术有两种方法。

其一是**举例法**，要求来访者以最近发生的事情来说明其感受和体验。例如，一位来访者说夫妻二人经常吵架，咨询师询问来访者最近几天里，在什么时间或情况下夫妻间发生过争吵。另一位来访者说自己经常感到焦虑，咨询师就询问她最近几天在什么时候或情况下感到过焦虑。前面一位来访者举例说，两天前夫妻二人在辅导孩子作业的时候发生了争吵。后面这位来访者表示说，昨天晚上睡觉的时候，想到孩子马上就大学毕业了工作还没有落实，便体验到了焦虑。

其二是**回溯法**，要求来访者报告产生某种一般性想法时的具体情境。例如，一位来访者说，自己没工作在家，越来越不愿意出门，总觉得死了才是解脱。在这里，来访者产生了“死了才是解脱”的想法，没有说明它与什么情境相关，咨询师需要探寻产生这种想法的具体情境，故而询问来访者遇到什么情境让她觉得“死了才是解脱”。经过询问，咨询师发现，因为她不出去工作上班，家里人经常念叨这件事情，让她不胜其烦，心想还不如死了好。接着咨询师询问，她在最近几天里的什么时间和场合出现这样的想法？来访者说：“昨天上午就有过。昨天中午是奶奶的生日，家里来了许多亲戚，姑姑见到我就给我讲了一通道理，我当时就产生了这样的想法。”

从上面的叙述，我们就可以发现，在横向概念化的过程中，具体化实际上是根据来访者的反应（情绪、行为或生理反应）去落实引发这些反应的具体情境的过程。在情境确定之后，咨询师就可以进行横向概念化，确定自动思维、情绪和行为等具体内容。

例如，一位年龄 28 岁的单身男士前来咨询，他对咨询师说自己经常感到自卑。咨询师先进行具体化，询问他最近什么时候感到自卑，确定具体情境后，接着进行了概念化，明确了自动思维、情绪和行为等内容。

咨询师：你最近什么时候感到自卑呢？（具体化）

来访者：领导问我最近工作怎么样的时候。

咨询师：你的领导什么时候说这话让你感到自卑呢？（进一步具体化）

来访者：两天前。

咨询师：大概是几点钟，在什么地方呢？（进一步具体化）

来访者：大约是上午 10 点多，我在办公室外走廊抽烟，领导从外面回来，看到我后就走过来，问了我那句话。（情境）

咨询师：在那个时候那个地方，领导询问你最近工作怎么样，你怎么想呢？

来访者：我觉得自己很差，能力不怎么样，达不到领导的期待，领导并不器重我。（自动思维）

咨询师：于是你感到了自卑？

来访者：是的，我不如其他同事，他们业绩好，领导很看重他们。（情

绪、自动思维）

咨询师：你体验到自卑，那么你对领导怎么反应的呢？

来访者：尴尬地笑了笑，回答领导说这个月业绩考核任务估计能够完成。（行为反应）

7.1.2.6 当来访者不能报告自动思维

学会识别自动思维是一个需要练习才能掌握的技能，来访者在平时生活中并没有觉察或者注意自己想法的习惯，经常在特定情境直接体验到某种情绪，而自动思维则是隐藏在意识范围之外，潜伏在前意识之中的。当咨询师要求来访者报告其自动思维的时候，很可能出现的情况是来访者不知道自己的自动思维内容。如果出现这样的情况，咨询师可以采用下面的方法去解决。

（1）情境再现

咨询师可以让来访者在头脑中再现当时情境，从而体验或觉察其自动思维和情绪体验。咨询师可以让来访者先做几个缓慢的深呼吸，然后闭上眼睛想象当时的情境，想象的情境要越生动越仔细越好，咨询师可以邀请来访者描述与再现情境的细节。接下来，请来访者想象事情发生的过程，要求来访者报告浮现在脑海中的想法或者画面。

来访者：几分钟前，在接待室的时候，我感到十分沮丧。

咨询师：你当时脑中在想什么？

来访者：我记不清了。

咨询师：我们来做一个情境再现，在你的头脑中想象当时的情境，寻找你当时的自动思维，好吗？

来访者：好的。

咨询师：请你闭上眼睛，做几个深呼吸，缓慢而均匀的呼吸。（暂停）现在请你想象当时你在接待室的情形，请想象得生动和具体一些，想象周围的环境，想象你在接待室都看到了什么人，他们在做什么。想到了吗？

来访者：想到了。

咨询师：请你描述自己看到的场景。

来访者：我坐在靠门的椅子上，离接待员比较远。接待员坐在电脑前面，正在打字，不知道她在电脑上做什么事情，表情比较严肃的样子。这时一个女士走进来，笑着和接待员招呼，两个人开始聊天。

咨询师：看到他们在聊天，你有什么感觉呢？

来访者：有点难过。

咨询师：现在请把注意力聚焦在这种感受上，体验这种感受。这种感受让你想到什么呢？

来访者：她看上去幸福而且健康，我和她不一样，我永远无法像她一样。

咨询师：这就是你的自动思维。你在接待室见到一个女士和接待员聊天，你想到“我永远无法像她那样幸福和健康”，这种想法让你感到难过。你觉得是这样吗？

来访者：是的。

咨询师：现在从这个情境中退出来，把想象幻想转换到平静场景中，如草原、大海，或者是你喜欢的任何场景。（暂停）现在，把注意力集中在呼吸上，缓慢而均匀地呼吸。（暂停）请慢慢睁开眼睛，然后继续我们刚才的会谈。

如果来访者在情境再现中不能报告自动思维，咨询师可以让她停留在对这个情境的想象中，感受自己的生理反应和情绪体验，让这些生理反应或情绪体验告诉她心中的真正想法。

（2）共情提示

如果来访者不能报告自己在某种情境下的自动思维，咨询师可以设身处地思考来访者在那种情况下可能有哪些感受，把这些可能感受提示出来，刺激来访者对自己自动思维的觉察，引出来访者的自动思维来。

咨询师：你去教堂但没有跟任何人说话。当你意识到你没有说话的时候，你对自己说了什么？你有没有说："这是不是意味着我是有缺陷的？我还好吗？"或者是"我这么做是不是欠妥？"

来访者：我感觉自己很不正常。

治疗师：你不得不想这些，对吗？

来访者：我马上就会感觉到这些。

共情提示通常有两种形式。

第一种是提供可能的自动思维，让咨询去选择那个自动思维更符合的真实意思。就像上面这个对话一样，当来访者意识到自己在教堂没有跟任何人说话的时候，咨询师给出了三个可能的自动思维"我是有缺陷的""我还好"和"这么做欠妥"。这样的提问会激发来访者的真实想法，来访者的自动思维有可能是上述选择中的一种，也可能不是。就像上面这个例子一样。来访者给出了不一样的自动思维"我感觉自己很不正常"。

第二种形式就是提供与可能自动思维相反的自动思维，当个体在特定情境中感到悲伤的时候，咨询师提供可能快乐的自动思维。来访者从这种相反的自动思维中，比较容易意识到自己的真正的自动思维内容。

咨询师：你的朋友想让你帮她给家人挑选衣服，因为她认为你的品位很棒。当她这么说的时候，你体验到什么心情，高兴吗？

来访者：没有，我感到有些心烦。

咨询师：当她找你帮忙的时候，你有没有对自己说："如果她想要我帮忙的话，她肯定是认为我还不错呢？"

来访者：没有。

咨询师：那你在想什么呢？

来访者：一定是别人不愿意帮她，她才来找我帮忙的。

（3）识别自动思维的“三问”

自动思维实际上是个体对特定情境的解释、分析和推论。当来访者不能意识到自动思维或者不能报告其自动思维时候，咨询师可以提出三个问题诱发出个体的自动思维。

- 怎么回事？
- 意味着什么？
- 会怎么样？

下面我们举例说明如何问这三个问题。

来访者：昨日下午，我和师兄一起去学校食堂吃晚饭，师兄在路上遇见好几个外系的人。

咨询师：他们看起来怎么样？（怎么回事）

来访者：他们看起来很熟。

咨询师：这说明什么？（意味着什么）

来访者：我师兄人缘好，交际能力强。

咨询师：这种情境对你意味着什么呢？（意味着什么）

来访者：我熟人少，人际交往能力差。

咨询师：发展下去会怎么样？（会怎样）

来访者：对未来事业发展肯定很不利。

咨询师：经过我们刚才的讨论，你和师兄一起去学校食堂吃晚饭，师兄在路上遇见好几个外系的人。你发现“他们看起来很熟，师兄人缘好，交际能力强。自己熟人少，人际交往能力差。这会对未来事业发展肯定很不利”。（暂停）对这些内容，有哪些想法是你当时想到的？

来访者：我当时想到的应该是：“我熟人少，人际交往能力差，这对未来事业发展肯定很不利。”

从上面提问你可以发现，“怎么回事”邀请来访者对情境进行解释，也就是让来访者报告自己是怎么看待情境的，上面这位来访者认为“他们看起来很熟”；“意味着什么”通常是基于解释的推论和分析，描述这个情境说明了什么，“师兄人缘好，人际能力强”和“我熟人少，人际交往能力差”是基于上述情境得出的结论；而“会怎么样”涉及对未来发展的预期，来访者认为“对未来事业发展肯定很不利”。

再看一个例子。

咨询师：你说自己在公众演讲的时候感到焦虑。你可以报告一个最近发生演讲焦虑的情境吗？

来访者：本周一上午公司例会发言的时候，我就感到焦虑。

咨询师：你可以简单描述当时的情境吗？

来访者：这是公司例会，主要布置本周的工作。参加会议的有本部门员工、部门领导和上级领导。我作为部门主管，要负责总结上周工作，对做得不好的员工提出批评，并安排本周员工的工作任务和有关任务指标等。

咨询师：你发言的时候，现场是什么样子？

来访者：上级领导表情严肃，个别员工在窃窃私语，有些员工表情有些心不在焉的样子。

咨询师：他们这种表情是什么意思呢？（怎么回事）

来访者：领导在检查和监督我的工作，看我是否会出错，员工对我不服气，阳奉阴违的。

咨询师：如果是这样的话，这对你意味着什么呢？（意味着什么）

来访者：我能力不足，领导不了这个部门。

咨询师：这样的话，发展下去会怎么样？（会怎样）

来访者：会被免去部门主管职务，我也会因待不下去而辞职的。

咨询师：经过我们刚才的讨论，你在本周一例会发现了一些情境中，你对这些情境有一些想法：“领导看我是否会出错，员工对我不服气，自己能力不足领导不了这个部门，将会被免去部门主管职务，最终会辞职。”如果你回想这些情境，有哪些想法是你当时想到的？

来访者：员工对我不服气，自己能力不足，领导不了这个部门。

7.2 认知内容与认知方式

7.2.1 识别歪曲的认知内容与认知方式

我曾经在北京师范大学辅仁心理发展中心为劳动部二级心理咨询师职业资格的学员进行培训。那是在2003年的一期培训班中，有位学员和我聊天，询问培训班通过率是多少。我回答她说大概70%，我以为她听了会高兴，因为其他培训机构的通过率只有30%，还不到我们通过率的一半。结果，我发现她听了以后并没有一丝高兴的表情。于是猜想她可能还是担心自己无法通过考试，毕竟还是大概有30%的人没法通过考试。我问她："你是在担心自己无法通过考试，自己是没能通过考试的30%的一员吗？"她回答"是的"，她担心自己无法通过考试，毕竟自己年龄比较大，还是跨专业报考的，自己本职工作也忙等。

在这个情境中，学员听到通过率大概为70%，引发了她无法通过考试的自动思维，这个想法又引起了失落的情绪。学员"无法通过考试"的自动思维属于认知的内容，它是在特定情境下产生的具体想法，是具体的认知内容。

实际上，个体的认知内容是通过某种认知方式产生的。所谓认知方式是对输入信息的加工处理方式。对于相同的输入信息，认知方式（就是认知倾向性）不同，就会产生不同的认知内容。这就是说，不同认知内容是不同认知方式加工处理的结果。

在上面的情境中，输入的信息是大概70%的考试通过率，上面这位学员的认知方式比较悲观，倾向于看到事情糟糕的可能性，注意大概有30%的学员可能无法通过考试的情形，于是得出自己可能无法通过考试的认知内容。与此相反，有些人的认知方式则比较乐观，倾向于感知事情好的可能性，注意到其他机构只有30%的通过率，而这里有70%的通过率的信息，就可能产生“我选择这个班是明智的，我很可能通过考试”的认知内容。

由此可见，歪曲的认知内容是由认知方式决定的。在心理咨询过程中，如果我们仅仅把注意力放在纠正来访者的认知内容而不触及认知方式的改变，就会出现精神分析学派经常批评认知行为疗法的“治标不治本”的情形。

就拿上面那个学员的情况来说，如果我们通过自动思维的处理，让她看到了自己有比较大可能性通过考试，并指导她为通过考试而积极准备的时候，她的情绪好转，并最终通过了考试。

从咨询角度看，学员的症状（失落情绪及其考试焦虑）得以消除，心理咨询完成了预期目标。由于来访者的认知方式没有得到修正，在社会生活中遇到其他类似情形的时候，消极悲观的认知方式，会再次激活其担忧未来的认知内容。例如，她可能在参加单位健康检查的时候担忧体验结果，孩子参考中高考的时候担心孩子考不好，单位实施KPI考核的时候担忧自己无法通过考核等。

可见，如果要进行更为彻底的认知行为疗法咨询，咨询师不仅要修正来访者歪曲的认知内容，还要修正其歪曲的认知方式。

7.2.2 认知歪曲

导致个体（或者来访者）出现心理问题的认知方式在认知行为疗法中往往被称为认知歪曲。个体有哪些认知歪曲呢？不同的认知行为疗法专家对此有着不同的归纳和总结。

贝克[①]认为存在情绪问题的人可能会犯一些特有的“逻辑错误”，从而将客观现实引导到了自我否定的方向上。这些逻辑错误就是我们这里所说的认知歪曲。贝克发现了武断推论、选择性断章取义、以偏概全、夸大或

① 柯瑞．心理咨询与治疗的理论及实践［M］．谭晨，译．北京：中国轻工业出版社，2015：201-202.

缩小、个人化、乱贴标签、二分法等七种认知歪曲。

霍夫曼认为[①]非适应性认知可以扭曲现实，它包括非黑即白思维、个人化、关注负面、忽略正面、跳到结论、过度概括化、灾难化和情感归因等八种认知歪曲。这里的非适应性认知也就是我们所讨论的认知歪曲。

布兰奇等[②]认为指出每个人都会不时犯一些思维错误，正如病毒令电脑无法有效处理信息一样，思维错误也会妨碍个体准确评价自己的经历。错误的思维会令个体做出错误的判断，武断地下结论，想象最糟糕的处境。思维错误妨碍了个体了解事实或者导致扭曲事实。这里的思维错误也就是我们所说的认知歪曲。布兰奇等人认为存在如下的认知歪曲：灾变、极端想法、算命、读心、感情用事、一概而论、贴标签、苛求、心理过滤、否认积极面、低估忍耐力、以自我为中心。

上面给大家列举了认知歪曲，不同的专家指出的认知歪曲数量不一，名称也各有不同。其实有许多的认知歪曲名称不同，但实际所表达的意思是一样的。综合上述作者的观点，我对认知歪曲进行了归纳，得到更全面的认知歪曲种类。

（1）**理想化**。根据自己的主观愿望而不是实际情况对自己和周围的人提出要求。这种观念往往以“应该”“必须”或“不能”等词语表现出来。例如，“我应该成功”“我必须考第一名”“我上台说话不能紧张”“我丈夫应该爱我”“我的孩子应该是有出息”，等等。

（2）**最高标准**。用过高的、不现实的标准来要求自己，要求自己以取得第一、达到最佳等标准来要求自己，生活中只关心那些超过自己的人，忽略低于自己的人。“我必须超越所有人”“他比我成功”“他们都做得比我好，所以我是一个彻头彻尾的失败者”“我某某大学同学比我做得好，所以我是一个失败者”，等等。

（3）**读心术**。在缺乏客观证据的情况下，就猜测他人的想法和意图，

---

① 霍夫曼．认知行为治疗：心理健康问题的应对之道［M］．王觅，等，译．北京：电子工业出版社，2014：27-28.

② 布兰奇，威尔森．认知行为疗法［M］．陈彦辛，译．北京：人民邮电出版社，2014：12-28.

主观以为自己洞悉了他人的想法。例如，“他认为我是一个失败者”“他一定看不起我”“她是在嘲笑我”“他就是在敷衍我，对我不是真心”，等等。

（4）**担忧假设性问题**。自己在头脑中想象出现各种问题的可能性，并且对这些问题产生担忧，总是问一系列“如果……发生了，该怎么办”的问题。例如，“如果我不能控制紧张怎么办”“如果考试时忘了带准考证怎么办”，等等。

（5）**选择性负面关注**。生活中发生许多事情，只注意自己做得不好的，对自己评价不利的事情，而忽略那些积极的、正面的事情。例如，“我又被老师批评了，老师不喜欢我”（忽略了老师也表扬过我），“我昨天晚上又没有睡好，前几天也没有睡好”（忽略了有些时候睡得比较好），等等。

（6）**任意推论**。推理依据和结论之间没有严密的逻辑关系，对事物随意地做出推论。例如，“常言道，字如其人，这人字写得很差，为人处世也会很差”“上学期期中考试考好了，结果期末考试没考好，这次期中考试考好了，这次期末考试又会考不好”，等等。

（7）**过度引申**。将以往生活中曾经遭遇过的特殊事件推断为今后会经常发生。例如，“我上次失误发言讲错话，我一会儿讲话肯定还会出错”“我今天被领导批评了，今后领导还会批评我”，等等。

（8）**以偏概全**。根据部分的、消极的信息（不利信息），忽略了其他积极信息的情况下，对自己（或他人）的某个方面品质和潜能做出消极预测。例如，“这次数学失败，说明我在数学方面很差”“孩子又哭又闹，说明我是一个失败的母亲”“老公不理我，我们的婚姻没戏了”，等等。

（9）**灾难化**。认为自己现在的处境（或者即将发生的事情）太糟糕了，处在一个最悲惨的境地之中而难以承受。例如，“老公不爱我了，我觉得活着没有意思”“在众人面前被上司批评是天下最糟糕的事情”，等等。

（10）**内归因**。将消极事件归咎于自己，认为是自己的原因造成事件的发生，忽略了客观环境和他人的责任。例如，“他们不高兴是因为我做得不好”“她不爱我是因为我不够好”“儿子出车祸是因为我没有能够阻止他出门”，等等。

（11）**外归因**。认为是他人导致了自己目前所遭遇的问题，他人给自己带来了麻烦和灾难，他人应该为自己困难和问题负责，忽略了自己在这件事情中可能具有的责任。例如，“我父母在这里没有关系导致我找不到工作”“我丈夫不爱我，所以我不幸福”“就是因为父母不关心我，使我走上了吸毒的道路”，等等。

（12）**贴标签**。根据个别事实就对自己或者他人进行整体评价，往往是负面的、消极的评价，经常用“某某是什么样的人”这样的句式。例如，“我是一个不受欢迎的人”“他是一个极讨厌的人”“我丈夫简直没有教养”“我是一个失败者”，等等。

（13）**随意比较**。不客观分析各方面的具体情况，随意地进行人与人之间高低优劣的比较。例如，“我若处在他的职位上，肯定会比他出色”“如果我们学校有他们的好，我们学校的升学率肯定超过他们”，等等。

（14）**情感推理**。根据自己的感受（情绪）来解释现实和预测未来。例如，“我感觉沮丧，所以我的婚姻不会幸福”“我考前紧张，所以我高考一定会失败”“我感到恐惧，事情一定会出问题”，等等。

（15）**后悔倾向**。后悔自己过去没有采取正确的行动，认为自己应该做得更好。例如，“我不应该那么说”“如果我努力的话，我会拥有一份更好的工作”“要是过去这样做的话，我的病早就好了”，等等。

（16）**消极预测未来**。没有充分思考和分析，就对自己的未来感到悲观。例如，“我不会通过那场考试”“我的婚姻不会幸福”“没有人会愿意嫁给我”，等等。

（17）**苦算命运**。对自己的未来悲观，认为已经命中注定，无法改变。例如，“看来我这一辈子都不会有什么出息”“我就是一个倒霉蛋，什么好事都不会在我身上发生”，等等。

（18）**拒绝相反证据**。拒绝任何与你的消极想法矛盾的证据或者观点。例如，“那不是真实的”“肯定有问题”“化验结果肯定是拿错了”，等等。

（19）**低估正面信息**。认为即使自己取得了成功，但这些成功（即积极的事情）是微不足道的，算不了什么。例如，“（考试焦虑的学生认为）这次考高分不算什么”“（睡眠障碍的人认为）我昨晚睡得好不算什么”，等等。

（20）**黑白思维**。以简单化的、非黑即白的方式来判断和思考问题，用完全肯定或者完全否定的方式下结论。例如，“这完全是浪费时间”“没有人喜欢我”“我丈夫对我一点也不好”“我没有取得过成功”，等等。

上面提到的20种认知歪曲，如果按照认知观念层级来区别的话，有些认知歪曲属于自动思维阶段，如读心术、消极预测未来、灾难化、任意推论、过度引申、以偏概全和随意比较。

有的认知歪曲属于中间信念阶段，如理想化、最高标准、担忧假设性问题、情感推理、内归因、和外归因。

有些认知歪曲属于核心信念阶段，如黑白思维、贴标签、后悔倾向、苦算命运、选择性负面关注、拒绝相反证据和低估正面信息。

7.2.3 学习健康的认知方式

你可能会发现自己有着上述20种认知歪曲中的数种认知歪曲。如果需要让自己的心理更加健康，就需要学习健康的认知方式，用健康的认知方式取代歪曲的认知方式（即认知歪曲）。

在自动思维阶段的心理咨询过程中，咨询师通常会同时要求来访者学习判断其自动思维属于何种认知歪曲的类型。这样的做法既可以让来访者认识到其自动思维的不合理性，也可以促进来访者对认知歪曲类型的觉察。这种觉察就为来访者修正认知歪曲和学习健康的认知方式奠定了基础。

ABC作业表（1）（见表7-3）是布兰奇[①]制作的识别自动思维的自助表，在这个自助表中除了有常规的情境（引起情绪的事）、自动思维（头脑中出现的思想和想法）、情绪和行为以外，还有“确定每个思想观念的错误类型”，这就是要求来访者判断自己的自动思维属于什么样的认知歪曲。

一旦来访者能够正确识别其认知歪曲类型，他们就需要学习健康的认知方式。我们所谓的健康认知方式实际上就是认知行为疗法咨询各阶段中所应用的咨询技术。一旦来访者能够应用控辩方技术，就可以修正任意推论、过度引申、以偏概全等认知歪曲，学会可能区域技术就能修正消极预

① 布兰奇，威尔森．认知行为疗法［M］．陈彦辛，译．北京：人民邮电出版社，2014：296.

测未来、担忧假设性问题、情感推理等认知歪曲，学会饼图技术就可以修正内归因、外归因、理想化和最高标准等认知歪曲。学会认知连续体技术就可以修正黑白思维，学会填写核心信念作业表就可以修正选择性负面关注、拒绝想法证据、低估正面信息等认知歪曲。

表 7-3　ABC 作业表（1）

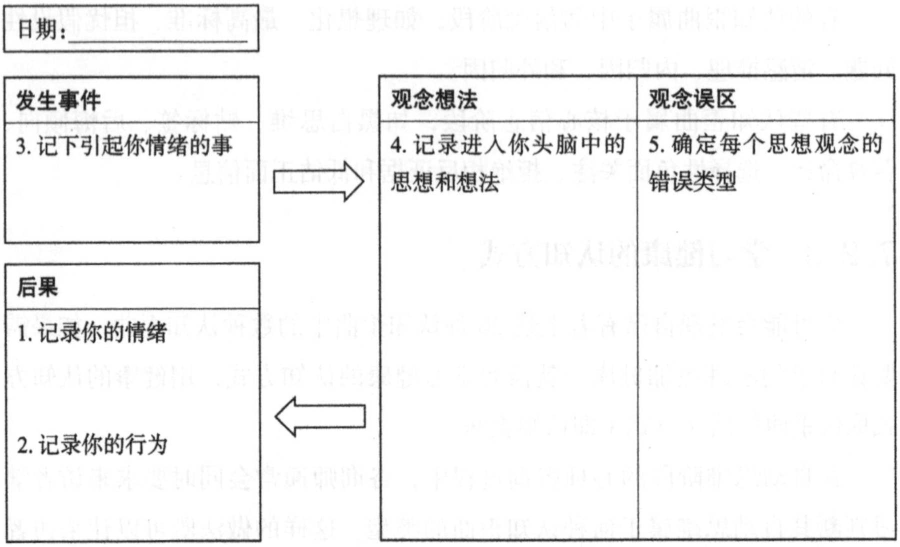

虽然我们将各种技术与上述认知歪曲的修正做了一一对应的描述，但实际上许多认知技术都会对某个认知歪曲产生影响。因此，对于咨询的认知方式纠正或者是普通人的心理健康保健来说，我们都不要局限于学习某个认知技术，而是应当学习更多的认知技术，通过这些认知技术来修正自己的认知方式。让自己变得更健康，遇到各种不利生活事件或情境的时候，不至于出现歪曲的自动思维。没有无效的、无用的自动思维出现，个体就可以保持心理健康。

从学习健康认知方式的角度看，我们可以认为在心理咨询过程中，咨询师一方面要应用各种认知技术帮助来访者修正歪曲的认知内容（自动思维、中间信念和核心信念），另一方面，来访者可以在这个过程中学习使用这些认知技术。通过认知技术的使用，学习和掌握健康的认知方式。一旦来访者掌握了这些健康的认知方式，他们就更能抵御糟糕的、负面的生活事件对心理健康的影响，保持健康的心理状态。这也就避免了其他流派眼中认知行为疗法治标不治本，心理疾病容易复发的问题。

在心理咨询过程中，认知行为疗法是通过安排来访者监控自动思维、评价自动思维等家庭作业来帮助来访者学习和掌握健康认知方式的。一旦来访者能够识别或监控自动思维，也能正确应用各种认知技术评价自动思维的时候，来访者基本上就已经掌握了这些认知技术，也就是初步掌握了相关的认知方式。当他们能够应用这些认知方式去处理生活中每天发生的各种事情，消极情绪得到了很好的处理时，来访者就不用来见咨询师，不用与咨询师讨论生活中的事情该如何处理了。这样一来，心理咨询就可以结束了。

7.3 认知行为疗法自助表设计

处于现实生活中的来访者，每周都会遇到各种各样可能引发心理问题的人和事，如果这些事情都需要和咨询师讨论才能得以处理的话，心理咨询就没有终结之日，来访者对心理咨询或心理咨询师就形成了事实上的依赖。

帮助来访者“成为自己的心理咨询师”是认知行为疗法心理咨询的目标之一，也就是说，心理咨询师应当帮助来访者摆脱对咨询的依赖，让他们学会处理自己的问题。基于这样的理念，认知行为疗法的心理咨询通常都会帮助来访者学习填写自助解决心理问题的表格（认知行为疗法自助表，简称 CBT 自助表）。

对于这些认知行为咨询自助表格，有些是通用的，它适用于各种心理问题的情形，有些表格是专用的，仅适用某些专门的心理问题。下面给大家介绍一些认知行为疗法的自助表格，供大家在心理咨询实践中参考，也可以给大家以启发，设计出适合自己的自助表格。

7.3.1 通用的认知行为疗法自助表

我们先介绍几个适合一般情形的认知行为咨询自助表。我们先给大家介绍大名鼎鼎的理性情绪行为疗法的 REBT 自助表，然后给大家介绍 ABC 作业表和贝克的认知行为疗法的思维记录表。

7.3.1.1 REBT 自助表

REBT 自助表[①]可以帮助来访者学习并掌握艾利斯理性情绪行为疗法技术，并应用技术来处理生活事件或逆境所引发的不健康的负面情绪。来访者在正确应用 REBT 后，用理性信念替代非理性信念，用健康的负性情绪替代不健康的负性情绪（见表 7-4）。

在这里需要简单提及艾利斯对消极情绪的区分，他认为消极情绪可以分为健康的和非健康的，心理咨询需要把非健康的情绪转化为健康的负性情绪。下面是一些简单的健康情绪与非健康情绪的对照，前者是健康的，后者是非健康的：担心 VS 焦虑、悲伤 VS 抑郁、懊悔 VS 内疚、沮丧 VS 羞愧、健康的愤怒 VS 不健康的愤怒[②]。

表 7-4 REBT 自助表

<table>
<tr><td colspan="2">A（缘起事件或逆境）</td><td colspan="2">C（结果）</td></tr>
<tr><td colspan="2"></td><td colspan="2">主要的不健康的负面情绪：
主要的自我挫败的行为：</td></tr>
<tr><td>IBs（非理性信念）</td><td>D（驳斥非理性信念）</td><td>E1（有效而理性的哲学观）</td><td>E2（有效的情绪和行为）</td></tr>
<tr><td></td><td></td><td></td><td>全新而健康的负面情绪：

全新而积极行为：</td></tr>
</table>

REBT 自助表各项内容填写提示如下。

① 艾利斯，麦克莱瑞．理情行为治疗［M］．刘小箐，译．成都：四川大学出版社，2005：78.

② 德莱顿，尼南．理性情绪行为咨询实务［M］．王蕾，等，译．北京：中国人民大学出版社，2013：12-13.

A：简单地摘要困扰你的情境（譬如一架摄像机会照到什么）。

- 可能是内在或外在，真实或相对的。
- 可能是过去、现在或未来的事件。

C：主要的不健康的负面情绪：焦虑、忧郁、盛怒、羞愧、痛心、嫉妒、罪恶感等。

IBs：要找出 IBs，就要看是否有如下条件。

- 教条式的要求（必须、绝对、应该）。
- 灾难化（事情很糟糕、恐怖、一塌糊涂）。
- 挫折容忍度低（我无法忍受）。
- 评估自我 / 他人（我 / 他 / 她是不好的，没有价值）。

D：驳斥要自问如下几个问题。

- 这种信念对我会造成什么影响？对我有益还是自我挫败？
- 有何证据可以支持我的非理性信念，这种信念符合现实状况吗？
- 我的信念符合逻辑吗？是否只是希望美梦成真而已？
- 事情真的很糟糕吗（糟到不能再糟了）？
- 我真的无法忍受吗？

E1：想要获得理性的思考则要做到如下几点。

- 非教条式的希望（希求、想要、欲望）。
- 评估劣势（遇到不如意事，真是不幸）。
- 挫折容忍度高（我不喜欢有这种事，但我能容忍）。
- 对自己或他人评价不以偏概全（我以及所有人都是容易犯错的人类）。

E2：健康的负面情绪包括失望、担心、烦恼、悲伤、后悔、受挫。

我们来分析 REBT 自助表中的那些自助性问题。“这种信念对我会造成什么影响？”这个问题应用的是代价收益技术；“有何证据可以支持我的非理性信念，这种信念符合现实状况吗？”这是要求用证据来证明自己的想法；后面的三个问题则是信念评价性问题，“我的信念符合逻辑吗？是否只是希望美梦成真而已？”“事情真的很糟糕吗（糟到不能再糟了）？”“我真的无法忍受吗？”新的理性信念中的几个问题（如非教条式希望）则是评价性问题，这些问题希望来访者能用这些标准找到更理性的信念。

7.3.1.2 ABC 作业表

ABC 作业表[①] 和 REBT 自助表最大的区别在于认知观念部分：REBT 自助表中，对“非理性信念”，来访者进行自我辩论之后，得到的结果是新信念——有效而理性的哲学观；ABC 作业表（见表 7-5）里面的认知内容是自动思维，是特定情境中的具体想法和观念，通过辩论后得到的也是具体的想法。这两个表还是有许多共通之处的：一是对情境、情绪和行为的识别，二是自我辩论之后的结果——新的情绪和行为。

表 7-5 ABC 作业表（2）

日期：______________

引发事件（A）	观念想法（B）	后果（C）	辩论和备选项（D）	备选观念想法的效果（E）
2. 简要记录引发情绪的事情（如事件、情境、感觉、记忆、脑中画面）	3. 记下进入你头脑中的观念、想法或念头，这可能是有关你、他人、世界、过去或未来的	1. 记录你的感受到的情绪和你体验这种情绪时的行为	4. 记下每个观念对应的备选思想观念，并记录支持备选观念辩论和相应的证据	5. 记录你的情绪感受和准备怎么办，在你接受备选思想观念后
		情绪 如抑郁、负罪感、受伤、生气、羞耻、嫉妒、焦虑等，用 0 ~ 100% 评定程度		**情绪** 再用 0 ~ 100 分评定健康的替代情绪的程度，如悲伤、后悔
		行为 回避、退缩、逃跑、饮酒、寻求再保证、拖延		**备选行为或试验** 如面对情境、增加活动量、坚持主张

自助表填写说明如下。

① 布兰奇，威尔森．认知行为疗法［M］．陈彦辛，译．北京：人民邮电出版社，2014：33-36.

（1）在“后果”的“情绪”框中写下你的情绪

你可以选择填写以下情绪：愤怒、焦虑、抑郁、羡慕、愧疚、伤心、妒忌、羞耻等，而后评估情绪的程度，用 0 ~ 100% 的数字表示。

（2）在“后果”的“行为”框写下你以往的行为方式

人们通常认为主要有以下几种行为变化：

- 避免做某事；
- 沉默寡言、离群、不积极；
- 好斗；
- 暴饮暴食或限制饮食；
- 逃避某种情形；
- 推迟某事（拖延）；
- 反复确认；
- 酗酒或吸毒；
- 采取安全行为，如感觉头晕时抓住某物。

（3）在“引发事件”框写下触发你消极情绪的事物

可参考填写的激发事件有以下几种：

- 当前发生的事；
- 过去发生的事；
- 你预计未来会发生的事；
- 外部世界的事物（某个物体、某个地方或某个人）；
- 大脑里的事物（意象或记忆）；
- 生理感觉（心率加快、头痛、疲劳）；
- 你自己的情绪和行为。

（4）在“观念想法”框写下你的想法、态度和信念

它们可能是极端、扭曲和无益的，但也许在你看来是真实的，下面便是这类自动思维的例子：

- 我的毛病又犯了，我真没用；
- 我本应该更清楚；
- 这下大家都知道我是个白痴了；

- 这证明我不能像正常人那样处理事情。

（5）在“辩论和备选项”框中审视你的消极想法

问自己以下问题，检查并减少你的无益想法：

- 我能证明自己的想法是100%正确的吗？
- 这样想会带来什么影响？
- 我的想法是否完全符合逻辑，是否理智？
- 我一向尊重其意见的人认为我的这种想法现实吗？
- 有没有证据反驳这种想法？
- 我的想法是合理的还是极端的？
- 我的想法是死板的还是灵活的？
- 我有没有客观现实的思考，还是说我的想法因我的感觉而带有偏见？

（6）在“辩论和备选项”中用积极的想法取代无益的想法、态度和信念

你可以问以下问题，帮助自己产生积极的想法：

- 有没有更好的方式看待这种情况？
- 我有没有引导朋友这样想？
- 如果我情绪不错，我会不会有不同的想法？
- 从我过往的经历看，是否可能会有另一种结果？
- 如果更灵活一些或者不那么极端，我会怎么想？
- 如果更现实一些，将不支持我当前想法的证据考虑进去，我又会怎么想？
- 怎么想才能有不同的感受，做出不同的行为？

（7）在“备选观念想法的效果”的“情绪”框中为你原有的情绪评分（用0～100%的数字表示），另外注明你是否体会到以下几种危害较小的情绪

- 担心；
- 烦恼；
- 难过；
- 懊悔；

• 失望；

• 悲伤。

（8）**在“备选观念想法的效果”的“备选行为或试验”框中记录你观念改变后的行为或尝试**

• 面对处境，增加积极性和坚持某个行动等。

我们来分析一下ABC作业表中提出的自助性问题。

在这个表中，审视消极想法和得出替代想法的自助性问题比较多，具体来说分为这么几类：

第一类是寻找相关想法的证据，如“我能证明自己想法是100%正确的吗？”“有没有证据反驳这种想法？”“如果更现实一些，将不支持我当前想法的证据考虑进去，我又会怎么想？”这三个问题就是控辩方技术的应用。

第二类是想法的代价收益，如“这样想会带来什么影响？”“怎么想才能有不同的感受，做出不同的行为。”

第三类是评价想法的性质，按照艾利斯理论的观点，理性的想法应该是合理的、灵活的，如“我的想法是合理的还是极端的？”“我的想法是死板的还是灵活的？”“我有没有客观现实的思考，还是说我的想法因我的感觉而带有偏见？”

第四类是引导新想法产生，这也是ABC自助表的特色所在，作者提出了几个有启发性的问题帮助来访者产生新的想法，如“有没有更好的方式看待这个情况？”“如果情绪不错，我会不会有不同的想法？”“从我的过往经历看，是否可能会有另一种结果？”“如果更灵活一些或不那么极端，我会怎么想？”“如果更现实一些，将不支持我的当前想法的证据考虑进去，我又会怎么想？”

7.3.1.3 思维记录表

思维记录表[①]原来名为功能不良思维记录表，是一种当来访者感到痛苦的时候，促使来访者评价自己的自动思维的工作表。思维记录表用来评价

① 贝克.认知疗法：基础与应用［M］.张怡，等，译.北京：中国轻工业出版社，2013：217-221.

两次咨询间歇期间新发生的自动思维，它的目的是帮助来访者学会应用控辩方、发散思维、可能区域、代价收益、行为激活等认知行为技术来帮助自己，通过自身的努力让情绪好转和问题情境得到解决（见表 7-6、表 7-7）。

表 7-6 思维记录表

指导语：当你注意到自己情绪不好时，问自己："此时我在想什么？"同时尽快在自动思维这栏记录下你的想法或者脑中出现的画面。					
日期 时间	**情境**	**自动思维**	**情绪**	**适合的反应**	**结论**
	什么现实的事情导致了不愉快的情绪	1. 有什么思维 / 意象 2. 思维相信程度	1. 体验到的情绪 2. 情绪强度多少	1. 对自动思维进行评价，列出各种想法 2. 评价这些想法的相信程度	1. 对自动思维的相信程度 2. 情绪程度是多少 3. 准备做什么

帮助你形成替代性反应的六个问题（如果无法回答，可以跳过该问题）：

（1）有什么证据证明这个自动思维是真的？还有什么证据证明它是假的？

（2）有没有替代性的解释？

（3）可能发生的最糟糕的情况是什么？我怎么应对？可能发生的最好的情况是什么？最现实的结局会是什么？

（4）如果我相信自动思维，会有什么影响？如果我改变想法的话，会有什么影响？

（5）我该怎么做？

（6）如果________（朋友名字）在这种情境下，他 / 她有这种自动思维，我会告诉他 / 她什么？

表 7-7　思维记录表示例

	情境	自动思维	情绪	适合的反应	结论
日期 时间	什么现实的事情导致了不愉快的情绪	1. 有什么思维 / 意象 2. 思维相信程度	1. 体验到的情绪 2. 情绪强度多少	1. 对自动思维进行评价，列出各种想法 2. 评价这些想法的相信程度	1. 对自动思维的相信程度 2. 情绪程度是多少 3. 准备做什么
周五下午 3 点	想邀请鲍勃一起喝咖啡	他不会跟我一起去 / 90%	伤心 /75%	· 我并不真的知道他是否想去 /90% · 他在课堂上对我友善 /90% · 会发生的最坏的情况是他拒绝我，然后我会难过一会儿，但我可以跟艾莉森聊这件事 /90% · 最好的情况是他同意跟我一起去 /100% · 最现实的结果是他可能会很友善地说他很忙 /80% · 如果我一直假设他不跟我去，我就不会邀请他了 /100% · 我应该行动，去邀请他 /50% · 无论如何，这没什么大不了的 /75%	1. 自动思维为 50% 2. 伤心为 50% 3. 我会去邀请他

思维记录表是贝克认知行为疗法的自助表，自助表中的问题设计应用了贝克认知疗法的技术。我们仔细分析这六个问题，我们可以发现：

第一个问题应用的是控辩方技术，“有什么证据证明这个自动思维是真的？还有什么证据证明它是假的？”

第二个问题应用的是发散性思维技术，“有没有替代性的解释？”

第三个问题应用的是可能区域技术，“可能发生的最糟糕情况是什么？我怎么应对？可能发生的最好的情况是什么？最现实的结局会是什么？”

第四个问题应用的是代价收益技术，“如果我相信自动思维会有什么影响？如果我改变想法的话会有什么影响？”

第五个问题应用的是行为激活技术，“我该怎么做？”

第六个问题应用的是他人参照技术，“如果______（朋友名字）在这种情境下，他/她有这种自动思维，我会告诉他/她说什么？”这个技术帮来访者走出自我，想到如果朋友遇到这种情况，自己会怎样去开导或劝解对方，这样做的目的是促进新想法的内化。

7.3.1.4 不适应想法自我检核表

廖风池提出的不适应想法自我检核表也是一种适用各种自动思维情形的评价自动思维的工具。它要求来访者从五个方面来评价自己的自动思维（即不适应想法）。一旦来访者养成评价自己的想法的习惯，就能够极大幅度地减低心理困扰的可能性（见表 7-8、表 7-9）。

表 7-8 不适应想法自我检核表

自我检核项目：1. 这个想法是否使我更愉快些？
2. 这个想法是否帮助我达成了正向的目的？
3. 这个想法是否使我与人相处更为愉快？
4. 别人若处于这种情境，是否也会和我有相同的想法？
5. 这个想法是否一闪而逝，而且很少再出现？

请针对所记录的每一个想法逐一检核，答案若为“是”就打○，为“否”则打 ×。

如果某一想法在前四项检核结果 × 多于○，而且在第五项检核也为 ×，则为不适应想法，请在备注划√，以识别。

日期	事件发生的情境	我的反应（想法）	自我检核					备注
			1	2	3	4	5	

表 7-9　不适应想法自我检核表（示例）

自我检核项目：1. 这个想法是否使我更愉快些？

2. 这个想法是否帮助我达成了正向的目的？
3. 这个想法是否使我与人相处更为愉快？
4. 别人若处于这种情境，是否也会和我有相同的想法？
5. 这个想法是否一闪而逝，而且很少再出现？

请针对所记录的每一个想法逐一检核，答案若为“是”就打○，为“否”则打 ×。

如果某一想法在前四项检核结果 × 多于○，而且在第五项检核也为 ×，则为不适应想法，请在备注划√，以识别。

日期	事件发生的情境	我的反应（想法）	自我检核					备注
			1	2	3	4	5	
6月15日	寝室室友大声喧哗，使我无法专心写作业	吵死人，真没修养	×	×	×	○	×	√
		再不停止吵闹，我会疯掉	×	×	×	×	×	√
		这种人该下十八层地狱	×	×	×	×	○	
		看来我得赶快换地方写作业才行	×	○	○	○	×	
6月16日	与同学约好7点见面，对方却一直没来	可恶，竟然爽约	×	×	×	×	×	
		也许他有别的事情不能来了	×	○	○	○	×	
		他把我当什么人了	×	×	×	×	×	√
		不守信的人是混蛋，不值得交往	×	×	×	×	×	√

如果我们分析自我检核项目的五个问题，我们会发现前三个问题是围绕自动思维的有用性（即代价收益）来进行评价的，让来访者评价这个想法是否让自己感到愉快、与人相处更为愉快和帮助自己达到正向目的。

第四个问题（别人若处于这种情境，是否也会和我相同的想法）是他人参照技术的应用，这个技术通常可以帮助来访者走出自我，考虑其他人对此的想法和做法。

第五个问题（这个想法是否一闪而逝，而且很少再出现）比较特别，询问想法发生的频率，研究者设计这个问题的主要目的是让来访者认识有些想法（特别是负面想法）是一闪而过的，不用纠正它，有时候我们去纠结它或消除它，反而会使这样的想法更加频繁出现，我们知道强迫症患者的强迫思维就有这个特点。

上面我们给大家罗列了几个具有代表性的认知自助表，你可以根据需要设计更适合自己的认知行为自助表。选择上面某个表格样式或者自己设计某种表格样式，从上面这些表格中选择一些具有代表性的自助问题（你可以参考上述问题自行设计）构成你自己的认知行为自助表。给大家介绍这些自助表的目的也就在于此，希望大家从中可以学习借鉴，创造具有自己特色或者适应具体心理问题的有针对性的自助表来。

7.3.2 特定心理问题自助表

7.3.2.1 检验和挑战认知歪曲

对一些特定类型的认知歪曲，莱希[①]设计了一些自助问题帮助来访者修正其认知歪曲模式。虽然这些自助性问题没有使用表格的形式，但通过自助性问题来帮助来访者修正其歪曲的认知内容和认知方式的目的是一致的。下面摘取“读心术”和“黑白思维”两个认知歪曲的自助问题供大家参考。

读心术

即使没有他人在想什么的充分证据，你也以为自己知道人们在想什么。例如，他认为我是一个失败者。

自助问题：

（1）评价你对信念的相信程度，识别你的情绪并评价情绪的强度；

（2）精确识别你预测的内容，如“他不喜欢我，所以他不愿意和我说话。”

（3）进行代价收益分析：

- 你认为读心术为你提供了有用的信息吗？
- 读心术能帮助你不被出其不意地攻击，或者能防止不好的事情发

① 莱希．认知治疗技术从业者指南［M］．张黎黎，等，译．北京：中国轻工业出版社，2005：305-319.

生吗？

- 如果你能减少使用读心术，你的想法感受和行为将会发生什么样的变化？

（4）检验支持和反对你的读心术的证据；

（5）检验你的读心术证据的质量如何；

（6）识别认知歪曲：你使用了什么认知歪曲来支持你的信念？你使用了个人化、消极预测未来、贴标签、低估正面信息，选择性负面关注？

（7）你怎样证明自己的想法是错误的？是可以检验的吗？

（8）让我们做一个箭头向下的练习：如果你的想法是真的会怎么样？→它为什么会困扰你？如果人们的想法真的像你所认为的那样，那么这是你的问题（如“我是不受欢迎的”“我是愚蠢的”）还是他们的问题呢（如“他们是苛刻的”）？

（9）让我们来挑战你对被认可的需要：如果有人不喜欢你会怎么样？将会发生什么样的事情？什么将会是保持不变的？

- 是什么让你认为别人不同意你的观点或者不认可你？这种不同意或不认可意味着你的价值降低了，还是其他人的价值降低了？为什么是或者为什么不是？
- 列出所有即使人们不喜欢你，你依然能够去做的事情。
- 没有人能得到所有人的认可，为什么得不到认可会让你烦恼呢？
- 如果你接受了某些不认可你的事实，那将会是什么呢？你的代价收益又是什么？

（10）每天花20分钟对自己重复下面这句话：“不管我做什么都会有人不喜欢我。”这样做后，你的想法发生了什么样的变化？它变得令人厌烦吗？

（11）做与你的想法相反的行为，对你认为不喜欢你的人做一些积极的事情。

黑白思维

你以全或无的方式来看待事件或人。例如，“我被所有人拒绝”或者“这完全是浪费时间”。

自助问题：

（1）评价你对信念的相信程度，识别你的情绪并评价情绪的强度；

（2）准确识别你对自己或其他人行为的预测；

（3）进行代价收益分析：

- 你认为用全或无的方式来观察自己会激励你吗？
- 你认为黑白思维是实事求是的吗？
- 如果你减少使用黑白思维的方式，你的想法、行为和感受将会发生怎样的变化？

（4）检查支持和反对你黑白思维的证据，有没有不同意你的黑白思维的证据呢？

（5）证据质量：支持你全或无的信念的证据的质量如何？

（6）识别认知歪曲：你使用了什么认知歪曲来支持你的信念？你有没有使用低估正面信息，选择性负面关注和贴标签的思维方式？

（7）你怎样证明你的想法是错误的？它是可以检验的吗？

（8）用 0 ~ 100% 的连续体来看待事物，那将会是怎么样呢？在逐步提高的每 10 个百分点处分别填上一个相应的行为。

（9）比这个行为更坏、更好或者与之相同的行为分别是什么？

（10）有没有不发生黑白极端的情形或者时刻呢？你将会怎样描述这些情境或者时刻？

（11）每个人都会用这种方式来看待事物吗？为什么不会？

（12）尝试积极关注，每天关注你的（或其他人的）积极方面持续一周，这个记录将会告诉你什么呢？

（13）给积极事件奖赏，每次你（或者他人）做了积极的事情，表扬自己（或者那个人），这种赞扬将会增加还是减少积极行为的发生呢？

从上面这两组认知歪曲的自助问题中，我们看到有共同的自助性问题，也有一些针对不同认知歪曲的特殊问题。共同的自助性问题有：评价信念的相信程度、识别情绪并评价情绪强度、代价收益分析、检查支持和反对自动思维的证据，评价证据质量、识别认知歪曲类型、寻找反对证据等内容。这些自助问题主要集中在第1问至第7问。第8问及其后面的问题，则主要针对相应的认知歪曲设计了一些独特的问题，如针对读心术设计了箭头向下、挑战认知和行为改变（做相反行为）的提问，针对黑白思维设计了0～100%的连续体、他人参照、积极关注和应用奖赏等提问。

7.3.2.2 考试心态CBT自助表

参加考试的学生，不少人都有考试焦虑问题。考试焦虑的认知内容归纳起来有两个要点：一是对考试结果的消极预期，如自己会考不好，自己的状态糟透了（对于考试），自己没有准备好；二是考试失败的结果糟透了，如考试太重要，失败就完了，就没有未来（担心未来前途），辜负父母老师期望，让他人笑话没面子，自己太笨了（自我意象威胁）。

针对考试焦虑这样的认知特点，我设计了一种以控辩方和可能区域技术为主的CBT自助表，帮助学生来修正对考试结果的消极预期和对失败结果很严重的认知。当然还需要代价收益技术来激发学生改变想法的动机，需要行为激活来引导学生从当前情绪状态和行为状态中走出来。基于上面的四个技术，再加上自动思维识别方面的内容就形成了下面的考试心态CBT自助表（见表7-10）。这个表格给一些有考试焦虑的学生使用过，学生反响还好。

表 7-10　考试心态 CBT 自助表

<table>
<tr><td rowspan="3">现场记录</td><td colspan="3">情境：</td></tr>
<tr><td colspan="3">情绪（和强度%）：</td></tr>
<tr><td colspan="3">想法（和相信程度%）：</td></tr>
<tr><td rowspan="7">自助问题</td><td rowspan="2">有证据吗</td><td>支持上述想法证据</td><td>支持相反想法证据</td></tr>
<tr><td></td><td></td></tr>
<tr><td rowspan="2">考试会怎样</td><td colspan="2">最糟结果是：
出现糟糕结果，你可以怎么办：</td></tr>
<tr><td colspan="2">最好结果是：</td></tr>
<tr><td rowspan="2">想法利弊</td><td colspan="2">好处是：</td></tr>
<tr><td colspan="2">弊端是：</td></tr>
<tr><td colspan="3"></td></tr>
<tr><td rowspan="3">结论</td><td colspan="3">现在怎么想更能考好</td></tr>
<tr><td colspan="3">现在怎么做更能考好</td></tr>
<tr><td colspan="3">现在心情如何（%）</td></tr>
</table>

这个自助表就是我自己设计的，把它放在这里就是给大家做一个参考，希望能够启发大家去设计针对特定问题的认知行为自助表。

7.4　其他认知行为技术

自动思维阶段通过改变认知和改变行为来达成问题情境的解决和情绪的好转。在来访者未能较好地掌握认知行为疗法技能之前，这样的做法或许不会带来立竿见影的效果，有时候会影响来访者对于咨询的信心。为了让心理咨询在开始阶段就能取得一些效果，有些咨询师愿意使用一些情绪管理技术，让来访者的情绪得到好转，另外，如果能够转移来访者的注意力，把注意力从引发心情不好的事情上绕开，也能让其心情好起来。其实，对引发消极情绪的问题情境进行处理也能让来访者情绪好转。这些做法虽然没有去改变来访者的认知，但它们在一定程度上也能缓解来访者的消极情绪，争取来访者对咨询认可，能让心理咨询继续下去。咨询关系稳定后，咨询师可以继续对来访者进行认知改变和行为改变来达成更为基本和长期的咨询目标。

7.4.1 情绪技术

情绪是心理健康的指标，在咨询初期如果我们能够让来访者的情绪好转，来访者就能明显地发现咨询的效果，也就更相信心理咨询和心理咨询师能够帮到自己，这有利于进一步巩固咨询关系。改善来访者的情绪除了认知改变的技术外，还有一些直接针对情绪的行为技术可用。

7.4.1.1 肌肉放松技术

在众多的放松技术中，只有肌肉放松和腹式呼吸放松是比较彻底的，对焦虑情绪有着明显的效果。其他的一些放松方法如冥想放松、音乐放松等形式更多的是起到转移注意力的效果，它使得个体的注意力从焦虑源转移到音乐或想象的画面中。一旦停止冥想或听音乐，焦虑情绪很快就回来了。

对于焦虑显著并且大部分时间都处于焦虑状态的来访者而言，先学习肌肉放松训练是有益的。咨询师需要先教会来访者肌肉放松训练的整套动作，离开咨询室后，来访者需要每天练习放松肌肉，一般要求是每天练习两次，每次时间大约半小时。如果来访者感到焦虑可以自行安排更多的练习次数。

通过放松肌肉来达到放松紧张躯体、放松情绪，降低紧张情绪的作用。放松练习将让你逐个体验身体各部分肌肉的紧张与放松。体验紧张与放松的感觉，通过反复练习可以使你掌握放松躯体各部分肌肉的技巧，最后达到放松自己的目的。

来访者通过反复练习，体会紧张和放松的感觉，并且在练习过程中将“紧张”和“放松”与相应的肌肉动作和感觉联系起来，来访者就可以通过“放松”的自我暗示让自己进入放松状态，不用进行肌肉放松练习来实现放松了。当然，这样的结果就是我们所希望的：通过一个词就可以让自己放松。

下面是我总结的肌肉放松练习的指导语。

我们马上就要进行放松练习了，请你先去除身上的附属物，如手表、眼镜、皮带。请你选择一个恰当的姿势，调整一下你的姿势，让你感到舒适一些。请你闭上眼睛，注意听，然后按照我说的去做。

肌肉放松练习将先从手到肩部，然后从头部到腿。我们将从手开始，然后放松肩、头、躯干和腿。我们接下来就开始放松手部。

各部位肌肉放松指导语

手部放松指导语如下。

紧张部分（15 秒）

向前平举你的双手，握起双拳（描述动作）。**用力握紧双拳。用力握紧双拳**。继续用力，继续用力，更用力，更用力。**现在感觉手和前臂紧张**。

放松部分（85 秒）

好，现在慢慢地放松下来。一面放松，一面注意感觉**手部肌肉**。你会发现它慢慢放松下来了，松弛开了。继续放松，继续放松下去。一面放松，一面注意感觉**手部肌肉**。你会发现它慢慢放松下来了，松弛开了，继续放松，继续放松下去，放松，更放松。

其他部位肌肉放松的指导语是相似的，除了各部位动作不一样以外，为了节约篇幅，下面就列表说明肌肉放松的顺序、各部位肌肉紧张和放松的动作描述，以及针对的肌肉部位（见表 7-11）。

表 7-11　肌肉放松指导

放松顺序	（紧张）动作描述	放松动作描述	肌肉部位
1. 手部	向前平举你的双手，握起双拳，**用力握紧双拳** ・感觉手和前臂的紧张	把手放回大腿上或身体两侧	手部肌肉

（续表）

放松顺序	（紧张）动作描述	放松动作描述	肌肉部位
2. 手腕	请伸出两只手，胳膊不动，两只手腕向后弯曲，让手指指向天花板，**用力向后弯曲** · 感受手腕的紧张	把手放回大腿上或身体两侧	手腕肌肉
3. 手臂	双手握拳，前臂向肩部弯曲，**用力握紧拳头，向肩部用力弯曲** · 感觉这些肌肉的紧张	把手放回大腿上或身体两侧	手臂肌肉
4. 肩部	现在请挺腰坐直，向上耸起你的肩部，让你的肩向耳部靠拢，**用力耸肩** · 感觉肩部的紧张	肩部回到正常状态	肩部肌肉
5. 前额	我们来练习放松面部肌肉，眉头上扬，皱起前额，**用力上扬眉头，用力皱起前额** · 感觉面部肌肉的紧张	放松面部肌肉，让它处于放松状态	前额肌肉
6. 眼睛	现在紧闭双眼，试图用眼皮压迫你的眼球，**用力压迫眼球** · 感觉到眼睛周围的紧张	放松眼部，让它处于放松状态	眼部肌肉
7. 嘴	通过咬紧牙关，使你的咀嚼肌紧张起来，并将嘴角向后移动，**用力咬紧，嘴角用力后移** · 感觉咀嚼肌的紧张	放松嘴部，让它处于放松状态	嘴部肌肉
8. 嘴唇	现在紧闭双唇，**用力闭紧双唇** · 感觉嘴部周围的紧张	放松嘴部，让它处于放松状态	嘴唇肌肉
9. 上颈部	我们移向颈部肌肉，将头尽量向后仰，**用力向后仰** · 感觉颈部和后背的紧张	头部回到正常状态，让它处于放松状态	颈部肌肉
10. 下颈部	现在继续注意颈部，身体保持不动，头向前伸，看看能否让下巴接触到前胸，**用力向前伸** · 感觉颈前部肌肉的紧张	头部回到正常状态，让它处于放松状态	颈部肌肉
11. 背部	现在，注意你的后背 将背向后弯曲，挺出胸和腹部，**用力弯曲** · 感觉到背部的紧张	背部回到正常状态，让它处于放松状态	背部肌肉
12. 胸腹部	现在深吸气，让空气充满你的胸腔，用力吸气 · 感觉整个胸部和腹部的紧张	呼气，向外呼吸，让胸部和腹部处于放松状态	胸部和腹部

（续表）

放松顺序	（紧张）动作描述	放松动作描述	肌肉部位
13. 腹部	现在将注意力放在腹部，用力绷紧腹部肌肉 · 感觉腹部的紧张	放松腹部，让腹部回到正常状态	腹部肌肉
14. 腿部	注意力集中到腿部，伸直双腿，用力伸直 · 感觉大腿的紧张	放松腿部，让腿部回到正常状态	腿部肌肉
15. 小腿和脚	现在注意小腿和脚，将脚尖尽量朝上指，使你的小腿肌肉绷紧，好像有一根线正向上牵拉着你的脚尖，用力绷紧脚尖 · 感觉这种牵拉和紧张	腿部回到正常状态，让它处于放松状态	小腿和脚部肌肉

全身回顾

我准备再回顾一次所有肌肉群。当我提及一组肌肉时，你要注意那里是否有任何的紧张。如果存在紧张，那么就集中注意力到那组肌肉上，让它们放松下来。想象将所有的紧张排出体外。

手部……手腕……手臂……肩部……前额……眼睛……嘴……嘴唇……

上颈部……下颈部……背部……胸腹部……腹部……腿部……小腿和脚……

7.4.1.2 呼吸放松技术

要讨论呼吸放松的作用机理，我们需要先介绍其生理基础。自主神经系统是神经系统的组成部分之一，具有特殊的生理功能，主要支配内脏、血管和腺体，在维持人体的随意和不随意活动中起重要作用，它的活动是在无意识下随意进行的。自主神经系统支配内脏器官、内分泌腺以及汗腺等。根据解剖、生理及药理学，自主神经分为交感神经系统和副交感神经系统，两者相互拮抗、相互协调而进行活动。

当个体处于焦虑状态时，交感神经处于兴奋状态，副交感神经则是处于被抑制状态。如果个体进行缓慢而深沉的呼吸练习，就可以刺激副交感神经的兴奋，副交感神经的兴奋可以抑制交感神经系统的兴奋，从而达到缓解焦虑的生理反应和体验的效果。

下面呼吸练习指导语：

·膈式呼吸（腹式呼吸）原理

很多人呼吸不够深沉。学会用腹式呼吸能增加吸氧量。这种呼吸方法充分利用肺的容量，使你可获得比正常浅呼吸多7倍的氧气量。一天中的任何时候你都可以练习——不管是在排队等候的时候，还是你乘坐的汽车遇到交通堵塞的时候。所增加的氧气量对你的身体和心理都有益。

呼吸练习可以使副交感神经兴奋，这会起到松弛作用，使神经系统趋于平静。开始时，你可能会有轻微的不适和头晕，但这种副作用很少出现。你得到的好处是很多的，包括一个或多个方面：减轻压力，缓解紧张，使精力充沛，提高忍耐力，延缓衰老，集中精力，提高身体素质。

在学习和使用呼吸练习时一般不会发生什么危险，但如果你出现极为异常的疼痛或不适反应，你最好立即停止练习。

你可以进行一周的呼吸练习。如果你每天练习一次，将花五六分钟时间。每天进行两次，时间将加倍。特别是，在你感到有压力、需要休息或恢复体力和精神的时候，可练习呼吸练习。

·膈式呼吸（腹式呼吸）方法

请注意，平时你在呼吸时，你的胃会上升，肋骨向外扩展。这样的呼吸方式主要靠胸部扩张完成。今天你要练习的是膈式呼吸，它能帮助你获得更深的呼吸。膈式呼吸是利用膈肌进行的呼吸，膈肌位于胸腔和腹腔之间，它的作用是分隔胸腔和腹腔。膈式呼吸利用膈肌下沉增加肺部肺活量含氧量。吸气时腹部往外突，呼气时腹部往内收，所以这个练习也被称为腹式呼吸。

请保持一个舒适的躺姿（或坐姿），通过鼻孔呼吸，两腿舒适的分开，双足放松向外分开。弯曲肘部，把大拇指轻轻地放在肋骨下缘；两手指相对，使掌面与身体保持垂直。想象吸气时的膈肌，膈肌纤维收缩并向下拉。

呼气时想象空气从肺中呼出，同时膈肌上移。

当你吸气时，把你的腹部向外鼓，当你呼气时让你的腹部向内收。始终保持一种平稳的方式通过鼻孔呼吸。

刚开始时注意吸气和呼气时手的起落，这对你是很有帮助的。吸气时注意手的上升，同时腹部鼓起，呼气时腹部收缩，同时手下沉。

记住膈肌是一块肌肉，可以像其他肌肉一样得到锻炼和强化。

当你呼气时，肌肉收缩，膈肌变成球面状并向上推向肺部。想象你的膈肌在每次吸气和呼气时，对负责消化和排泄等内脏器官做揉捏等按摩，使血液流入内脏，然后再挤出。这种呼吸方法充分利用了你的肺容量。

7.4.1.3 焦虑暴露技术

如果来访者一天的多数时候都处于焦虑状态，咨询师就可以建议其练习肌肉放松训练，通过肌肉放松的方式缓解其焦虑症状。如果来访者在特定情形下感到焦虑紧张，这个时候就可以建议来访者练习膈式呼吸方法，膈式呼吸能够即刻降低当前的紧张和焦虑情绪体验及生理反应。

对于特定情境中的焦虑、恐惧和紧张情绪，除了可以应用膈式呼吸和肌肉放松练习来缓解以外，暴露技术是另一个可以缓解焦虑的措施。一般情况下，如果某个情境引发了个体的焦虑，个体就倾向于回避这个情境。个体一旦选择回避这样的情境，这个情境就更容易引发焦虑，甚至在接近这个情境的时候也会焦虑，也就是焦虑情境将会泛化。暴露技术反其道而行之，它阻止个体去回避行为反应，直面焦虑情境，在适应焦虑情境后，焦虑程度就会下降，症状也会得到缓解。应用暴露技术时，个体的焦虑状态短时间内会增强，但随着暴露的持续，焦虑情绪会降低。

在强迫思维中，个体会因为某个不好的想法而感到焦虑，从而希望回避这样的想法，甚至采取仪式行为或者反强迫思维加以对抗，这样做的结果导致症状得以维系。在咨询初期，认知行为疗法往往建议来访者允许回想，也就是试着接纳出现的想法，不用采取回避行为或者反强迫行为对抗。当来访者允许回想以后，他们会发现，这种不好的想法的出现频率明显降低，自己对不好的想法出现后的焦虑程度也会降低。

对于像社交焦虑这类情绪而言，来访者要允许自己在社交场合中有焦虑，带着焦虑与人交往或公共演讲。当来访者允许自己在社交中有焦虑，把注意力的焦点放在社交任务或演讲内容上时，他们就会发现自己的焦虑情绪得以缓解。这种做法也是森田疗法中所倡导的“带着症状去生活”的具体体现。

7.4.1.4 行为激活技术

前面的肌肉放松、膈式呼吸和暴露技术主要应用在焦虑、恐惧、紧张的情绪中，而抑郁、失望、郁闷等情绪低落可以应用行为激活技术。行为激活技术就是促使个体采取一些行动，当个体采取一些积极主动的行动后，情绪就会好转。

一般而言，如果个体情绪低落，咨询师可以建议其尝试一些积极的活动，让自己动起来，心情就会好转。

（1）能够让个体情绪好转起来的首选活动就是体育运动，如果来访者能够进行跑步、打球、游泳等活动，每次时间在30分钟以上，就能够让自己的情绪好转。

（2）可选择人际互动的活动，与朋友聊天，逛街、吃饭、聚会等。个体在这些活动中可以倾诉自己的苦恼和郁闷，也可以通过与人互动，受到他人积极情绪的感染，自己的情绪也能变得好转。

（3）娱乐休闲活动，个体可以做一些自己平时喜欢的事情或活动，如听音乐、练瑜伽、绘画等。

总体来说，当个体处于情绪低落状态时，咨询师可以建议来访者动起来，不要陷在抑郁状态之中。只要来访者能够行动起来，不管活动幅度、活动空间和活动量有多大，都对情绪改善有帮助。

7.4.2 注意力技术

从认知行为疗法的观点看，来访者的各种情绪体验是由特定的情境所引发的，如果来访者不能通过处理认知的方式来缓解消极、负面的情绪，我们就可以通过避免问题情境或处理问题情境的方式来缓解焦虑情绪。

通过转移情境来暂时缓解消极情绪的做法，在心理咨询初期可以使用，它使得来访者能够暂时获得情绪的好转，为心理咨询进一步应对问题情境赢得时间。但这种方式只能短期使用，不能长期使用，如果长期回避问题情境就会引发新问题。

心理咨询初期，注意力技术起到管理情境的作用。心理咨询师通过引导来访者的注意力指向，把注意力从引发消极情绪的情境转移出来，指向那些不引发消极情绪的情境，来访者情绪体验就可以得以好转。具体来说，注意力技术有分心和再聚焦两种应用方法。

7.4.2.1 分心

分心就是我们把注意力从当下应当注意的对象上转移，聚焦到无关对象上来。分心在一般意义上是被看作问题的，例如，学生上课没有用心听老师讲课，把注意力集中在窗外发生的事情，或者偷看小说等，学生的这种分心行为自然会影响听课效果，这样的分心是不好的。

在心理咨询过程中，我们可以利用分心把来访者从负性情绪陷阱中拯救出来。当来访者陷入问题情境中，体验到持久而严重的消极情绪时，咨询师可以引导来访者把注意力从当前情境中转移到其他事情上面，这些事情可以引发来访者的积极情绪（或者心情平静）。

在这里给大家举一个应用分心技术缓解思维反刍的例子。一位来访者因为情绪冲动杀人而被判死缓入狱，他入狱后整日反复思考当初为什么那么冲动，为什么没能克制自己的情绪，如今自己入狱害家人蒙羞，父母、妻儿在当地抬不起头，自己在狱中也无法孝敬父母，照顾妻儿。每当他想到这些的时候，在内疚、负罪感中不能自拔。由于他整日思考这些内容，便不能很好地适应狱中生活。心理专家建议他采用分心技术来停止这样的思考，因为这样的思考对他没有产生任何积极意义，每次想的内容都一样，都没有新的结果，每次都会带来负面情绪，也没有建设性。

建议来访者每当思维反刍（后悔）的时候，他就通过转移注意（即分心）的方式来让自己跳出当前的情绪漩涡。心理专家与来访者的讨论，商量了可以采用的一些活动：与人聊天说话、到户外走动、练字、读小说、朗诵诗歌、给家人写信等。咨询师告诉来访者，每当他意识到思维反刍的时候，就启动分心技术。来访者实践分心技术后，思维反刍的时间大大缩短，负面情绪也有所好转。

7.4.2.2 再聚焦

有的来访者在工作生活过程中会出现注意力转移，不由自主地想到那些让自己感到不开心的事情，一旦想到这些事情就无法从中抽离出来。在这种情况下，咨询师可以应用注意力技术让来访者把注意力从当下引发负性情绪的情境转移回当前的工作生活上来。鉴于当前的工作生活不会引发消极负面的情绪，这样的注意力转移可以使得患者的情绪好转。由于来访者的注意力是从当前事务中转移出去的，现在把注意力重新转回到当前事务中来，它是注意力的回归，所以我们把它称为再聚焦技术。

我们比较一下分心和再聚焦技术，这两个技术共同的地方就是把注意力从引发负性情绪的情境中转移到其他情境中，不同的地方是，分心是从当前引发负性情绪的情境中转移出去，而再聚焦是把注意力转移回当前应当注意的情境中来。分心技术主要用在当前无所事事而陷入消极情绪的情形中，再聚焦技术则主要用在当前正在学习工作的情况下。

一个高考生有严重的考试焦虑。这个学生考试焦虑的一个主要表现就是经常在看书或做题的时候走神，特别是遇到难题不会做、读书不在状态的时候。在这样的时候，他常常会想，要是考不上好大学，将来就不能找到好工作，没有高工资收入，自己也就无法孝敬父母，甚至想到自己和父母的日子会过得很凄惨的情景。每当他想到这些，情绪就非常低落，一旦从这个情绪中走出来又非常自责和焦虑。

在咨询初期，咨询师一边和他讨论自动思维，一边建议他采取再聚焦技术，也就是每当他意识到自己走神，想到上面这些内容的时候，就让自己停下来，他可以采取一个动作（如用手扭一下耳朵或者大腿），做一个切换状态的提示，然后把注意力回到当前的学习任务中，当他回到当前的学习任务中时，可以不出声地阅读当前文字，或者用笔画重点句子等，通过动嘴和动手的方式把注意力维持在当前的任务上。他在采取再聚焦技术后，消极情绪得到明显好转，也增强了继续咨询的信心。

7.4.3 问题解决技术

从认知行为疗法看，情境引发自动思维，自动思维产生情绪，个体的消极负面情绪是由情境和自动思维共同作用的结果。如果我们能够针对问题情境采取措施，消除问题情境，自然就不会产生相应的自动思维和情绪了。我们把从问题情境入手，通过改变问题情境来缓解或消除消极情绪的方法，称为问题解决技术。

一位学生在宿舍里看书学习，同屋室友在旁边放音乐，声音很大，干扰到他的学习，导致他无法集中精力学习，心理非常烦恼和恼火。在这种情况下，采取问题解决技术处理问题情境，一旦问题情境得到解决，消极情绪自然就没了。这个学生可以与室友沟通协商，让室友戴上耳机听音乐，这样就不会干扰到他的学习了，或者这位学生离开宿舍到教室或图书馆去看书复习，这样一来，室友的音乐也不会影响到他的学习。这位学生只要采取其中的任何措施都可以处理引发消极情绪的问题情境，也就消除或缓解了这个情境引发的消极情绪。

问题解决技术主要有三个思路。

其一，改变问题情境。正如上面这位例子，学生与室友协商让室友戴着耳机听音乐，这样的做法就消除了声音的产生，原来声音很大影响学习的情境就变成了安静的学习情境。再例如，当你发现家里买了许多零食，你又控制不住自己要吃零食，导致你的体重增加时，你清除家里的零食（并且不再买零食），你就没有要控制吃东西的欲望的问题了。

其二，离开问题情境。个体可以离开那些引发消极情绪和行为的情境。上面这个学生离开宿舍这个妨碍自己学习的情境，去有助于自己学习的教室和图书馆的情境中。又例如，孩子爱玩手机自己又无法控制，家长可以将其手机暂管，每天只在相应时段才给学生。在手机不在身边的情况下，孩子自然就不用在面对手机的情况下，拒绝诱惑，挣扎着去学习了。

其三，进入适宜情境。与离开问题情境相匹配的，往往就是进入适应情境。如果来访者能够进入适合某个行动的情境中，自然就容易产生相应的行为。例如，你希望戒烟，如果你依然与吸烟的朋友交往，吸烟朋友的存在往往就容易引发你继续吸烟的行为，他们也许会劝你继续吸烟，他们吸烟的时候，也许会诱发你吸烟的欲望，但如果你改变交往对象，多与不吸烟的朋友往来，自然就减少了诱发吸烟的因素，而且即使你有吸烟的欲望，但因为周围的人都不吸烟，这也抑制了你吸烟的冲动。如果你坚持与不吸烟的人长期相处，戒烟就更容易了。再例如，有人钱不够花，每天在商店里购物，在网上淘宝，如果她到一个偏僻的山村生活，在哪里没有什么商店，也没有什么网购，钱自然就花不出去了。

总体来说，在认知行为疗法看来，情境引发自动思维，自动思维导致情绪和行为。一般情况下，我们可以通过干预自动思维，来改变情绪和行为。但在这种做法短期不见效或者当前不可行的情况下，我们可以考虑干预情境。

情境干预有两类技术：**问题解决技术和注意力技术**。问题解决技术是对情境进行直接处理，注意力技术是转移注意力对情境的指向，两者都是通过改变情境来应对消极情绪和行为的。问题解决技术客观地改变了情境，而注意力技术没有具体改变情境，但它通过改变注意力指向的方式，改变了个体当前注意的对象，这个对象就成了新的情境，新的情境自然就引发了新的情绪。

在不干预情境和自动思维的情况下，我们也可以选择直接针对情绪开展工作。我们前面给大家介绍的肌肉放松练习、膈式呼吸练习、暴露技术和行为激活技术等就是直接影响情绪的方法。

第8章 中间信念

本章是对本丛书《认知行为疗法入门》中有关中间信念的章节内容的深化。在这里，我们介绍有关中间信念的理论知识，它和其他心理咨询学派类似观点的比较，然后阐述中间信念咨询实操的相关知识，如中间信念的识别、心理教育、矫正技术等内容。

8.1 透视中间信念

8.1.1 其他疗法的类似观点

贝克的认知行为疗法的“中间信念”实际上指个体的补偿策略（或应对策略）及其相应的行为方式。关于个体的行为方式，有许多的心理咨询理论都有相似的内容或表述，只不过这些理论的描述角度不同而已。

8.1.1.1 精神分析中的“防御方式”

它与认知行为疗法中的补偿策略（或中间信念）属于相同层次，都是描述个体的应对方式或行为模式。南希·麦克威廉斯（Nancy McWilliams）[①]认为，防御是个体在体验周围环境时表现出来的整体的、自然的、适应性

① 麦克威廉斯．精神分析诊断：理解人格结构［M］．鲁小华，等，译．北京：中国轻工业出版社，2016：105-108.

的方式。防御可能会造成适应性的问题，防御也可以有积极作用，例如，可以帮助我们回避或掌控强烈且恐怖的情感，帮助我们维护自尊。精神分析师认为，个体都有自己偏爱的防御方式，并以此形成稳定的具有个人特色的应对方式。

防御方式的形成是由这四个因素交互作用所致：**先天气质**、**早年经历**、**对重要他人的模仿和特定防御方式后的获益**。根据心理动力学的理论，个体在潜意识水平上对防御方式的进行选择与应用，是在儿童期的创伤情境中习得，一旦固定下来以后就会对各种刺激产生类似的反应。

《心灵的面具：101 种心理防御》的作者杰瑞姆·布莱克曼（Jerome Blackman）[①] 认为，防御是一种将不愉快情感的组成部分（如想法、感受）移除到意识之外的心理操作。防御机制通常以群的方式发生，典型的防御机制群发生在以下病理状态中：

（1）犯罪心理变态：搪塞、投射性指责、合理化；

（2）边缘型人格结构：否认、投射性认同、理想化、失区别、贬低、自大、分裂；

（3）歇斯底里：①表演亚型，压抑、一种情感对另一种情感、社会化、戏剧化、移情、自我功能压抑、饶舌；②转换亚型，压抑、象征化、躯体化；

（4）强迫性障碍：投射、置换、象征化、具体化、隔离、反向形成、撤销与仪式、完美主义、过度准时、吝啬、理智化、合理化、对自己或他人过度苛责、评论性判断的压抑；

（5）抑郁症：将愤怒 / 批判转向自身、反向形成、口欲力比多退行、自我功能抑制、惩罚的挑衅、与受害者认同、丧失的客体认同。

精神分析从欲望和情绪动力角度来描述人们的行为方式，提出了各种各样的防御方式，传统的防御方式有如弗洛伊德提出的压抑、否认、投射、

① 布莱克曼. 心灵的面具：101 种心理防御［M］. 毛文娟，等，译. 上海：华东师范大学出版社，2011：2-13.

反向形成等，有的精神分析专家则把防御概念扩大化，提出了更多的防御方式形式（如布莱克曼的101种防御方式）。一旦个体经常倾向于使用某种或几种防御方式，就形成了个体的行为方式，在此基础上也就形成了个体的人格。可见，个体稳定的防御方式与认知行为疗法的补偿策略（或中间信念）是对同一个问题的不同观察，说的是同一个东西。

8.1.1.2 图式理论中的图式

图式理论是属于认知行为疗法流派的一个咨询疗法。杰弗里·杨（Jeffrey Young）是该理论的创始人，该理论虽然属于认知行为疗法，但也有其他疗法的影子，如心理动力学、客体关系、依恋理论、格式塔疗法的影子。

杰弗里·杨提出的图式理论[①]认为，人类有五种核心的情感需要（对他人的安全依恋；自主性、能力和认同感；表达正当需要和情感的自由；自发性和游戏；现实限制和自我控制），儿童的先天气质和早期环境的交互作用导致儿童期“未满足的情感需要”。个体应对这些未满足的情感需要的方式的不同便构成了不同的“早期适应不良图式”。在这里，杨把早期适应不良图式界定为关于自我和人际关系的、在一生中广泛使用的、有着显著功能不良的，包含记忆、情绪、认知和躯体感觉的主题或方式。

杰弗里·杨的“适应不良图式”是基于个体的五种核心需要的满足为论述起点的，这明显有精神分析或心理动力学的影子，个体（具有自身先天的情绪气质）在与生活中重要他人的互动过程中，其需要可能没有得到满足或者被过度满足，形成了四种早期生活经历类型：第一种是需要的挫伤，需要没有得到基本的满足，容易形成情感剥夺图式或遗弃图式；第二种是创伤性或伤害性经历，受到伤害和欺骗，容易形成不信任/虐待、缺陷/羞耻、对伤害易感性等图式；第三种是过度满足，体验到太多好的事情，儿童自主性和现实限制的核心情感需要没有得到满足，故而形成具有依赖/无能力、权力/夸大的图式；第四种是对重要他人的选择性内化或认同，儿

① 杨.图式治疗：实践指南[M].崔丽霞，等，译.北京：世界图书出版公司，2010：9-17.

童选择性认同和内化父母的想法、情感、经历和行为，形成与父母相同的图式。

杰弗里·杨把早期适应不良图式区分为18种，包含在五个类别里：

（1）**分离和拒绝类别**：遗弃/不稳定、不信任/虐待、情感剥夺、缺陷/羞耻、社交孤立/疏离；

（2）**自主性和能力不足**：依赖/无能力、对伤害和疾病的易感性、纠结/未发展的自我、失败；

（3）**限制不足**：权力/夸张、缺乏自控/缺乏自律；

（4）**他人导向**：屈从、自我牺牲、寻求称赞/认可；

（5）**过于警惕和压抑**：消极/悲观、情感压抑、苛刻标准/吹毛求疵、惩罚。

有着不同图式的个体，对自我和人际关系有不同认知和情绪体验，也会产生基于这些认知和情绪的不同行为方式。例如，有着“遗弃/不稳定”图式的个体感叹与重要他人的联结不稳定，他们感到生命中的重要他人不会一直陪着他，他们只是偶然出现在这里，他们会死亡、会为了更好的人离开他。基于这样的认知，他们往往轻率地从自我毁灭的关系中不断转换或者回避亲密关系。

从图式的认知信念和对应行为方式来看，它和认知行为疗法的补偿策略具有相似性，它们都描述了个体常见的、稳定的认知、情感和行为方式。

8.1.1.3 萨提亚提出的生存姿态

维吉尼亚·萨提亚（Virginia Satir）[①]的家庭治疗理论是以家庭中的关系模式作为论述起点，并把关系改变（把等级模式改变为成长模式）作为咨询目标的。在萨提亚看来，现实中许多人的关系模式是等级模式。在等级模式里，仅有一个关系存在：有些人处于优势，有些人处于劣势。这是一种支配—服从式的安排，有时也被称为威胁—奖赏模型。这种模式常见于

① 萨提亚．萨提亚家庭治疗模式［M］．聂晶，译．北京：世界图书出版公司，2007：6-60.

父亲—孩子、老板—员工、老师—学生。不论是否出于良好的目的和愿望，这些处于优势地位的角色都存在某种优越感，而处于劣势地位的角色则是脆弱的。

当个体处于劣势地位的时候，对这种关系的感受往往是空虚、愤怒、恐惧和无助的。为了应对这种这种在关系中的不利地位，他们发展出讨好、责备、超理智、打岔等四种生存姿态。生存姿态是个体处于低自尊和不平衡状态时，为了保护他们的自我价值免遭那些言语或非言语的、知觉的或是假定存在的威胁，个体使用生存姿态来增强自己的现实感、自我价值感，以及对沟通的掌控能力。

萨提亚重点论述了四种生存姿态（有时也被称为沟通姿态）。

（1）**讨好姿态**。讨好他人，忽略自身价值感受，对所有事情点头称是。人际交往中对他人和情境充分尊重，不在意自己的真实感受。个体讨好时即便自己感觉不好，也会对别人和颜悦色。一边掩藏自己紧咬的牙齿，一边说出令人信服的谎言。

（2）**责备姿态**。与讨好相反，个休认为应该维护自己的权力，不接受来自任何人的借口、麻烦或辱骂，绝不表现得软弱。为了保护自己，不断地烦扰或指责其他人或环境，责备意味着藐视他人。责备别人的时候，个体常常被形容为敌意、专制、爱找麻烦或是暴虐的。

（3）**超理智姿态**。个体往往回避情绪，既不允许自己也不允许他人关注自己的感受。这类个体忽视人际沟通，他们既不关注自己的感受，也不注重他人的感受，想要的永远是自己正确和有理。他们无论说话还是思考都力求尽善尽美，通过引经据典、罗列数据来支持自己的观点，以这种方式处理矛盾和冲突。超理智的人往往会退出人群，承受孤独。

（4）**打岔姿态**。与超理智相反，超理智的人往往显得沉默而稳定，而打岔的人似乎一刻也不能保持静止，他们企图把人的注意力从当前话题引开。打岔者往往会被贴上快乐的标签，他们被看作开心果，因为他们总是可以打破这种绝望的氛围。他们相信，只要能将注意力从任何有压力的话题转移开，人就可以生存下去。他们不想面对问题，他们只想转移注意力，回避问题。

萨提亚的生存姿态实际上描述的是个体面对问题（情境压力、自身欲望、他人诉求等）的时候，个体会采取不同的应对方式。讨好者采取满足他人愿望而压抑自己愿望的方式应对；责备者则采取满足自身愿望，把责任归咎于他人的方式应对；超理智的人则是剥离情感或欲望，回避自身欲望，像一个电脑那样去看待和处理事情；而打岔者在面对问题的时候，就是采取鸵鸟政策，不要看它，不要想它，问题自然就不存在了。从这里，我们可以看出，所谓的生存姿态其实就是四种行为模式或行为方式，也是一个人的性格特点描述。

我们在上面介绍了三个心理咨询疗法中与认知行为疗法中间信念层级相当的一些理论内容，主要是让读者了解，所谓中间信念就是指个体行为方式的认知基础，在心理咨询理论中有许多理论都有对应的内容。这些理论都是在处理个体适应不良的行为方式，但它们从不同视角来看待这些行为方式，应用不同技术方法来处理它，殊途同归，它们的目标都是促进个体心理健康。

8.1.2 中间信念与核心信念的关系

中间信念是核心信念在某个心理领域的具体化。讨论中间信念就需要先讨论核心信念，这是因为核心信念是中间信念产生的基础。在朱迪斯·贝克看来，个体的核心信念包括关于自我、他人和世界的一般性的、概括性的观念。

个体对于自我、他人和世界的核心信念会体现在个体的具体心理领域中。个体的心理领域可以按照个体的社会角色（或任务、生活空间）进行划分。对普通学生而言，他们主要的心理领域是学习、家庭、社会和健康；对于成年人而言，他们主要的心理领域是职场、家庭、社会和健康（有时也有学习领域）。

这些心理领域，如果有必要的话也可以进一步被细分，特别是在个体对该生活领域内的不同对象有着不同信念和行为方式的情况下。我们通常可以把家庭领域细分为亲密关系（恋人或夫妻关系）、与父母的关系、与子女的关系、与兄弟姐妹的关系、与其他长辈的关系，等等。健康也可以被细分为身体健康和心理健康等细分领域。

虽然个体有着同一个核心信念，由于面临具体心理领域的情况有差异，个体很自然就会针对特定心理领域发展出相应的中间信念来，不同心理领域的中间信念有着各自的独特性。此外，如果个体的补偿策略在早年生活领域中得到成功应用，就会很自然地迁移到后来出现的心理领域中，这样一来，个体在不同心理领域的中间信念（和补偿策略）就又有着共同点，表现出相同的特点来。

上面是有关中间信念和核心信念关系的理论论述，下面我们用两个案为例来加以说明。

个案一

来访者基本情况：

男性，28岁，未婚，硕士研究生学历，警察职业，系独生子，出身农村。

来访者自述：

从小时候到现在一直比较顺利，只要我努力做的事都能成功。上学时成绩一直很好。原来在机关工作时，我做事勤奋认真，工作努力，经常主动加班学习业务知识，我的工作能力在原单位是最强的。工作期间，我认为自己应该延续学生时代的辉煌。

去年市局号召警力下沉，各科室都是把能力不强、工作不积极努力的同志下派到基层。谁知在三个月前我居然也被通知下派了。这样的结果对我简直就是晴天霹雳，我开始觉得自己一无是处，心情也一直不好，总觉得很毛躁，很焦虑。

我的睡眠情况变得很糟，要么折腾很久才能睡着，要么睡着了也不踏实，有时甚至整夜失眠。我现在白天精神很差，有时头痛，注意力不容易集中，记忆力也下降了，工作效率大不如从前，甚至都不想去上班。即使上班了，心里也很烦躁，有时会与别人起争执。我心里很着急，觉得领导会不再信任和赏识我，同事也会疏远我。

贝克认为，遭遇负性事件后负性核心信念会被激活，个体就会体验到痛苦的情绪。来访者被通知下派这个事件激发了痛苦的情绪，这说明来访者的负性核心信念被激活了，来访者"开始觉得自己一无是处"，这表明来访者关于自我的核心信念是"无能的"。

来访者体验到痛苦的情绪是由于工作或职场引起的（在工作单位被领导安排到基层单位），故此这个案例中的中间信念是关于职场的。

在来访者的认知中，下派基层的人是"能力不强，工作不积极努力的"，而自己被下派基层就说明了自己在领导眼里是能力不强和工作不努力的。如果是这样的话，就意味着领导不再信任和赏识自己了。领导不信任和不赏识自己对他而言就是一个灾难。可见来访者中间信念的"态度"是"不被领导信任和赏识是非常糟糕的"。

基于这样的信念（态度），来访者沿用学生时期对待学习的努力策略（补偿策略），在工作单位"做事勤奋认真，工作努力，经常主动加班学习业务知识"，这样做的结果，使得他认为"我的工作能力在原单位是最强的"。这样的努力策略成功地遮掩了"无能的"核心信念，他相信自己是有能力的。

从上面的分析中，我们可以看到核心信念和中间信念的具体关系：一方面，中间信念的"态度"（不被领导信任和赏识是非常糟糕的）是核心信念（我是无能的）在具体心理领域（如职场）的具体体现；另一方面，个体中间信念中的补偿策略（即工作努力，力求上进）也是为了克服（或遮掩）核心信念（我是无能的）。

个案二

基本资料：

女，18岁，某艺校中专三年级学生。

成长经历：

出生于一个军人家庭，父亲为大学文化，很严厉，母亲为高中文化，对女儿关心备至，家庭和睦。自幼学习比较刻苦，小学、初中学习成绩较好。中考不理想未考上高中，因从小学学舞蹈，凭特长，上了舞蹈专业的艺校。

来访者自述：

最近我感到非常痛苦，担心考不上艺术大专班。自己也知道跳舞时不应该紧张，可就是控制不住自己，在老师面前跳舞，总觉得老师只盯着我，我就全身发抖，全身出汗，动作全都不记得了，原来练得很好的舞蹈也不会了。

两个月前，妈妈急性阑尾炎住院治疗半个多月。为了不影响学习，她坚持不让我陪护。我去看她的时候，她只重复一句话，没考上高中，爸爸很失望。这次一定要考好，争取考上艺术大专班。可我在学校里，上课无法集中注意力。总是想妈妈住院时说的话，我觉得我辜负了他们，总是睡不好，总做梦。期中考试时出虚汗，浑身发抖，很害怕。本来准备得很好的舞蹈，可就是想不起动作。这次考试，专业成绩下滑了，拿到成绩单不敢给父母看，怕他们伤心。

这个来访者关于自我的核心信念同样也是无能的，从上述的叙述中，我们可以发现“原来练得好的舞蹈也不会了”“中考不理想未考上高中”“专业成绩下滑”等引发来访者消极情绪的事件背后所激活的都是“无能的”信念。

就中间信念而言，在这个案例中有两个心理领域，一个是学业，一个是与父母的关系（家庭）。在学业方面，她担心自己考不上艺术大专班，对她而言中间信念的态度是“考不上大专班是非常糟糕的”，为了避免这样的结局，她采取的补偿策略是努力策略（勤奋练习，努力控制自己紧张）。在与父母关系方面，对她而言，中间信念的态度是“父母对自己失望是很糟糕的”，她所采取的补偿策略就是顺从，努力达到父母的要求，避免辜负父母的期望。

就目前而言，她学业的问题和与父母关系的问题都围绕自己能否考上艺术大专班这件事。如果能够考上艺术大专班，在学习上说明自己是有能力的，同时也能满足父母的期望。可是她目前的情形是她跳舞的时候非常紧张，表现糟糕，考试成绩不理想。这说明她的补偿策略没有见效，非常有可能出现她所担心的局面——考不上艺术大专班，让父母再次失望。

8.1.3 中间信念与自动思维的关系

中间信念是核心信念在特定心理领域的具体化，它影响该领域的认知倾向和行为选择。自动思维是该领域中特定情境所引发的认知想法。个体的自动思维受两个方面因素影响，一是情境，二是中间信念。不同的情境会引发个体产生不同的自动思维，例如，一个演讲者的演讲受到听众热情鼓掌欢迎的情境，和演讲过程中发现听众退场的情境，所引发的自动思维是不同的。在前一种情况下演讲者可能会认为自己的演讲很棒，而在后一种情况下则可能会认为自己的演讲很糟糕。

即使面临相同的情境，不同的个体也会产生不同的自动思维，或者相同个体在不同时期也可能会产生不同的自动思维。之所以出现这样的情况，是因为个体的中间信念不同而决定的。换句话说，中间信念影响自动思维的产生。

例如，一个大学生的某个科目考试得了65分，他会产生什么样的自动思维呢？这要取决于他的中间信念是什么了。如果他的中间信念（态度）是"不及格是很糟糕的"，现在他已经及格了，他会产生"自己还行"的自动思维，从而产生愉快的情绪。如果他的中间信念（态度）是"不能名列前茅是很糟糕的"，他就会去了解其他人的考试成绩如何，如果他发现自己的名次中等甚至有些落后的话，他就会产生"自己考得很差"的自动思维，从而引发沮丧的消极情绪。

从这里我们可以看到，个体的中间信念的"态度"是引发自动思维的重要因素。态度实际上就是评价自己当下表现的标准。如果出现态度所担忧的情形，个体就会认为"自己不行"从而产生消极情绪。

中间信念的“假设”也是引发自动思维的重要内容。我们以前面个案（被领导安排下沉基层单位）为例说明。对这个案来说，来访者的假设大致是这样：如果努力并做到优秀，就能得到领导赏识和认可（积极假设）；如果不够努力不优秀，领导就会看轻自己（消极假设）。在工作过程中，当他积极努力的时候，如主动加班学习业务知识，认真对待工作，他的这些表现就符合积极假设，他会认为自己是有能力的，从而产生积极情绪。当来访者在工作中有些懈怠，例如，把工作时间用在娱乐上，或者工作没达到自己的预期的时候，这就符合消极假设所描述的情形——工作不够努力或者不够优秀，他就会认为自己是不好的，从而产生消极情绪。

总体来说，核心信念决定中间信念，中间信念决定自动思维，换句话讲，核心信念决定自动思维，是通过中间信念间接实现的。中间信念对自动思维的影响，是通过“态度”和“假设”实现的。

8.1.4 中间信念内核：消极假设与行为方式

上面我们讨论了中间信念与核心信念及自动思维的关系，接下来我们探讨中间信念本身。我们先来讨论中间信念的结构。中间信念包括态度、假设和规则三个部分。这三个部分，如果按照形式逻辑三段论视角来看的话，态度是大前提，假设是小前提，规则是结论。

我们还是以被领导安排下沉基层的个案为例，来说明中间信念三个部分的逻辑关系：态度是“不被领导信任和赏识是非常糟糕的”。假设是“如果努力并做到优秀，就能得到领导赏识和认可（积极假设）；如果不够努力不优秀，领导就会看轻自己（消极假设）”，规则就是“我应该勤奋认真工作努力”。在这里，由于来访者担心“不被领导信任和赏识”，这是他职场行为的出发点，他所做的一切就是为了避免这样的情形发生，这便是他职场行为的大前提。接下来的问题是，怎样才能解决这个问题，或者说怎样才能避免这种情形发生呢？于是他得出了两个假设，一个是避免糟糕结果的假设，这个假设被称为积极假设，他认识到努力并做到优秀就能避免糟糕情况的发生；另一个是导致糟糕结果的假设，这个假设被称为消极假设，他相信如果不够努力、不优秀，就会出现自己担心的情形。基于这两个认知（态度和假设），于是他得出这样的结论："我应该勤奋认真工作努力。"他把这个作为他职场工作的行为准则，我们把它称之为规则。

如果我们换个角度来看中间信念，它可以被分为表层和深层两个部分，表层由态度和规则构成，深层由两个假设构成。中间信念表面上是两个认知信念——态度和规则，态度是个体担忧的认知，规则是应对担忧的解决之道的认知。对上面这位来访者而言，他担忧的是"不被领导信任和赏识"，解决之道就是自己"勤奋认知工作努力"。隐藏在表面认知（态度和规则）下面的是两个假设——积极假设和消极假设，也就是说，规则是基于两个假设而得出的。来访者采取"勤奋认真工作努力"的规则是基于这两个假设"如果努力并做到优秀，就能得到领导赏识和认可（积极假设）；如果不够努力不优秀，领导就会看轻自己（消极假设）"而得出的。

我们把中间信念区分为两个层次有何意义呢？通过这样的区分我们知道了"假设"才是中间信念的核心，要修正中间信念就需要着力去解决"假设"的认知问题。艾利斯的理性情绪疗法更多关注的是态度和规则，而贝克的认知行为疗法则更注重"假设"，贝克认为只有假设才是可以验证的，而态度和规则难以被证明对错。因此，中间信念阶段的工作重点应当放在对假设的修正上。

精神分析和人本主义学派喜欢谈到心理动力（即驱使个体行为的力量源泉），认知行为疗法虽然注重心理内容和结构而非心理动力，其实认知行为疗法的认知结构中也隐含心理动力。中间信念的"态度"和"消极假设"就是个体心理动力的来源。例如，上面这位来访者担忧自己不被领导信任和赏识，这样的担忧驱使他想办法避免这样的问题，这才有了勤奋认真和工作努力的行为策略产生。从更深层的角度来看，来访者之所以采取努力策略，也是因为对其消极假设的担忧所导致的。正是因为来访者担心如果自己不努力不优秀，领导就会看轻自己，他才被迫积极努力工作的。

中间信念用态度、积极假设、消极假设和规则四句话表述。如果我们要选择一句作为中间信念的代表性的话，无疑就是那句消极假设。如果出现消极假设的情形，个体就会面临态度所描述的情形，因此，为了避免消极假设的情形，个体选择了相反的假设——积极假设，基于积极假设，个体得出基于规则的行为方式。例如，上面这个来访者的消极假设是“如果自己不努力不优秀，领导就会看轻自己”，如果出现“领导看轻自己”的情形，就意味着态度“不被领导信任和赏识是糟糕的”成真。因此，个体需要尽力避免消极假设的情形，个体得到了相反假设——积极假设“如果努力并做到优秀，就能得到领导的赏识和认可”，在这个假设的基础上，个体得到了行为规则“我应该勤奋认真，工作努力”。正是因为消极假设是中间信念的认知核心，因此，认知行为疗法在处理中间信念的时候，将重点放在了对消极假设的修正上面。一旦消极假设得到修正，中间信念的其他内容就容易得到修正和解决。

消极假设体现个体中间信念的认知信念内容，规则对应着中间信念的行为部分内容。中间信念的本质就是由消极假设所驱使下的行为方式，这种行为方式就是我们平常所说的为人处事方式。例如，我们前面反复提到的这位被领导安排下沉基层的来访者，他的行为方式就是积极努力工作，争取表现优异，得到领导的赏识。再例如，对我们前面提到的那位担心自己考不上艺术大专班的学生来访者来说，她对待学习的行为方式就是努力学习——努力学习，让自己表现好，对待父母的行为方式就是顺从父母——按照父母的期望行事，让父母对自己满意。生活中你经常听到“得饶人处且饶人”“吃亏是福”“对人好”“不占别人便宜”“严于律己宽以待人”“差不多就行了”，等等，这些表达的都是个体的中间信念，说明的是个体的行为方式。

8.2 从自动思维到中间信念

心理咨询从自动思维阶段开始，什么时候进入中间信念？中间信念阶段有什么提升和进展呢？这是许多一线认知行为治疗师感兴趣的问题。他们总是希望能够尽早进入中间信念阶段的咨询，他们对中间信念咨询的具体工作内容有些困惑，这里就上述问题做一个分析。

8.2.1 从具体想法到认知信念

认知行为疗法通过认知改变和行为改变来实现其咨询目标。在这里，我们从认知改变和行为改变两个方面来说明自动思维和中间信念阶段的变化，帮助大家把握本阶段的咨询重点。

在某个特定的心理领域（如学习或者工作），个体会面临各种各样的情境，这些情境会激发个体产生不同的自动思维，这些自动思维的背后有着相同的中间信念作为支撑，这一点我们在前面“中间信念与自动思维的关系”中做了说明。

当心理咨询从自动思维阶段过渡到中间信念阶段时，就意味着心理咨询师关注的焦点从特定情境中的想法转移到了特定心理领域中的认知信念（或假设）。这实际上是从众多具体的想法上升到一般性的认知信念的过程。

改变具体想法（自动思维）比较容易，但同时它的影响也比较小，只能影响该情境中的情绪和行为。改变认知信念（如中间信念）比较困难，因为中间信念涉及该心理领域的众多具体情境。新信念能够得到某些证据的支持，不意味着它就是有效的和有用的，也不一定能够被来访者接受。新信念被接受需要更多的时间和证据。

虽然改变中间信念比较费时、费事，但是一旦改变，它的效用又是非常大的。由于中间信念影响该心理领域的认知和行为，中间信念发生改变，就意味着这个领域的所有认知和行为都得到了调整，个体就能有效处理这个领域内的各种情境，个体对这个心理领域的适应水平就得以增强。

从自动思维到中间信念的过程，实际上就是从点到面的过程。讨论自动思维的时候，就是讨论具体情境的认知和行为，当我们讨论中间信念的时候，就是讨论这些情境（点）所组成的心理领域（面），以及在这个领域中个体所存在的认知信念和行为方式。一旦我们能够改变个体不适应的认知信念和行为方式，个体习得了适应性认知信念和行为方式，就能有效应对这个领域的所有情境了。

8.2.2 从行为改变到行为方式改变

从自动思维到中间信念，行为也在发生改变。在自动思维阶段，个体的行为改变是针对特定情境的。但在中间信念阶段，个体所改变的不是一个个具体行为而是行为方式，是一种带普遍特点的行为方式，它是与认知信念改变相对应的行为方式的改变。

自动思维阶段的行为改变与中间信念阶段的行为方式改变，它们之间存在着对应的关系。这种关系表现在自动思维的行为改变，就是中间信念行为方式改变的具体表现。另外，自动思维阶段的行为改变也为中间信念行为方式的改变奠定了基础，也有助于中间信念行为方式的习惯形成。

一个习惯拖延的人，需要学习的行为方式就是立刻行动；一个喜欢回避问题的人，需要学习的行为方式就是面对；一个争强好胜且过度努力的人，需要学会的是尽力而为和适可而止。个体这些行为方式的改变是体现在各个具体情境中的行为改变上的。个体在各个情境中改变其行为，累积起来的就是行为方式的改变。

例如，针对拖延这个行为方式的改变，有的学生表现在完成课业的时候拖延，他们在面对多数课业的时候都会拖着不做，把应该完成课业的时间用在游戏或娱乐上。在自动思维阶段，咨询师和来访者讨论某个具体课业的拖延问题，咨询师会询问来访者面对这个课业的时候的自动思维，拖延者的自动思维大致包括这样一些想法：这个任务太难（自己可能无法搞定）、太大（一时难以完成）、太烦（引发消极情绪），于是在行为上就回避这个作业，把它推到以后完成。经过讨论，来访者可能认识到这个任务不像他想象的那么难、那么大、那么烦，自己在解决这个问题上是可以有所作为的。于是来访者做出了行为改变：他不再拖延这个任务，而是立刻着手进行这个任务。在自动思维阶段的多次会谈中，咨询师与来访者讨论多个任务的拖延，每个任务拖延的最终行为改变都是去面对它，去尝试解决它。当来访者发现自己去面对这些任务，他们这些任务不像自己想象的这么难、这么大、这么烦时，问题也能得到比较好的解决，学习成绩也会有明显的改善和提升。

在若干个拖延任务的讨论中，来访者选择了立刻面对原来的拖延行为，通过立刻面对行为的改变，来访者看到了立即面对的好处。这就为他改变拖延的行为方式、学习立即面对的行为方式奠定了基础，这也有助于他建立面对的行为方式。

有些人对于存在的问题喜欢回避而不是面对。心理咨询过程中，咨询师需要帮助患者改变回避的行为方式，建立其面对问题的行为方式。这种行为方式的建立，和我们前面讲的拖延问题的立即行动方式的建立一样，也是从自动思维等特定情境中的行为改变累积而来。一个有着社交焦虑的患者，在面对社交情境的时候，会担心别人对他有负面评价和自己表现不好，于是选择了回避的行为方式，回避许多社交情境。咨询师在对社交焦虑患者的咨询中，通常会逐一讨论各种各样的社交情境，讨论这些社交情境中来访者的自动思维，并建议来访者采取行为试验的方式，来验证其自动思维的有效性和有用性。

一旦来访者与其他人进行接触，面对社交情境而不是回避社交情境，他就会发现自己的想法是不正确的。咨询师会建议来访者扩展行为试验的范围，与各种各样的人去进行社交活动。在这些行为试验过程中，来访者学习战胜内心的恐惧，放弃回避行为，而是选择面对。在选择面对后，他会发现结果相当正面，并没有出现他所担心的情形，这样他就会逐步习得面对焦虑的行为方式。

生活中，我们经常发现有些人非常要强，凡事都要争第一。他们为了争第一，往往付出了超出常人的过度努力。这样过度努力的行为方式，有些时候会使他取得满意的效果，但多数情况下，他们并没有如愿。争第一而又没有取得成功，就给他们造成了挫折，引发了他们的消极情绪，很有可能激活其负性核心信念而出现心理问题。对他们而言，需要学习的是尽力而为和适可而止。能争第一的地方争第一，争不了第一的时候，就不用争第一，不用为了争第一而过度努力，自己只要尽力就好了。

要改变凡事争第一的行为方式，就需要咨询师在自动思维过程中，与来访者讨论生活中那些争第一又未能如愿的情境，与来访者讨论自己争到第一这个想法的有效性和有用性，在认知改变的情况下，来访者尝试使用尽力而为办法。来访者在应用尽力而为的策略后，发现自己不但心态平衡还能发挥更好，这就有助于来访者尝试尽力而为的方式。随着自动思维阶段尽力而为的情形应用得越多，来访者就越能接受这种新的行为方式。

拖延者的立即行动、回避者的面对、要强者的尽力而为，这些行为方式的改变是属于中间信念的工作任务，但这些改变是以自动思维中具体情境的行为改变为基础的。从上面的叙述中，我们就可以发现，这些行为方式的改变其实在自动思维阶段就已经开始了，只不过在那个时候不是行为方式的改变，只是特定情境中的具体行为改变罢了。

8.2.3 进入中间信念的合适时机

自动思维阶段要做多久？什么时候进入中间信念阶段比较合适？相信这样的问题考验着每个认知行为疗法的初学者。初学者有一种倾向，特别希望能够早日进入中间信念、早日进入核心信念，这种心理有些类似于参加长跑比赛，希望自己能够尽快到达终点一样。

什么时候开始讨论中间信念这个问题并没有一个固定的答案，我们可以看到不同的认知行为疗法专家在讨论中间信念的实践中没有一个统一的安排，有些专家倾向于比较早就开始讨论中间信念问题，有些专家则相对较晚讨论中间信念问题。尽管各位专家的具体做法不同，但我们还是可以有一个标准来帮助大家确定何时进入中间信念阶段。

正如我们在认知评估一章中所讨论的一样，认知评估不仅是评估咨询效果的工具，它也是评估咨询进展的重要方法。咨询师可以通过认知评估的方法来确定何时适宜进入中间信念阶段。我认为，来访者对新信念的相信程度在50%以上的时候，进入中间信念阶段就是合适的。如果新信念的相信程度低于40%的话，就说明时机未到。咨询师需要放弃中间信念，退回到自动思维阶段继续工作，过一段时间再重新进入中间信念阶段。

通过前面的讨论，我们知道来访者对新信念的接受程度和新行为方式的习得程度，是通过在自动思维阶段对各个具体情境的讨论和行为改变的实践中累积的。换句话说，如果自动思维阶段所累积的成功经验太少，来访者对新信念的接受程度自然也就不高。如果自动思维阶段讨论的情境较多，相应的累积的正面经验就更多一些，来访者对新信念的接受程度就要高一些。

如果我们以每次会谈50分钟的时间来计算的话，每次会谈能够讨论议程是1～2项，一般情况下，七次咨询会谈大约可以讨论7～10个议程，累积7～10个新信念和新行为的实践经验。有了这些经验支持，多数来访者对新信念的相信程度能够达到50%以上的标准。根据经验，如果咨询师在咨询性会谈四次以下就开始进入中间信念，往往就达不到相信程度50%以上的标准。因此，对于新手咨询师的建议是，最好不要早于第五次进入中间信念阶段。

另外，即使来访者对于新信念的相信程度达到50%以上，进入中间信念阶段后，我们还需要继续工作，增加来访者对于新信念的相信程度，使得来访者的相信程度保持在90%以上。在这个阶段咨询师需要和来访者讨论这些中间信念，并应用新的信念和行为方式去解决具体情境中的问题，如果应用这些信念和行为方式成功处理了生活中的具体问题，来访者对新信念中的相信程度就会提高。

换句话说，即使进入中间信念阶段，我们还是要讨论类似于自动思维阶段的问题情境，讨论这些情境中的认知和行为。对这些问题情境的讨论和具体经验同自动思维阶段一样，它们都有助于来访者增加对新信念的相信程度。另外，它和自动思维阶段的讨论也有不一样的地方，它是对新信念的应用和建议。我们可以这样理解，咨询师通过自动思维阶段议程讨论所积累的经验提出了新的中间信念（新信念），而提出后的新信念又回到中间信念阶段的具体议程讨论中加以应用和检验。

这样看来，如果我们较早进入中间信念阶段，由于自动思维阶段所累积的素材不够充分，来访者对新信念的相信程度不高，咨询双方就需要更多的议程来应用新信念和行为方式来加以验证，使得最终新信念的相信程度保持在90%以上。要是我们晚些进入中间信念阶段，由于自动思维阶段所累积的素材够多，来访者对新信念的相信程度就会更高，进入中间信念后，咨询双方需要的经验就可以少一些，促成来访者对新信念的相信程度达到预期水平。

通过以上的讨论，我们可以得出这样的结论：进入中间信念阶段可以有早晚，但结束中间信念的标准是一致的。促成来访者接受新信念的基础是咨询讨论中议程所累积的经验，无论它是发生在自动思维阶段还是中间信念阶段。

8.3 旧信念与新信念

8.3.1 从补偿策略到应对策略

补偿策略，作为应对负性核心信念的手段，是个体在成长过程中形成和发展起来的。在形成和发展过程中，它是适应性的，较好地解决了个体所面临的问题。由于生活环境的改变，原来适应性的补偿策略变得不再适用，它无法应对改变了的环境。由于不能有效应对当前问题，就引发了个体的心理问题，从而激活了隐藏在深处的、童年时期形成的负性核心信念。

在没有心理咨询的引导下，个体可能会改变补偿策略来应对当前问题，从原来使用的补偿策略变为另一种补偿策略，用以应对当前的问题。但这样的策略改变表面上是更好地应对了当前的问题，其实是为了保护其负性核心信念。

在心理咨询师的引导下，个体可以将其补偿策略改变为问题应对策略（通常简称为应对策略）。个体能够根据问题的实际情况调整应对的方式。与补偿策略相比，应对策略是面向问题的，是灵活的，根据问题不同而有不同的应对方式。而补偿策略则不同，它是面向负性核心信念的，是僵化的，不随问题的变化而改变。

对于“无能的”和“不可爱的”负性核心信念，个体通常优先采取的补偿策略是努力，争取自己表现更好，以期获得“全能的”和“可爱的”这样的一种表象。但个体的能力是有限的，随着任务难度增加或者环境条件的改变，努力策略就可能变得无效。遭遇挫折之后，个体常常会采用其他补偿策略来保护负性核心信念，如回避、警惕、自弃、归因等。

有位学生天赋不错，在父母的高期望的要求下，他采用努力策略，认真学习，超额超量做各种试题，小学阶段一直都是班级第一、年级第一，初中阶段也是如此，高中阶段同样如此。高考考入国内排名第一的名校。进校后，由于同学都是各省状元和佼佼者，自己的班级排名并不突出，便过度努力，以期自己能够重现中小学阶段的辉煌。穷尽各种努力之后，也没有能够名列前茅。他的努力策略遭遇失败，经过一段时间的沉沦，他开始质疑学习的价值和意义，把自己的精力和时间用在游戏上面，从游戏中寻找快乐。他的努力策略变成了自弃策略。

还有这样一位男青年，小时候家长期望他“乖”和“听话”，在家长的反复要求和奖惩之下，他终于学会了顺从家长。在学校，他顺从老师和班干部，不跟任何上级长辈顶嘴，最多也就是阳奉阴违而已。到了恋爱阶段，和女朋友相处的时候，总是想尽各种办法让女朋友开心，可女朋友总是说和他没有共同语言，自己不知道怎么做才是对的。女朋友最终和他分手了，他的顺从策略在女朋友那里不起作用了。在接下来与女性相处的过程中，他非常担心女孩子不搭理他，不接受他，对他不满意，如果对方有不满意，他便很知趣地提前终止关系，避免被女孩子提出分手而让自己蒙羞。这个青年的顺从策略变成了警惕策略。

如果对上面二位进行心理咨询的话，上面那位学生需要把努力策略（过度努力策略）修正为尽力而为的策略。在不同问题上，只要自己尽力就好，在自己有条件和优势充分的领域，可以追求更好的成绩和结果，在不占优势的方面，表现平平也是可以接受的。对那位男青年来说，一味顺从女朋友并不是建立恋爱关系的办法，当然警惕更不能维持恋爱关系。他需要学习的是根据恋爱中的问题和分歧不同，而学习尝试用不同的方法去处理，顺从只是其中的一种策略。

8.3.2 新信念的表述

原有的中间信念（简称旧信念）由态度、规则和假设三个部分组成，修正后的中间信念（简称新信念）也可以有对应的态度、规则和假设等部分。新旧信念的态度、规则和假设三个部分，不同的认知行为疗法专家关注的内容不一样。艾利斯的理性情绪行为疗法比较注重态度和规则的修正，而贝克的认知疗法则注重假设（特别是消极假设）的修正。

1956 年艾利斯[①]首次阐述当事人情绪困扰时常见的 12 种非理性信念。使用 REBT 做了多年后，艾利斯恍然大悟，原来造成当事人情绪困扰并维持这种困扰的非理性信念大致上可以分为三类。这三类功能障碍的信念都蕴含着一个绝对的“必须”或者“要求”。艾利斯整理出来的三种主要的非理性信念如下。

- 无论在何种情况下，我一定要达成重要任务且得到重要他人的认可，否则，我就是一个不值得人爱的人。
- 无论在何种情况下，别人绝对要公平地对待我，否则他们就是卑鄙可耻的小人。
- 我身处的情境绝对要依照我的方式进行，立刻满足我的欲望，且不要求我过度努力改变或改善这些情境，否则就很可怕，我无法容忍这件事，我根本无法快乐起来。

艾利斯在情绪 ABC 理论中还指出，非理性信念都会产生丧失功能的负面情绪，常见的非理性信念如下。

- **绝对的“必须”和“应该”**。例如，我一定不可以被别人误会。
- **灾难化**。例如，被人误会是件糟糕且可怕的事。
- **我无法容忍这件事**。例如，我无法容忍被人误会。当人们说我无法容忍这件事情时，通常是指他们非常讨厌这件事，它不应该发生，这叫挫折容忍度低或令人不愉快的困扰。
- **责备自己和他人**。如果被人误会我是一个很糟糕的人，而且人家会以为我真的偷了东西；误会我的人都是坏人，因为他们乱栽赃。

艾利斯认为，只要将人的非理性信念修改为理性信念就可以了。艾利斯认为，理性信念具有弹性、可调整、合适社会实际情况，且能帮助我们达成生命的目标。而非理性的信念则流于僵化、专制、不符合社会实际情

① 艾利斯．理情行为治疗［M］．刘小菁，译．成都：四川大学出版社，2005：33-36.

况，且通常会阻碍我们达成目标。

艾利斯提出的三类非理性信念和非理性信念的特征，主要是关于中间信念的规则和态度的内容。例如，我一定要取得成功并得到他人认可，他人必须公平地对待我，事情必须按照我的方式进行等信念，在中间信念这里其实都是有关“规则”的内容。非理性信念中绝对的“应该”和“必须”，以及“责备自己和他人”“我无法容忍这件事”主要表现的也是规则，而“灾难化”则主要表现中间信念中“态度”的内容。

贝克的认知行为疗法则把重点放在假设上面，他认为只有假设是可以被验证的。尽管如此，在中间信念的咨询过程中，我们可能会涉及态度和规则。具体来说，对于中间信念的各个部分的修正主要是如下这样的思路。

- **态度的修正**。旧信念中的态度是出现某种情况就糟透了，例如，被人拒绝是糟透的。作为新信念的态度（被人拒绝）就不那么极端（糟透了），可能有些糟糕，可能不算什么。艾利斯曾经说，没有最糟糕，只有更糟糕。咨询师可以通过认知连续体技术让来访者认识到，被人拒绝并不是非常糟糕的事情，只是有些糟糕，或者不如预期罢了。简而言之，新信念是对旧信念糟糕程度的修正，使得它更符合实际些。
- **规则的修正**。旧信念中规则往往表述为“应该”或“必须”，“应该”和“必须”是绝对化的，没有根据情况而做出相应的调整，这个调整可能是行为方式上面的调整，也可能是行动目标的调整。例如，有来访者认为“我应该努力拿第一名”，这个规则没有考虑自己是否在当前进行的活动中占有优势，是否具备拿第一的基础，比较适应性的信念应该是在自己具有突出优势的方面争取更好的成绩，在自己不具优势或者弱势地方，成绩平平也是可以接受的。如果有可能，在自己弱势的项目上，也可以选择放弃或回避的行为方式。
- **假设的修正**。贝克的认知行为疗法通常是从消极假设入手来工作的。如果来访者的积极假设在一定程度上或者某些条件下是适合的话，面临新情境时来访者需要学习新的行为方式，新的假设就可以修正为：在某某情况下来访者做什么样的行为意味着自己是好的。例如，来访者拒绝求助，他认为求助意味着自己是无能的。凡事都是自己努力解决。由于自己能力有限，尽管自己竭尽全力，但还是有许多问题得不到解决，进而妨碍他完成正常的学习工作任务。在这里，他需要学习求助这个行为方式，这就意味着，他必须改变“如果求助，就意味自己无能”的消极假设，把这个假设修正为“必要情况下，求助也是一种能力”。

如果来访者的积极假设和消极假设都是非适应性的，这个时候来访者就应该学习新的、适应性的行为方式，就需要有新信念来作为支持。这个时候新假设就可以修正为：做什么样的行为意味着自己是好的。例如，一个采取过度努力来处理工作的来访者，他的假设是“如果努力，我就能成功；如果不努力，我就会失败”。在这里，他的“努力”其实是过度努力，超出常人或合理的努力。他为了工作的成功已经严重影响到家庭和婚姻生活，也给自己的健康带来了问题。当然，消极假设中“不努力”也是不对的，对待工作不努力，我们就不能干好工作。适应性的做法应当是“适度努力”或者“尽力而为”。这种做法既不是过度努力，也不是毫不努力，而是一种新的行为方式——“尽力”。因此，我们可以把新信念表述为“尽力而为，争取干好工作，我就是有能力的”。

8.4 中间信念的心理教育

在认知行为治疗的每个阶段，咨询师都需要对来访者进行心理教育。心理教育的目的是增进来访者对其心理问题病因、病理的理解，明白心理咨询干预的原理、原则、方法和路径，增强来访者对咨询工作的理解和配合。

中间信念的心理教育内容包括中间信念的内容及其结构，中间信念是如何形成和发展的，在遭遇什么情形下不再有效，它需要怎样修正和发展，以便能更好地适应变化的现实情形。

8.4.1 中间信念结构的心理教育

中间信念的心理教育从识别中间信念开始。在通常情况下，咨询师需要通过箭头向下技术，从来访者的自动思维开始找到来访者的中间信念。这样的一个过程主要是为了向来访者揭示其中间信念的内容是什么。在找到来访者的中间信念后，咨询师就可以对来访者的中间信念进行心理教育了。

（1）在中间信念结构的心理教育方面，咨询师先需要向来访者讲明中间信念是指导个体面对某个生活侧面或领域的心理策略，也就是我们通常所说的做人做事的方式。这个心理策略就表现在中间信念的“规则”上。咨询师可以结合来访者的“规则”和这个中间信念有关心理侧面进行说明，另外也可以结合生活中常见的中间信念补充说明，例如，“吃亏是福”“凡事不能落人后”“我必须超过他人”等。

（2）接下来，咨询师需要解释“规则”是为了应对中间信念的“态度”而设置的。一个持有“被人拒绝是很糟糕的”态度的来访者，其规则是“我应该避免向他人提出不合理的要求”，这就是为了避免“态度”所担心的事情出现。与此类似，咨询师还可以结合来访者的“态度”来说明“规则”是为了避免态度所描绘的事情发生。

（3）咨询师可以对来访者解释，在这样的“态度”下，为什么会形成这样的“规则”。其原因是中间信念的“假设”。例如，上面这位来访者认为“被人拒绝是糟糕的”（态度），他之所以会有“尽量避免向他人提出不合理要求”的规则，是因为他认为，“如果向他人提出要求，别人就会拒绝我（消极假设）；如果不要求他人，就不会受到他人的拒绝（积极假设）。”正是由于来访者有着这样的假设，因此他选择了避免向他人提出要求的行为规则或方式。

当来访者认可咨询师的分析，他认识到自己在面对生活的某个侧面或领域（如学业、人际交往、婚姻生活）时是应用这样的行为方式（即规则），发现这个行为方式的背后的确是担心糟糕的事情发生（即态度），也能同意态度和规则的背后潜藏的两个假设（积极假设和消极假设），这个部分的心理教育工作就完成了。接下来，咨询师就要对来访者中间信念的形成进行心理教育了。

8.4.2 中间信念的习得与失效

在这里，咨询师需要让来访者认识到，中间信念不是与生俱来的，而是在生活过程中积累经验而形成的，是其过去应对生活的结果和总结。中间信念曾经是个体赖以应对生活挑战的有效方式（虽然这个方式并不十全十美，但比起个体过去使用过的其他方式而言，这个方式是比较好的）。

此外，咨询师还需要让来访者认识的，这个曾经有效的中间信念，在面临生活环境发生改变的情况时，它就不再有效，它成为阻碍个体适应变化世界的绊脚石，这个中间信念就是造成特定生活领域问题的主要原因。

我们就以上面这个来访者“被人拒绝是糟糕的”为例，来访者在其成长过程中，遭遇过被人拒绝的经验，这是一个非常糟糕的经验，因这些经验而感到尴尬、没面子，等等。然后，来访者为了避免这样的糟糕经验，他可能尝试过很多的方法，例如，讨好和顺从别人，避免向别人提要求，严于律己宽以待人等。最终他发现，避免向他人提出要求，是一个比较好的方式。而这个方式就成了他在人际互动领域的行为方式（或者叫补偿策略）。

在这里，咨询师和来访者讨论中间信念的形成，经常需要邀请来访者回忆个体在相关生活领域中的一些经验，例如，针对让自己感到糟糕的体验，他做过哪些方面的尝试等。这些相关的回忆会增强个体对中间信念形成过程的理解和认同。

完成上面的讨论之后，接下来要讨论中间信念失效的问题。咨询师可以和来访者一起回顾此次心理问题的诱因事件。一般来说，在这个诱因事件中，个体会应用中间信念来应对，但由于客观情境的改变，中间信念在这个事件中无效，引发了生活中的实际问题，进而引发了心理问题。

例如，一个采取顺从策略的来访者，在与其他人交往互动的过程中，总是顺从他人，听从他人安排。这样的为人处事方式让她觉得自己与他人相处不错。后来情况有了变化，部门来了一位新上司，而这位新上司总是与另一位上司意见相左，这位来访者常同时收到来自这两位上司的指示。在这样的情况下，她无法像过去那样应用顺从策略，因为，如果她顺从了一位上司，就违逆了另一位上司。因为这两个意见相左的上司，自己的工作就不能很好地完成，内心也非常矛盾，甚至希望自己辞职，另找一份新的工作。

8.4.3 中间信念的修正与发展

既然过去的中间信念不能适应当前变化的情形，来访者就有必要修正中间信念和发展中间信念，使之能更好地顺应情境，让生活变好。心理咨询的目的就是帮助来访者成长，更好地应对改变的世界。

在这里，咨询师需要向来访者指出，他可以修正自己的中间信念，让新的信念来指导自己的行为。在新信念的指引下，能够更好地解决现实生活中的问题，提高生活质量和心理健康水平。在这里，咨询师需要以来访者的中间信念对其当下生活领域的消极影响为例加以说明，并描述信念修正以后的乐观前景。

当来访者认为被人拒绝是糟糕的时候，其在行为方式上就会避免向他人提出要求。如果来访者在工作中需要与他人打交道，需要经常请他人协助，但来访者却持有这样的信念，来访者与他人的互动时就会显得非常被动，缩手缩脚，这往往会影响自己的工作和生活。为了让自己的工作或生活变得更好，他就需要改变现有的信念。

此外，除了说明新信念可以更好地让来访者适应现实生活，咨询师还需要说明中间信念是否有效，它是可以验证或检验的。也就是说，新旧中间信念或者说什么样的信念更好，都是可以检验的。来访者可以根据各种信念检验的结果，来选择何种信念作为自己的行为指南。

一般而言，什么样的中间信念更好、更有效，主要是根据个体在这种信念的指导下的行为及其结果来评定的。例如，一个学生因为不敢向他人求助而妨碍了其学习成绩的提高，这是因为他相信向他人求助，就是在向他人提要求，自己会被他人拒绝，而被人拒绝又是很糟糕的。因此，他遇到学习上的疑难问题时，从不向人请教，导致其学习问题没能解决，学习成绩就无法进一步提高。如果他改变信念并认识到：被人拒绝并不是非常糟糕的事情，它是很正常的现象，所有人都会遇到。这位学生尝试在需要的时候向他人提出请求。一旦他这么做了，我们就可以通过他人是否拒绝请求或者说是否提供帮助来检验来访者的信念是否合乎现实。更重要的是，他在遇到问题后向他人提出请求的方式，是否会促进个人学习成绩的提升。如果来访者改变行为方式，需要请教时不担心自己被人拒绝，能够向他人提出请求，学习成绩得到提高，这就是说明新信念是更好、更有效的。

8.5 认知改变

在中间信念阶段，来访者的改变包括认知改变和行为改变两个部分。认知改变是行为改变的基础，中间信念阶段的改变通常是从认知改变开始的。在咨询实践中，咨询师和来访者通过认知技术的应用，帮助来访者找到新的信念，来访者在新信念的指导下进行行为实践（就是行为改变），而行为实践的结果又返回来影响或增强新信念的相信程度。

因此，我们先介绍认知改变方面的内容和有关的认知技术。

8.5.1 认知改变的过程

8.5.1.1 从自动思维中来，到自动思维中去

中间信念产生于自动思维。这不仅是指咨询师要通过对来访者的自动思维应用箭头向下技术来找寻自动思维背后的中间信念内容，也指新中间信念的提出是通过自动思维阶段讨论过的具体情境中的问题解决来得到支持的。

通过心理教育，来访者已经知晓现有的中间信念是有问题的，需要修改和发展，但新的中间信念应该是怎样的呢？咨询师又是基于什么样的证据（或素材）来提出新的中间信念呢？很显然，这种证据和素材存在于自动思维阶段的咨询中，就是每次会谈议程（就是来访者需要解决的具体问

题情境）解决的客观结果，自动思维阶段中来访者的具体问题得以解决，就是对新信念的最好支持。

例如，来访者有着这样的中间信念，“如果向他人提出请求会被他人拒绝”（消极假设）和“被人拒绝是很糟糕的”（态度）。在自动思维阶段的咨询中，来访者曾经遇到有疑难的数学问题自己无法解决，这道数学题很重要，如果不能搞懂，就会影响自己的期末考试成绩。来访者把这个问题拿出来和咨询师讨论。通过讨论，咨询师建议来访者向他人求助，并讨论向他人求助的具体方案，并邀请来访者预测其向他人提出请求的结果。当来访者确实按照咨询师的建议提出请求时，他的同学耐心地给他讲解，并没有拒绝他，他的数学问题也得到了解决。类似这样的经验，就为新中间信念的提出提供了支持证据。

在我们从过去自动思维阶段的议程讨论中得到了证据，并提出新的中间信念以后，来访者对新信念的相信程度起初不会特别高，也就是说，来访者不会完全接受新信念，咨询师还需要继续工作，增加来访者对新信念的相信程度。这个过程就是新信念回到自动思维中去的过程。

例如，上面这位来访者依据自动思维阶段的证据，在咨询师应用认知技术的引导下，得出了新的中间信念：“被人拒绝没有什么大不了的（**态度**）”和“如有必要，我可以向他人提出请求（**积极假设**）”。在接下来的中间信念咨询过程中，咨询师需要就来访者提出的咨询议程（也就是生活中的问题情境，这些问题情境和自动思维阶段是相似的），与来访者探讨新中间信念的应用，或者验证新旧中间信念的正确性。

例如，这位来访者因为财务超支，手里已经没有钱度日了，需要向他人提出请求，向他人借钱500元，等周转开再归还。在这个问题情境（议程）中，来访者旧有的中间信念发生了作用，来访者担心自己向他人借钱会被拒绝，而不敢向他人开口。咨询师的这部分工作实际上是概念化，就是明确问题情境、自动思维、情绪和行为。接下来的会谈和自动思维阶段有所不同的是，咨询师并不会去探讨自动思维是否正确，而是和来访者讨论新的中间信念，邀请来访者按照新信念去思考，自己会怎么想，怎么做？经过讨论，来访者预期自己向他人借钱这件事可能被一些人拒绝，也可能有人会同意，但都没有什么大不了，即使他人不借钱给自己，人际关系也能维持，于是来访者咨询后去找人借钱，最终也成功借到了钱。通过中间信念阶段的咨询，来访者对信念的实践增强了其对信念的相信程度。

8.5.1.2 用具体实例来论证，用客观效果来证明

中间信念是否准确，是否更为有效，并不是依靠逻辑推理来证明的，它需要的是具体证据作为支撑。也就是需要通过来访者生活中具体发生的事情来证明新旧中间信念是否有效。

正如我们在前面的叙述中所了解到的，新中间信念的提出是依靠自动思维阶段的素材，就是以具体议程中问题的解决作为支撑的。而新信念的巩固也是以在中间信念阶段中的具体问题的解决为支撑的，也就是说，在中间信念阶段，来访者应用新信念解决了生活中遇到的具体问题。这些具体的、实际的效果证明了新信念的有效性和旧信念的不合理性。

故此，我们知道改变来访者的想法或信念，主要依靠的是具体实例证据，而不是依靠逻辑推理，也不是滔滔不绝的辩才，不是咨询师口才好，把来访者说得无言以对，就可以改变来访者的信念和想法。

8.5.1.3 苏格拉底式提问方式

引导来访者检验新旧中间信念是否有效，认知行为咨询师通常是通过提问的方式进行的。咨询师提问可以帮助来访者进行思考，通过系统的思考（认知技术的应用），来访者和咨询师一起就能得出更为有效的新信念，也能明白旧信念的不合理之处。这种通过提问的方式来学习，通过提问的方式来纠正不合理信念的方法，被称为苏格拉底式提问。

苏格拉底式提问方式和提问过程，在之前章节中有介绍，并在认知改变技术的对话中具体呈现，在此就不举例说明了。

8.5.1.4 新信念相信程度保持在 90% 以上

按照认知行为疗法对于信念改变的一般标准，来访者对于新信念的相信程度没有必要达到完全相信的程度（即 100% 相信），他需要达到高度相信的水平，通常要求其对新的想法或信念的相信程度要稳定保持在 90%

以上。

从前面的讨论中我们可以发现，咨询师根据自动思维阶段的实例讨论，应用认知技术可以得到或提出新信念，咨询师要求来访者对新信念的相信程度进行评估，一般情况下，我们会得到 50% ~ 70% 的相信程度水平（当然，如果来访者对新信念的相信程度低于 50% 的话，就说明还没有到讨论中间信念的时机，咨询师最好回到自动思维阶段继续工作）。

既然新信念的相信程度水平不会一步到位，不会直接达到 90% 以上的水平，咨询师和来访者就要继续工作以提升相信程度的水平。具体的做法就是，在中间信念中讨论来访者生活中遇到的具体问题（议程），在具体议程中应用新中间信念，通过具体议程的解决效果来说明新信念的有效性。一旦新信念能够被新的证据支持，来访者对新信念的相信程度就会提升，达到 90% 以上的水平。

由于来访者应用新信念并不总是能够解决问题，达到理想的结果，也可能出现其不期望的结果，那样来访者对新信念的相信程度就会波动。为了保障咨询效果，我们需要在来访者首次达到 90% 相信程度后，继续工作一段时间，最终使其对新信念的相信程度保持在 90% 以上一段时间（比如一个月），就可以结束这个阶段的咨询了。

8.5.1.5 中间信念改变主要内容

中间信念包括态度、规则和假设三个部分内容。在实际心理咨询工作中，我们主要针对“态度”和“假设”开展工作，只要来访者的态度和假设发生改变，规则改变就是一件自然而然的事情。这也就是说，一般情况下，我们不直接讨论中间信念的“规则”改变，而讨论“态度”和“假设”的改变。

8.5.2 认知改变技术

中间信念的改变主要应用评估零点技术、认知连续体技术、饼图技术和多重环节技术。这些技术实际上是一种向来访者论证或说明其原有信念的不合理和提出新信念的方式。下面我们给大家介绍这些技术的使用方法。

8.5.2.1 评估零点技术

评估零点技术的核心是将来访者担心的某个事情与特定情形（更糟糕的情形）进行比较。例如，一个大学生可能担心自己考试不及格，并认为考试不及格是很糟糕的（这实际上是中间信念的态度部分）。这时咨询师可以将考试不及格和考试得零分（或者经过补考都不能及格）相比较，这种做法就是把来访者客观表现与最糟糕的情形（零点）相比较，经过比较来访者发现自己所面临的情形（实际发生考试不及格）或者担心的情形（担心考试不及格）其实不是最糟糕的。

咨询师：对于你的大学学业，你的态度是“考试不及格是非常糟糕的”，你对这个态度的相信程度是多少呢？像评价自动思维那样给这个态度的相信程度进行评分，用 0 ~ 100% 的数字评分。

来访者：100%，我完全相信。

咨询师：好的，我们把它记下来。

来访者记下 100%。

咨询师：你期望的考试结果是什么呢？

来访者：我希望能够得到高分，至少能够考试 80 分以上。

咨询师：那么如果每科都能考 80 分以上，自然就是很理想的情形了。

来访者：是呀，我就能顺利毕业，不至于出现毕不了业的情形。

咨询师：要是毕不了业会出现什么结果呢？

来访者：我没法和家里交代，也影响我找工作。家里花很多钱供我读书，我却不能毕业，自己都觉得对不起父母的艰辛。而且，我拿不到毕业证的话，也就找不到好工作，将来自己怎么在社会立足呀！

咨询师：你的担忧很有道理。如果我们换个角度来看考试不及格这个事情，说不定会有不同的认识，也能给你带来启迪。

来访者：怎么看呢？

咨询师：把考试不及格和你期望的考试得高分相比，当你真的考试不及格或者有可能考试不及格的时候，你的感受是相当糟糕的，是吗？

来访者：是呀！

咨询师：你认为考试中可能出现的最惨情形是什么呢？

来访者：考试得0分呀。

咨询师：你觉得如果自己真的考试不及格的话，大约会考多少分呢？

来访者：50分左右吧。

咨询师：在心理学中，我们把可能出现的最糟糕的情形称为“零点”，把自己期望的理想情形称为“完美点”。当我们把自己的表现分别与完美点和零点相比，就会产生不同的感受或体验。你尝试感受一下，假设你的某个学科考试得了52分，你把这个分数和你希望的80分以上相比，你会有什么样的感受？

来访者：心情沮丧，非常失望，会有些自责。我甚至能想象到父母问我考试分数时自己无法面对的场景。

咨询师：是的，一般人把自己的实际表现与期望情形（就是完美点）相比较的时候，他们的情绪体验和你差不多。现在请你回到现实中来，做几个深呼吸。

来访者做了几个深呼吸。

咨询师：我们换个角度来感受一下。想象自己考试得了52分，想象自己看着试卷上的老师给的52分，想象到了吗？

来访者点头。

咨询师：现在想象自己考试得了0分，想象试卷上老师给的0分，自己回答的都是错的。想象到了吗？

来访者点头。

咨询师：我们接着想象，你的考试分数从当前的0分变成52分，你可以想象它就像一个变动的数字，从1，变成2，变成3，一直变成52。等变成52分后，你点个头示意我。

来访者点头。

咨询师：告诉我，你现在的感受是什么？

来访者（面带微笑）：心情有些轻松，好像有一丝喜悦。

咨询师：当我们把自己的52分和最糟糕的0分相比，你的感受有什么变化，你有什么发现呢？

来访者：心情好多了。

咨询师：是的，把自己的表现与最糟糕的情形（即零点）相比，自己就会感觉好得多，事情就不是那么糟糕了。

来访者：好像是这样。

咨询师：可见“考试不及格不是非常糟糕的”，你觉得呢？

来访者：是的。

咨询师：假如你真的考试得了0分，你面临的情形是什么？

来访者：我想自己这门课是一点都不会，即使将来补考也不可能及格，自己就不能毕业了。

咨询师：如果真这样的话，还真有可能发生这样的结果。现在你的分数是52分，而不是0分，你面临的情形是什么呢？

来访者：我就要面临补考，需要请老师和同学帮助，多花一些时间去学习，这样才有可能在补考中及格，最终拿到毕业证。

咨询师：经过上面的讨论，现在你对如果考试不及格的情形怎么看呢？

来访者：考试不及格很不幸，我还有补救的机会。

咨询师：你这里用了一个极端的“很”字，你看这样说怎么样？“考试不及格比较麻烦，但我还可以补救的。”

来访者：可以，这样说比较客观，不太极端。

咨询师：我们再次评估一下你对“考试不及格是非常糟糕的”相信程度，你的相信程度是多少呢？

来访者：50%吧。

咨询师：那么你对新的态度“考试不及格比较麻烦，但我还可以补救的”的相信程度是多少呢？

来访者：70%吧。

在上面这段对话中，咨询师应用评估零点技术修正来访者的“考试不及格是非常糟糕的”态度。

第一步，咨询师和来访者讨论了期望的考试结果（理想情形）和考试不及格的后果；

第二步，咨询师引导来访者通过应用冥想的方法去比较52分与希望中的高分，然后与最糟糕的0分相比，分别询问来访者在不同比较情形下的感受，通过比较来访者发现将自己的不理想分数52分与0分相比，心情会比较好一些，并得到“考试不及格不是非常糟糕的”结论。

第三步，咨询师与来访者讨论如果真发生了自己担心的考试不及格的后果可以怎么办的做法。来访者意识到自己可以用求助和花时间复习的办法，让自己通过补考，最终顺利毕业。通过这样的讨论，来访者最终得出了新的态度“考试不及格比较麻烦，我还可以补救的”。

上面介绍的是应用评估零点技术来修正中间信念的态度部分，接下来给大家介绍应用这个技术还可以来修正中间信念的假设部分，对中间信念假设的修正主要是针对消极假设。在其他的认知行为疗法书中经常提到的功能失调性假设，就是指中间信念的假设，中间信念的假设之所以是功能失调的，是因为个体根据这样的假设行事，给自己的社会生活带来了问题，影响了其社会功能的发挥。

应用评估零点技术修正假设的时候，实际上就是进行两两比较，将来访者的某种行为方式与参考的行为方式进行比较，通过比较说明某种行为方式在特定情境中是合理的、正性的。例如，有这样一位母亲，她本人也正在学习心理咨询，在周末和下班后常常需要外出参加心理咨询培训，经常不能陪伴孩子左右，这位母亲为此事感到内疚和担忧。咨询师通过与她会谈，发现她的中间信念是这样的：

态度：不能陪伴孩子是很糟糕的；

积极假设：如果能陪孩子，自己就是负责的；

消极假设：如果不能陪孩子，自己就是不负责任的；

规则：我应该陪伴孩子成长。

作为家长陪伴孩子的成长肯定是合理的，但家长本身也有自己的社会角色，不可能把所有时间都用在孩子身上（即使是全职母亲也是如此）。而且家长紧随左右，不给孩子犯错的机会，不给孩子自由的空间，这对孩子的健康成长也是不利的。咨询师需要帮助这位母亲做的是，区分什么情况下家长需要陪伴左右，什么情况下家长可以不用陪伴左右。换一句话说，咨询师需要考虑“如果不能陪伴孩子，自己就是不负责任的”（消极假设）这句话在什么情况下是错的，在什么情况下家长没有陪伴孩子也是负责任的。

要证明在特定情形下家长没有陪孩子也是负责任的，就需要应用到认知改变的技术，在这里比较合适的是评估零点技术。应用评估零点技术的时候，咨询师需要考虑在特定情形下，这位母亲没有陪孩子的行为和某个参照点（即零点）进行比较，根据比较的结果来说明，没有陪孩子也是负责任的。

咨询师：我们开始讨论这个信念“如果不能陪孩子，自己就是不负责任的”之前，请你先评估自己对它的相信程度，你对它的相信程度是多少呢？

来访者：90%。

咨询师：我们以你上次外出参加认知行为疗法四天的培训为例，按照你的信念，你外出学习了，没有陪自己的孩子，你就是不负责任的？

来访者：我的确就是这样想的。

咨询师：如果你外出学习而自己没有尽到责任的话，你担心孩子发生什么样的事情呢？

来访者：我担心孩子不能吃好、睡好，没有人陪她玩和给她讲故事，孩子会不开心。

咨询师：这样的事情发生了吗？

来访者：这倒没有。

咨询师：你还记得自己做了什么吗？

来访者：我走之前给丈夫和孩子奶奶交代了相关事项，把这些事情安排给他们了，上课期间我早上、中午和晚上也会和孩子用视频聊天。

咨询师：孩子的表现如何？

来访者：还不错。

咨询师：如果你外出学习，你没有做上述的事情，没给丈夫和孩子奶奶交代相关事项，每天也不和孩子视频聊天的话，你觉得自己是怎样的母亲呢？

来访者：这样的话，我就是不负责的母亲。

咨询师：现在把因外出学习为孩子操心的作为，和不为孩子操心的作为相比，你觉得自己是怎样的母亲呢？

来访者（微笑）：我还是比较负责任的母亲的。

咨询师：我们再看一个情形，我们曾经讨论过辅导孩子作业的事情。你还记得自己过去是怎么做的吗？

来访者：孩子写作业的时候，我守在她跟前，督促和指导她完成作业。

咨询师：结果怎么样呢？

来访者：作业完成得非常慢，写作业的时候经常看我的表情，缺乏独立思考。

咨询师：我们讨论后，你改变了方法，还记得你后来是怎么做的吗？

来访者：我给她独立完成作业的时间，等每项作业完成之后我再去检查她的作业。

咨询师：这种做法效果怎么样？和之前相比有什么改善吗？

来访者：作业完成得快了些，孩子也能自己动脑筋思考问题了。

咨询师：我们来比较一下，把你陪孩子写作业与不陪孩子而让孩子独立完成作业相比，你觉得哪个更好呢？

来访者：当然是不陪孩子让孩子独立完成作业的效果更好。

咨询师：从孩子完成作业的效果来看，是陪孩子写作业负责，还是放手让孩子自己去写作业更负责任呢？

来访者：放手让孩子自己写作业更负责任，毕竟孩子具备独立思考能力更重要。

咨询师：你说得非常好。我们回头看看刚才的两个例子，一个是自己外出培训没有陪孩子，但自己做了相关的安排，孩子生活得很好，另一个是放手让孩子自己写作业，这样做培养了孩子的独立思考能力，也提高了作业的效果。现在，你对“如果不能陪孩子，自己就是不负责任的”相信程度如何呢？

来访者：40%。

咨询师：我们可以看到，有些时候你虽然没在孩子身边，但孩子还是能够发展得很好。你说是吧？

来访者：是的。

咨询师：根据上面的经验，你觉得该怎样表述呢？

来访者：尽管我没有陪孩子，自己也是负责任的？

咨询师：看起来你对自己的话不太确信。我们相信有些时候你还是需要陪在孩子身边的，例如，当孩子面临危险的时候，或者孩子感到孤独需要妈妈的时候。你觉得这样说“某些条件下没有陪孩子，自己也是负责的”，好不好？

来访者：这样比较好。

咨询师：那么你对这个想法的相信程度如何？

来访者：80%。

在上面这个对话中，咨询师针对消极假设开展工作。在开始干预之前，邀请来访者对其相信程度进行评估，来访者对“如果不能陪孩子，自己就是不负责任的”相信程度为90%。接下来，咨询师与来访者讨论了过去在自动思维阶段讨论过的两个议程（或事件），一个是外出培训没有陪孩子的情形，另一个是陪孩子写作业的情形。在第一个情形中，咨询师把外出培训的来访者做了恰当安排与没有做任何安排的假定情形（零点）比较，得到尽管来访者外出学习没有陪孩子，也是负责任的母亲的结论。在第二个情形中，双方讨论了辅导孩子作业这件事，并比较了来访者前后两种辅导作业的方式的效果，来访者发现有些时候陪着孩子不一定能有好结果，反而不陪孩子结果还更好，这让来访者认识到一个负责任的母亲并不是一定要守在孩子身边的。

接下来，咨询师邀请来访者再次评估旧假设的相信程度，来访者评估为40%。这说明会谈是有效果的。然后咨询师邀请来访者提出新假设，最终得到“某些条件下没有陪孩子，自己也是负责任”的结论，来访者对其相信程度为80%。

关于评定零点技术的应用，给大家几点提示。

（1）评估零点技术的方法是两两比较，就是将一种情形与另一种情形相比，通过比较来证明结果的方法。

（2）当我们应用评估零点技术的时候，主要说明来访者原来的积极假设在某些情况下是合理的。例如，上面这个母亲的说法“如果能陪孩子，自己就是负责的”在某些情况下是合理的，作为家长应当陪伴孩子的成长。但这个说法有些绝对，在另一些情况下，没有陪孩子也是负责的。

（3）评估零点技术实际上论证了个体应当因情境不同而采取不同的行为方式的结论。就上面案例来说，在某些情况下母亲应当陪伴孩子，但在另外一些情形下母亲不必陪伴孩子。至于具体哪些情况下要陪，哪些情况下不陪，来访者可以在实践过程中总结和归纳，得出一个更为清晰明确的结论来。

8.5.2.2 认知连续体技术

如果说评估零点技术是两两比较的话，认知连续体技术就是在多种情形之间进行比较。多种情形之间比较是在两个端点之间的连续体之内进行的。就像是在黑和白两个端点之间来比较多种灰度，就像是在绝顶聪明和绝对白痴之间来比较多个人的聪明程度。通过在连续体上比较不同情形的分值，就可以得出一个更为合理的选择来。

下面我们用一个案例来说明认知连续体技术的应用。

有位女性来访者，33岁，单身，没有固定工作。她曾经数次因为进食障碍而到精神病专科医院治疗。她说自己的进食行为是“失控的”。她能在很短的时间内大量进食（通常是甜食），感觉暴食时候自己完全失去控制，不能停止吃东西。暴食后又预见到体重的增加，便把手指伸进喉咙里让自己呕吐，从而达到清除食物的目的。

她报告说自己从记事的时候起，就很难信任他人，很难处理人际关系。她还报告说，自己与同事或同学建立社交关系时，进食障碍就会变得更严重，当她对性产生兴趣的时候，也会体验到更多的焦虑和加重进食障碍。她没有固定的男朋友，也没有关系密切的好友。

咨询师经过会谈发现，来访者表面上是进食障碍，深层问题是人格问题，对他人缺乏信任，不敢与他人建立紧密的关系。每当她希望或可能与他人建立更密切的关系的时候，正如上面介绍的，进食障碍就会变得越发严重。这里我们主要讨论中间信念问题，在此就不做更多的分析了。

咨询师在处理进食障碍后，咨询工作重点放在人际关系上面，也讨论了她生活中的人际关系问题和状况。在积累了一定人际关系互动经验和交到几个朋友之后，咨询进入中间信念阶段。在这个阶段，咨询师先通过会谈明确了她的中间信念：

态度：相信他人是糟糕的；
积极假设：如果保持警惕，我就会没事；
消极假设：如果相信他人，我就会受到伤害；
规则：我要有防人之心。

实际上，对于人与人之间应该信任还是猜疑的问题，我们并不能走极端。人和人之间应该适度信任，既不能完全猜疑他人，也不能完全信任他人。来访者需要学习的是对人适度信任，既不用怀疑一切，也不用完全相信他人。怀疑一切就不能与人建立紧密的关系，这会妨碍婚姻关系、职场关系等各种人际关系，但完全相信他人，对人完全不设防，自己就会受到伤害。在中间信念阶段，她需要学习的就是适度信任这样的行为方式。

咨询师：你认为“如果相信他人，我就会受伤害”，你对这个信念的相信程度是多少呢？

来访者：95%。

咨询师：记得我们曾讨论过你的朋友科丽向你借钱的事。你还有印象吗？

来访者：是的。

咨询师：当她向你借钱的时候，你相信她会归还你吗？

来访者：有怀疑。

咨询师：我们用一个连续体来描述你对她的信任程度。（在白纸上画线）左边的0表示你完全不相信，右边的100%表示完全相信。数字越大表示你的相信程度越高。

来访者：40%。

咨询师：如果你对她会还钱的相信程度为0的话，你会怎么做呢？

来访者：我肯定不会借给她。

咨询师：如果你对她的相信程度低于多少，你会完全拒绝她呢？

来访者：低于30%。

咨询师：也就是说，如果你对她的相信程度在0～30%的时候，你会选择拒绝她？

来访者：是的。

咨询师：如果你完全相信她会归还的话，也就是信任程度100%，你会怎么做呢？

来访者：我就借钱给她。

咨询师：如果你对她的相信程度高于多少，你会完全答应她的请求呢？

来访者：80%以上。

咨询师：你还记得在当时你对她还钱的信任程度是40%的情况下，我们讨论后你最终是怎么做的？

来访者：我借了一部分钱给她。

咨询师：嗯，后来她还你钱了吗？

来访者：两三天后就还我了。

咨询师：如果她下次再找你借钱，你对她能归还借款的信任程度会增加吗？

来访者：是的，既然她能还钱，就说明她还是可以信赖的。

咨询师：你对她的信任程度是多少呢？

来访者：100%，完全信任。

咨询师：看起来你陷入了“全或无”的思维陷阱中。过去你对人就是要么信任要么不信任，她一次归还欠款，你就完全信任她，要是她下次没有及时归还呢？你是不是就完全不信任她了呢？

来访者：你说得对。我过去就是这样的。

咨询师：因此，考虑到她将来有可能无法及时归还的情况，你现在决定对她还钱的信任程度是多少呢？

来访者：我觉得50%吧。

咨询师：嗯，你做得对，这样的评估比之前增加了些（以前是40%），但还是留有余地。你对这位朋友借钱的信任程度是50%，你对周围人向你借钱的信任程度是多少呢？

来访者：我也给50%的信任程度？

咨询师：看起来你也不确定。是的，我们对人的信任程度不能一概而论。有没有人借钱不还的情况？

来访者：有的。

咨询师：有几个呢？

来访者：三四个。

咨询师：她们借钱不还，是什么具体情况？谁借钱不还的次数最多，谁借钱不还的次数最少？

来访者：阿乐向我借过五六次钱，一次都没有还，小冉向我借过两三次钱，只有一次没还。

咨询师：根据你和她们打交道的经验，就借钱这件事的信任程度，你觉得可以给阿乐和小冉分别评定多少呢？

来访者：阿乐归为不能信任的范围，评定为10%，小冉多数时候归还了，有一次没有归还，评定为60%吧。

咨询师：我们总结一下刚才关于借钱给他人的讨论。你认为“如果相信他人，我就会受到伤害”，在借钱这件事情上，你受到伤害的具体表现是什么呢？

来访者：就是他人不还钱，金钱受损失。

咨询师：我们刚才讨论，你发现借钱给科丽，科丽及时还你钱了，而阿乐向你借钱数次，她却一次都没有归还，你借钱给小冉两三次，多数时候都还钱了。可见，“如果信任他人，就会受到伤害”在许多时候没有得到验证的。你说呢？

来访者：那倒也是。

咨询师：在借钱问题上，你觉得该怎么信任他人，才不会受到伤害呢？

来访者：应该因人而异吧，也不要走极端全信或者全不信。

咨询师：我们这样总结，你看如何？“适度相信，因人而异，我会没事的。”

来访者：你总结得挺好，我同意这个说法。

咨询师：你对这个说法的相信程度是多少呢？

来访者：60%。

咨询师：你对原来的假设“如果信任他人，就会受到伤害”的相信程度现在是多少呢？

来访者：50%。

在上面的对话中，咨询师以朋友借钱为例讨论对他人的信任程度的问题。最初来访者对朋友科丽的信任程度是40%，在对方及时还钱以后，信任程度提升到50%。然后，咨询师把她的其他朋友也纳入讨论，她意识到阿乐借钱从来都不还，而小冉会在多数时候归还。咨询师邀请她对这些人借钱的信任程度进行评分，她把阿乐评定为10%，小冉评定为60%。通过这些比较，咨询师让来访者意识到对人的信任（在这里是借钱）是要因人而异的，对一些人的信任程度可以高一些，如那些守信用的人（借钱后总是及时还钱的人），而对那些不守信用的人（借钱不还的人）的信任程度应该降低。对人的信任程度应该根据其表现进行动态调整。

在这段对话中，咨询师应用信任程度的认知连续体技术，邀请来访者把对他人的信任程度放在 0 ~ 100% 的连续体上进行评估，来访者先评估了对科丽的信任程度变化，然后，把对更多人的信任程度也放在这个连续体上进行比较。通过这样的比较，来访者认识到对人不可不信（如 0）也不可全信（100%），信任程度也应当因人而异。

在接下来的会谈中，咨询师与来访者讨论了与朋友互动中常见的一些信任问题，如私房话题、求助、托付朋友办事等。例如，在与朋友们分享隐私的过程中，她发现阿乐是值得信任的，她从来没有把自己的隐私告诉过外人，而小冉则喜欢讲别人的隐私，科丽也不太讲述他人的秘密，来访者在隐私信任上面，给阿乐评定为 90%，给小冉评定为 10%，给科丽评定为 60%。

再例如，咨询师与来访者也讨论了托人购物的事情。来访者曾经多次有意识地邀请她的朋友上街购物的时候，顺便给自己买某个东西回来。结果来访者发现，阿乐总是能够给她带回自己想要的东西，而小冉则经常忘记自己想要的东西，科丽在这件事情上表现也还可以。在托人购物这件事情上，来访者给小冉的信任程度是 90%，给科丽的信任程度 80%，给小冉的信任程度是 20%。

从借钱情境到隐私分享、托人购物等情境中不同人的不同表现，来访者分别就这些项目的信任程度进行评定，这就使得来访者意识到对人的信任是要区分内容项目的，一个人可能在某些项目上非常值得信任，但在其他项目上却不值得信任，例如，阿乐在借钱上面就不值得信任，但在隐私保护和替人购物上值得信任。随着讨论的情境越多，来访者对于新假设“适度信任，因人而异，我会没事的”更加接受和认可。

和评估零点技术相比，认知连续体技术有两点重要区别。

（1）评估零点技术是两两比较，应用评估零点技术的时候，需要找一个参照点（即零点），而认知连续体技术则是在一个连续体（通常是 0 ~ 100% 的区间）上面进行比较，参与比较的常常是多个情形或对象。

（2）应用评估零点技术得到的结论是依据不同情境应当采取不同的行为方式，也就是说，来访者原来的积极假设在某些情形下也是合理的，但在认知连续体技术中的结论就不是这样的。在这里，积极假设和消极假设都是不对的，来访者需要做的事情是要学习新的行为方式。例如，我们刚才讨论的那个案例，来访者警惕他人和信任他人都是不对的，正确的做法既不是相信也不是怀疑，而是“适度信任”。

上面我们讨论的是应用认知连续体技术处理中间信念的假设，和评估零点技术一样，认知连续体也是可以用来处理中间信念中的态度的。例如，上面这位来访者的态度是“相信他人是糟糕的”，咨询师可以应用 0 ~ 100% 的糟糕连续体进行比较。我们把 100% 界定为最糟糕，而 0 则一点儿也不糟糕。在这个连续体中，咨询师可以与来访者讨论相信他人所带来的各种结果，带来好处、没有发生不好的事情、发生一些小损失、发生大损失、发生重大的且不可挽回的损失等。让来访者把这些情形在上述连续体中进行评定。通过评定来访者会发现，相信他人并不总是糟糕的，而且也不总是非常糟糕的。这样就可以修正其原来的态度“相信他人是糟糕的”信念，得出“很多时候相信他人并不糟糕”的新态度。

8.5.2.3 饼图技术

饼图技术主要应用于矫正个体的“内归因”或“外归因”的认知歪曲。当出现某个糟糕结果（或者美好结果）的时候，使用内归因的个体往往会把原因归于自己，而使用外归因的个体则会把原因归于外部。但实际上任何结果（无论好坏）的出现都是内因和外因一起作用的结果，饼图技术的应用就是要让来访者认识到这一点。

有位男性来访者，竞争意识非常强，和周围人相处时喜欢争强好胜。他不仅与同事竞争，希望自己的工作表现杰出；和朋友竞争，玩游戏和体育活动都希望胜过他人；和自己的兄弟姐妹竞争，希望自己过得比他们好；他也与自己的妻子竞争，希望自己在工作职位和薪水都能超过妻子。与周围人竞争并争取胜利成了他的人生法则。

但这样与他人竞争的方式让周围人感到不舒服，他们不太喜欢和他相处，特别是对于他妻子来说，丈夫争强好胜的做法严重影响了他们的夫妻关系和家庭生活。当然，这种凡事都与他人竞争的方式也没有给他带来快乐，最多是赢的时刻有些快乐，多数时候他并没有赢得胜利，这让他常常感到不快乐。

咨询进行到中间信念阶段的时候，咨询师和来访者探索其人际关系的中间信念内容。通过会谈，来访者认识到了自己的中间信念：

态度：平庸是非常糟糕的；

积极假设：如果我能名列前茅，我就是最棒的；

消极假设：如果不能名列前茅，我就是笨蛋；

规则：我必须争取优秀。

对来访者而言，他把自己表现是否杰出（即名列前茅）进行了内归因，认为自己是否优秀是由于自己的能力造成的，名列前茅是因为自己很棒，而不能名列前茅则是因为自己笨。实际上，是否名列前茅是由多个方面因素造成的：既有自身因素，也有他人因素，既有主观因素，也有客观因素。从这里我们就可以发现，对于来访者的假设"如果不能名列前茅，我就是笨蛋"，咨询师可以应用饼图技术来修正。

咨询师在一次会谈中与来访者讨论了工作场景中"如果不能名列前茅，我就笨蛋"这个假设。首先，咨询师与来访者讨论了影响工作业绩排名的若干因素，然后给出每个因素的权重（即所占百分比）（见表 8-1）。

表 8-1 饼图技术示例

因素类别	具体因素	权重	评定结果（分）			
			第一季度	第二季度	第三季度	第四季度
自身因素	能力	30%	25	25	25	25
	工作经验	15%	15	15	15	15
	工作动机	15%	15	10	10	14
他人因素	能力	10%	8	10	10	6
	工作经验	5%	4	3	3	4
	工作动机	5%	4	4	4	4

（续表）

因素类别	具体因素	权重	评定结果（分）			
			第一季度	第二季度	第三季度	第四季度
客观因素	参与人数	10%	6	7	7	6
	客户资源	10%	5	5	5	9
汇总		100%	82	79	79	83

确定影响业绩排名因素后，咨询师与来访者讨论最近四个季度业绩排名结果影响因素分值的评定。在四个季度的评定中，来访者自身的工作能力和工作经验方面并没有太大变化，四次评定中对自己的能力评定均为25分（满分为30分，即总体因素的30%），工作经验均评定为15分（满分15分），工作动机有所变动，第二和第三季度的评价最低，为10分，第一和第四季度的评价更高，分别为15分和14分。

在对他人的评定方面，由于第二和第三季度有骨干离职，竞争对手远不如自己，而在第四季度公司高薪挖人，工作团队中有强人进入，因此在评估他人工作能力上，在第二和第三季度的评分为满分10分（就是自己相对于他人有显著优势），第四季评分为6分（即自己与他人能力大致相当）。

在客观因素方面，参与人数因第二和第三季度有人离职，导致竞争对手减少，评分更高些（7分），而第四季有人入职，评分稍低（6分）。在客户资源评分方面，在第四季度自己有两个大客户资源，对自己业绩有利，故评分为高分9分，其他季度客户资源上没有优势，故评分为5分。

汇总各项得分之后，四个季度的总分分别为82分、79分、79分和83分，这个评估结果与来访者四个季度的业绩非常吻合。

经过对各项影响业绩因素的评分和汇总得分，来访者发现能力并不是决定业绩的唯一因素，其他因素也会影响业绩排名，如自己的工作动机、竞争对手能力的强弱、客户资源等。这让他意识到如果竞争对手太强，他就不能期待太好的排名，在能力相当的情况下，如果自己具有更好的资源，他就可以期待更好的结果。经过讨论，来访者发现在工作业绩方面，即使不能名列前茅，自己也不是笨蛋，因为有很多因素会影响到工作业绩。

除了讨论工作业绩问题，咨询师也用饼图技术与来访者讨论了单位组织的娱乐体育活动（如唱歌、体育比赛等）中影响名次的因素。当然，咨询师也应用饼图技术与来访者讨论了夫妻竞争、兄弟姐妹之间竞争领域的问题。

通过这些讨论，来访者认识到，影响结果的因素有很多，有些是自己方面的原因，也有些是他人的和客观的原因。自己在某些方面能力强，有些方面能力弱，所有人都是这样能力有强有弱。对于自己能力强有优势的项目，他可以期待自己表现好些，其他项目就不必期待这么高。

最终，咨询师与来访者得出了新的假设——“某些情况下不能名列前茅，我也是好的。”

对于饼图技术的应用，这里给大家提示几点。

（1）饼图技术应用在中间信念假设时，适合的是“如果”，表达的是结果，而“就”所表达的是原因的情况，例如，刚才的假设“如果不能名列前茅，我就是笨蛋”。这个假设可以被解释为出现“不能名列前茅”的结果，原因是“我是笨蛋”。假如“如果”表达的是原因，而“就”表达的是结果，这就不适合应用饼图技术了。例如，“如果相信他人，我就会受到伤害。”

（2）应用饼图技术的时候，具体的评分多少并不重要，重要的是这个过程。咨询师需要让来访者意识到影响一个结果或者造成一个问题的原因是多方面的，它可以分为客观原因和主观原因，自身原因和他人原因等多个方面因素。这中间的关键部分先是影响因素的确定，然后是相同问题多个情形之间的比较，如前面所述的工作业绩排名问题在四个季度之间进行比较。通过比较这些结果的差异，来访者才能认识到结果是由多个因素造成的，仅仅内归因和外归因都是不全面的。

（3）饼图技术应用的结果或者目的，是希望来访者能够调整对结果的期望，这种期望可能表现为期望理想结果（如名列前茅），也可能表现为避免糟糕结果（如考试不及格、离婚等），因为结果的出现是多个因素造成的，既有内因也有外因，所谓“谋事在人，成事在天”表达的就是这个意思。所以，我们对事情不要一味地坚持得到理想的结果，也不要一味避免糟糕的结果。另外，对于这些不理想的结果，来访者应当学习的心态是“遗憾”，既然事情不是自己能够完全掌控的，但它发生了，我们只能很遗憾。悔恨、内疚、自责、失望、沮丧都不是正确的情绪体验。

8.5.2.4 多重环节技术

多重环节的意思是指事情（许多来访者担心的事情）的恶化有一个过程，需要经历若干阶段，事情从一个阶段发展到下一个阶段是有条件的，许多时候，我们都可以通过某种措施阻止事情往下一个阶段发展，甚至是扭转局面。

多重环节技术主要是用来修正来访者的警惕策略。应用警惕策略的个体往往相信一旦事情出现不好的苗头，就会发展到自己不可承受的糟糕结局。例如，有家长发现孩子恋爱，就开始想恋爱会影响孩子学习，然后孩子就不能上好大学，也就没有好工作，然后孩子的未来就被毁了。又例如，有人不敢对他人说“不”（尽管他人的要求不合理，而且自己也感到不舒服），如果询问其原因，他们会告诉你，如果自己一旦说“不”，他人就会不高兴，如果他人感到不高兴，自己和对方的关系就会受影响，就没法继续相处，甚至他人可能恼羞成怒报复自己，自己就没法在这个地方待下去了。

我们以这位不敢对他人说“不”的来访者为例说明多重环节技术的应用。在自动思维阶段，这位来访者对其担心的情形做了一些试验，发现事情的结果并不像她想象的那样糟糕，有时候糟糕情形并没有发生。进入中间信念阶段后，咨询师和来访者一起识别了她的中间信念，得到这样的结果：

态度：拒绝他人是不好的；

积极假设：如果答应他人，我就会受人欢迎；

消极假设：如果拒绝他人，我就会被人孤立；

规则：我要答应他人的要求。

识别中间信念后，咨询师与来访者一起对中间信念的假设“如果拒绝他人，我就会被人孤立”进行了讨论，对其假设进行了检验。

咨询师：我们来讨论一下“如果拒绝他人，我就会被人孤立”这个信念，你对这个信念的相信程度是多少呢？

来访者：90%。

咨询师：你认为，假如你拒绝了某个人，然后的确出现你被他人孤立的情形。这个过程需要多长时间呢？

来访者：估计是一个星期。

咨询师：在你拒绝他人后到被孤立这段时间会经历几个环节（或阶段）呢？我的意思是你能发现有几个明显变化的时期吗？

来访者：我不太明白你的意思。

咨询师：那么我们一步一步来。如果你现在拒绝某个人，你觉得立刻会发生的事情是什么？

来访者：他肯定不高兴。

咨询师：他不高兴之后，接下来会发生什么？

来访者：他就不理我了。

咨询师：在他不理你之后，又会发生什么事情呢？

来访者：他会和别人说我坏话。

咨询师：这之后呢？

来访者：其他人也不理我了。

咨询师：如果是这样的话，就出现怎样的情形呢？

来访者：我就被孤立了。

咨询师：我们刚才讨论了你拒绝他人之后会发生的一连串事情，先是对方不高兴，然后是对方不理你，接下来是对方会在其他人那里说你坏话，再下来是其他人也不理你了，直到你被所有人孤立。是这样的一个过程吗？

来访者：嗯。

咨询师：接下来，我们就每个环节的发生所需要的时间做一个估计。你拒绝他人后，对方立刻就显示出不高兴来，是吧？

来访者：是的。

咨询师：那第二个环节对方不理你这个环节需要多久时间呢？

来访者：转身之后就不理我了。

咨询师：那么第三个环节在别人那里说你坏话需要多久呢？

来访者：我觉得第二天就会出现这样的情形。

咨询师：出现某个人也不理你需要多长时间呢？

来访者：就两三天的时间吧。

咨询师：最后的结局，你被所有人孤立，或者是所有人都不理你，需要多久呢？

来访者：一个星期吧。

咨询师：好的，我们刚才把你的假设进行了具体化，具体化你拒绝他人之后会被孤立的过程（即环节）和所需要的时间长度。接下来，我们来检验你的预测在多大程度上是正确的。你还记得我们在之前的会谈中讨论过的尝试拒绝他人吗？

来访者：是的。我记得曾经讨论过自己感到疲倦时要不要拒绝朋友逛街的邀请的问题。

咨询师：我记得你过去会选择答应朋友的邀请，尽管你感到疲倦，是吗？

来访者：是呀，我担心对方不高兴，然后不理我。

咨询师：经过会谈讨论后，你决定尝试拒绝对方，是吧？

来访者：是的，后来当再次出现这样的情况的时候，我尝试拒绝对方。

咨询师：那么后来怎样呢？

来访者：对方倒也没有显得特别不高兴。

咨询师：嗯，后来对方有和你说话交流吗？

来访者：有，第二天上午他又来找我了，跑来问我一个业务上的问题。

咨询师：再后来他有向别人说你坏话，发生了其他人不理你，你被所有人孤立的情况吗？

来访者：都没有。

咨询师：看来你拒绝他人并没有导致他人不理你及你最终被所有人孤立的局面。你还能想到类似的事情吗？

来访者：我记得有一次，我拒绝他人的饭局，结果对方就不理我了。

咨询师：还记得那次的详情吗？

来访者：那时，一个大学同学邀请我参加一次同学会的饭局，我因为公司交代给我的任务必须在当天完成，就没有去，结果我那个同学不高兴，挂了电话，没有理我了。

咨询师：是的，我也记得我们曾经讨论过那个事情。你还记得讨论之后，你是怎么做的吗？

来访者：我主动和他联系，去他的单位找他，最后还一起吃了一顿饭。

咨询师：那次见面，两个人聊得怎么样？

来访者：聊得挺开心的，回忆了大学的美好时光。

咨询师：你们两个人的关系呢？

来访者：比过去更亲近了。

咨询师：通过我们刚才的讨论，你拒绝了他人，你就会被孤立，这个结局真的发生了吗？

来访者：这倒没有。

咨询师：现在，你对“如果拒绝他人，我就会被孤立”的信念的相信程度还有多少呢？

来访者：60%。

咨询师：既然从上面两个例子来看，你拒绝他人并没有导致你担心的结果，你觉得这个信念“如果拒绝他人，我就会被孤立”可以怎样修改为更符合实际情况呢？

来访者：即使拒绝他人，也不会有事？

咨询师：听你的口气，我感觉你对这个说法不太确信。你看这样总结好不好？“如果应对得当，拒绝他人，我还是会被接纳的。”

来访者：这个说法好，你比我会总结多了。

咨询师：谢谢你的肯定。那么现在你对这个新信念（新假设）“如果应对得当，拒绝他人，我还是会被接纳的”相信程度有多少呢？

来访者：80%。

咨询师：很好，我们还要在实践中尝试拒绝他人，进一步检验你原来的信念和新信念的正确程度。

来访者：可以的。

在上面的对话中，咨询师先和来访者具体化、灾难化了过程，从拒绝他人到被人孤立的这个过程，这个过程中有哪些环节（问题恶化的进程），每个环节需要多长时间。明确问题灾难化的具体过程和环节之后，咨询师和来访者就可以以自己实际“拒绝他人”的后果来检验原来的预期。会谈中应用自动思维阶段已经尝试拒绝他人的实际后果来检验假设。通过建议发现：其一，来访者担心的后果（特别是灾难性后果）并没有发生；其二，即使出现早期的不利后果（如对方不理他了），来访者是可以采取措施来挽救或修复的。经过这样的讨论，我们得出了新信念（新假设）。

需要说明的是，多重环节技术主要用在出现一个不好的苗头就担心糟糕后果的消极假设中。应用多重环节技术的时候，最重要的事情就是把这个过程区分为若干环节以及相应时间，有了这些环节和时间，我们就可以应用实际发生的结果来检验这个信念。在上述会谈中，我们可以看到来访者担心的事情并没有发生。这样的检验越多，来访者越会降低自己对灾难结果可能性的预期，也能降低其焦虑感。

当然，糟糕的事情可能也会发生，这个发生一般在问题早期阶段。来访者可以用一些问题应对策略和技术去阻止问题恶化，防止问题发展到灾难化的结果。上面的会谈提及来访者在拒绝同学饭局邀请导致同学不理他以后，来访者主动去修复关系，结果两个人关系变得比以前还好。透过这样的经验，来访者会认识到自己是有能力维护良好人际关系的，这样他就不用太担心拒绝他人的灾难结果了。

8.6 行为改变

在认知行为疗法心理咨询过程中，来访者认知的改变带来行为的改变，而行为的改变又会增进认知的改变。在前面会谈中，咨询师应用以前的实例（即自动思维阶段讨论过的事例），通过认知技术的应用，提出了新信念（或新假设），来访者会对新信念的相信程度达到一定水平（通常在50% ~ 80%）。这些信念的相信程度并没有达到我们期望的理想水平（即相信程度在90%以上保持一段时间）。这样我们就需要通过行为改变的结果来进一步增强来访者对新信念的相信程度，并最终达到我们所期望的相信水平。

行为改变技术一方面是用来增进来访者对新信念（或新假设）的相信程度的，但另一方面也是在协助来访者学习和建立新的行为方式。在这个过程中，来访者尝试在特定情况下应用新的行为方式去处理问题。一旦问题处理效果比较理想，来访者就会越相信新信念，也就越愿意应用新的行为方式。当新行为方式应用次数越来越多，来访者逐渐就形成了新的行为方式。一旦来访者建立起能够有效应对问题的行为方式，中间信念阶段的咨询就可以结束了。

依据中间信念的相信程度和新行为方式的建立过程，我们可以把行为改变区分为三个阶段：新行为的尝试阶段、行为习惯养成阶段和行为习惯阶段。在这个过程中，主要涉及两个行为改变技术：行为试验技术和行为表演技术。

8.6.1 行为试验技术

一般情况下，当来访者对新信念的相信程度不高，或者对旧信念的相信程度还比较高时，咨询师就需要采用行为试验的方式来帮助来访者进一步检验新旧信念的有效性，用以提高其对新信念的相信程度和降低对旧信念的相信程度。

所谓行为试验，实际上针对的是来访者需要解决的议程（问题情境），在这个议程中咨询双方提出行为试验方案，来访者用实际行为的实践结果来检验新旧信念的有效性。换句话说，行为试验是在具体的会谈议程中去实施和实现的。

例如，我们在认知连续体技术中介绍了一个案例，这位来访者的旧信念（消极假设）是“如果相信他人，我就会受到伤害”，经过会谈后，来访者对其相信程度为50%，新信念“适度相信，因人而异，我会没事的”的相信程度为60%。从会谈中得到的新旧信念的相信程度看，来访者对两者的相信程度很接近。这就说明来访者需要通过更多的实证结果改变对新信念和旧信念的相信程度。

咨询师和来访者提出新信念“适度相信，因人而异，我会没事的”之后，咨询师可以在来访者是否需要相信他人的情境时，就可以应用行为试验的方式帮助来访者检验新旧信念的有效性。

在接下来的一次会谈中，来访者提到室友科丽和小冉邀她周末去海边玩，在海边玩上一整天，自己犹豫要不要答应她们。

咨询师：室友邀请你去海边玩，你说自己感到犹豫，你犹豫什么呢？

来访者：我想她们会不会占我便宜，总是让我买单花钱，而她们少付钱甚至不付钱。

咨询师：看起来你担心和她们在一起，自己会吃亏，受到伤害？

来访者：是的。

咨询师：你有发现吗？你这个想法实际上是来自于中间信念的，你的中间信念是“相信他人是糟糕的”和“如果相信他人，我就会受到伤害”。现在面临你需要相信他人会共同分担付费的情况，但你却不敢相信她们了？

来访者：是这样的。我担心万一她们不掏钱或少掏钱的话，我就吃亏了。

咨询师：那么你想去玩吗？你想和她们建立更为密切的关系吗？

来访者：是的，我想去玩，也想和她们关系近些。

咨询师：既然如此，那么现在就是一个好机会，一个检验新旧信念的机会。看看事实上“相信他人，我就会受到伤害”还是“适度相信，因人而异，我会没事的”是对的。

来访者：怎么来检验呢？

咨询师：你觉得如果按照旧信念行事的话，你会怎么做？

来访者：我就不去，找个理由告诉她们我有事去不了。

咨询师：那这样的话，你就不会受到伤害了。

来访者：是呀。

咨询师：你觉得如果按照新信念行事的话，你会怎么做呢？

来访者：我需要适度相信和因人而异，可在这里“适度相信”和“因人而异”具体是什么意思呢？

咨询师：就是你要根据与她们两个人打交道的经验来行事，过去你们有没有一起从事过类似的事情，大家分担费用的情形，在那些情形中她们是怎样表现的？她们有少付或者不付的情况吗？

来访者：我和她们这样相处的时候不多，我记得和室友科丽一起时，她总是主动掏钱和提出分摊费用的，和室友小冉就没有这方面的经验。

咨询师：通过这样的回顾，你觉得按照“适度信任”的信念，你预期她们会和你一起分担费用吗？或者说会占你便宜吗？

来访者：我觉得，如果按照适度信任的信念，她们应该不会占我便宜的。

咨询师：好的，我们有两个信念，分别对你和室友去海边玩的费用分担做了不同的预测，如果按照旧信念“相信他人自己，就会受到伤害”，预测的结果就是他人会占你便宜，不掏或少掏费用；如果按照新信念“适度信任他人，自己会没事的”，预测她们和你一起分担费用，不会占你便宜。那么你要怎么做才能验证这两个信念呢？哪个得到了证实呢？

来访者：我只有答应她们的邀请，和她们一起去，看事情最后的结果如何？

咨询师：你愿意试试吗？

来访者：我去试试吧，反正我也喜欢海滩，也愿意和她们交朋友。要是她们占我便宜的话，下次就不和她们去了。

咨询师：你这样想很好。让我们俩一起期待试验结果好吗？

来访者（微笑）：好呀。

在上面的会谈中，咨询师和来访者讨论了室友邀约去海边玩的问题。在这里咨询师没有把时间用在概念化和认知改变技术的应用上（这是自动思维阶段的做法），而是让来访者看到了她的自动思维是中间信念的具体化，把自动思维上升到中间信念上。在这里，咨询师提议来访者设计方案来检验新旧信念的有效性，要达到这个目的，就先要讨论了新旧信念的预期结果，然后邀请来访者去实践，用最后的结果来证明哪个信念是有效的。

来访者离开咨询室回到住所后，答应了室友们的邀约。在她答应这个邀约后，室友科丽就主动提到了费用分担的问题，室友科丽建议每个人预支 400 元交给一个人保管，一个人记账，一个人管钱，按照最后花费大家平摊，并询问其他人是否有意见。来访者和另一个室友都表示同意。大家讨论后，确定了分工：科丽负责联络酒店和交通，小冉负责采购，来访者负责管钱。结果是大家度过了一个愉快的周末。

经过这次行为试验，来访者的新信念得到了验证，而旧信念被否定。如果经历更多这样的行为试验，来访者对新信念的相信程度必然会上升，对旧信念的相信程度必然会下降。

8.6.2 行为表演技术

随着咨询的进展，来访者对新旧信念的相信程度就会继续分化。当来访者对新信念的相信程度有 80% ~ 90%，对旧信念的相信程度下降到 30%（或者更低）的时候，咨询师就可以使用行为表演技术了。

所谓行为表演技术，就是在来访者高度相信（但并不完全相信）新信念的情况下，让来访者假装完全相信新信念，邀请来访者按照新行为行事的一种技术方法。

在这里，我们还是以上面的行为试验的案例来说明行为表演技术的应用。经过一系列的行为试验，来访者对于新信念“适度相信，因人而异，我会没事的”相信程度首次达到90%。在接下来的讨论中，咨询师建议来访者用行为表演技术确认。

来访者：公司派我去外地出差一星期，我要出差的话，我的小狗汤姆就没有人照顾了。我需要托付给他人帮我照顾，我不知道该怎么办？

咨询师：你担心什么呢？

来访者：我担心他人不能很好地照顾我的小狗汤姆。

咨询师：如果你按照新信念行事，假装自己完全相信“适度信任，因人而异，我会没事的”，你会怎么做呢？

来访者：我会找一个信得过的人，让他帮我照顾汤姆。

咨询师：如果是这样的话，你觉得周围有谁是你比较信得过的呢？

来访者：小冉吧。小冉自己特别有爱心，喜欢宠物，她也经常逗我的宠物玩。

咨询师：如果是小冉帮你照顾宠物的话，你还有什么担心的呢？

来访者：她可能不知道我的宠物的习惯吧？

咨询师：你怎么解决这个问题呢？

来访者：我可以告诉她，让她把有关注意事项写下来。

咨询师：还可以做什么呢？

来访者：我可以经常和她通电话，了解宠物的情况，及时跟进。

咨询师：看起来你已考虑周全了。

来访者微笑。

咨询师：那你回去后就做一次行为表演，假装自己完全相信新信念，把汤姆托付给小冉，按照刚才讨论的方式实施行动。你要提醒自己，这是表演，演得越逼真越好。

来访者：我努力吧。

通过上面的对话，你可以发现行为表演和行为试验是不一样的，在行为试验里有两个信念的内容、预期和验证内容，而在行为表演里并没有新旧信念的对比和讨论，只是提出如果相信新信念会怎么做，以及相应的行为方案。一旦这些内容讨论完成，剩下的事情就是来访者在生活中去实践这个行为方案，就像演戏一样，做得越真越好。

若行为表演的结果符合新信念的话，来访者就会增加自己对新信念的相信程度，直到某一个时刻，来访者完全相信新信念，习惯按照新信念去行事的时候，新的行为方式建立起来，中间信念的咨询就可以结束了。

第 9 章 核心信念

认为“认知行为疗法不治本”实际上是一种错觉或偏见，认知行为疗法既是治标也是治本的，它不仅可以解决患者存在的情绪、行为等各种症状，还可以解决患者心理问题的根源——核心信念。认知行为疗法认为核心信念是各种心理问题的根源，一旦修正个体的负性核心信念，个体的问题就能得到根本解决，未来遭遇各种各样的事情时，也不会给个体造成心理问题。

本章给大家介绍人格和核心信念的关系，认知行为疗法是怎样看待和认识人格和人格障碍的，以及核心信念阶段的咨询流程和相应技术的应用等内容。

9.1 人格与核心信念

心理咨询中所谓的治本，实际上就是对个体人格的修正。所谓性格决定命运，个体的认知倾向、情绪体验和行为模式，与人相处的方式、做人做事的方式，人际关系质量和职业生涯的发展等，无不受到个体性格（即人格）的影响。要想改变个体的命运以及心理健康问题就需要涉及个体人格的修正。

由于心理咨询流派很少使用人格这个词来描述心理问题的根源，在这里给大家介绍心理咨询学派术语和人格的关系，便于大家应用心理学中有关人格方面的知识来加深自己对认知行为疗法在核心信念方面的知识的理解。

9.1.1 什么是人格

普通心理学认为，个体所表现出来的稳定的心理特征可以分为能力和人格两个类别。能力是指个体完成任务（或是做某个事情）的效率或所能达到的质量水平。人格是指人和人之间行为方式上面的差异。如果用中国人习惯说的“做人做事”或者“为人处事”来说，“做事”或者“处事”所对应的心理特征就是“能力”，而“做人”和“为人”所对应的心理特征就是“人格”。

人格包含先天生理特征所决定的部分和后天环境养成的部分，我们一般把先天遗传所确定的部分称为气质，我们平常所说的脾气秉性就是气质，在日常生活中，我们中有许多人喜欢讲血型与性格，不同血型的人性格不同，实际上就是指不同生理特征的人行为风格与方式存在差异，这里实际上讲的是气质。美国心理学家认为孩子两岁以前表现出来的心理特征，就是孩子的气质特征。

对于人格的定义，心理学家莫衷一是。不同的研究者有不同的观点。著名心理学家黄希庭[①]教授认为，人格是一个人的才智、情绪、愿望和习惯的行为方式的有机整合，它赋予个人适应环境的独特模式，这种知、情、意、行的复杂组织是遗传与环境交互作用的结果，它包含着受过去的影响以及对现在和将来的建构。

在这个定义中，我们可以看到人格涉及多个方面：

（1）人格是才智、情绪、愿望和行为方式的整合，也是知、情、意和行的复杂组织；

（2）人格是一种个体适应环境的独特模式，这里说明了人格是一种行为风格或行为模式，不同的人在行为风格或模式方面存在差异，也就是人

① 黄希庭，郑涌．心理学导论［M］．北京：人民教育出版社，2015：586.

和人之间存在人格特征的差异；

（3）人格形成受到遗传和环境的影响，并且是遗传和环境（这里主要是人际环境，特别是家庭环境）相互影响的结果；

（4）人格中包含着过去经验的影响，也包含对于现在和未来的认知内容，这部分说明了人格与动力的关系。

由此可见，人格是一个十分丰富多彩的结构。

9.1.2 人格、自我概念与核心信念

尽管人格内涵丰富，但对于心理咨询界的专业人士来说，我们感兴趣的是人格中的人格内核、行为风格和人格动力等方面的内容。

心理学家对于人格的内核往往会用自我或自我概念来加以描述，也就是说，心理学家认为自我或自我概念是人格结构的内核。例如，在弗洛伊德的人格结构理论中，他把人格分为本我、自我和超我三个部分，本我提供人格的动力，就是欲望，需要寻求满足，超我则是压力，即社会（包含家长）对个体的要求，在两种力量的作用下，自我则是来协调二者的。在弗洛伊德看来，个体人格的行为风格和行为方式如何取决于个体如何处理本我和超我之间的矛盾冲突，以及这三个我之间谁占据主导地位，本我占主导地位的人，往往是任性、随心所欲的，而超我占主导地位的人则有过度的责任感，自我占主导地位的人则是自信的。

另外，人本主义心理学家也喜欢用自我来描述人格结构。罗杰斯以其个人中心疗法而闻名，在他的人格结构中，核心概念是自我或自我概念。罗杰斯用现实我与理想我，他人眼中的我和我眼中的我来描述人格结构及其冲突。如果理想我与现实我和谐，他人眼中的我与我眼中的我和谐，个体的人格就是健康的。如果自我很不和谐，个人的防卫便会崩溃，并导致严重的焦虑和其他形式的情绪困扰。罗杰斯认为自我不和谐有两种情况，一种情况是理想自我和现实自我之间的不和谐，另一种自我不和谐的情况是个体所获得的评价性经验（他人眼中的自我），与自己的直接经验不一致（我眼中的我）。

从这里我们可以发现人格的内核，在相当多心理学家的眼里，就是自我或自我概念。认知行为疗法中的核心信念其实也是关于自我概念的。在贝克的认知行为疗法中，核心信念是个体对自我、他人和世界的一般性、概括性的认识。在这里，核心信念不仅包括自我概念（即关于自我的一般性、概括性认识），也包括对他人和世界的概念。

我们可以发现，当我们讨论核心信念的时候，其实就是在讨论人格的内核——自我或自我概念，当我们矫正核心信念的时候，就是在矫正个体的人格。

9.1.3 人格类型与补偿策略

心理学家为了解释人和人之间的行为方式和行为风格的差异，倾向于从人格动力和应对方式的角度加以解释。

新弗洛伊德主义的代表人物之一卡伦·霍妮（Karen Horney）[①]对神经症的观点非常有影响力。霍妮认为，很多儿童缺少个人价值感，他们对父母感到害怕，不知道怎么与他们相处，担心因他们不理解的原因而受到父母不公正的惩罚，他们感到不安全和不适应，渴望温暖，需要支持，得不到这些的儿童感到迷惘、害怕和焦虑。成长于焦虑生长环境中的儿童，会很快发展出一种应对具有威胁性的成人的对策。他们为了消除焦虑而形成了神经症的人际交往风格。

霍妮把这些人的人际交往风格分为三种类型：**接近人群**、**反对人群**和**脱离人群**。

（1）接近人群类型的人，靠强调自己的无助感来应对他们的焦虑，他们依赖他人，强制地寻求父母或养育者的喜爱和接受，他们获得的同情使他们暂时免除了焦虑。这些人对被爱和被接受产生了强烈的需要，他们认为只要他们能找到爱，一切都会好起来，他们会不加选择地依附身边的某个人，因为他们觉得任何一种关系都比孤独、无助和被冷落要好。

① 伯格. 人格心理学［M］. 陈会昌，等，译. 北京：中国轻工业出版社，2012：70-72.

（2）反对人群类型的人，应对焦虑的方式就是战斗。他们发现攻击性和敌意行为是对付不良家庭环境的最好手段，他们攻击伤害人，以此来对自己的不安全感和不适应感进行补偿。他们会更加熟练地使用这种神经症风格，他们可以比其对手更强，用伤害性的语言痛斥他人。他们认为，所有人从根本上讲都是带有敌意的。基于这样的认识，他们的反应就是在别人对他们做什么之前，先对别人采取行动。

（3）脱离人群类型的人，他们不是以依赖或敌意的方式交往，而是简单地不理会外部世界。他们对隐私和自我满足有着强烈的渴望。长大后，他们寻求那些不与人打交道的职业，他们回避情感、爱和友谊。他们避免焦虑的方式就是简单地避免参与。

与霍妮观点类似的是客体关系理论和依恋理论，客体关系理论认为人格动力来自对关系的寻求。而依恋关系就是满足个体与他人关系寻求的具体方式。玛丽·艾因斯沃斯（Mary Ainsworth）和她的同事研究了婴儿和母亲互动的模式，提出了三种依恋关系模式：安全型关系、焦虑—矛盾型关系和回避型关系，而且他们也发现儿童依恋关系类型在很大程度上可以预测其成人后的依恋关系类型。

阿尔弗雷德·阿德勒（Alfred Adler）曾经是弗洛伊德小组讨论会的成员，也是第一个与弗洛伊德决裂的人，因为他们两个人之间的观点分歧太大。阿德勒与弗洛伊德分开后创立了个体心理学派。阿德勒认为，每个人出生后都有着深刻的自卑感，这种自卑感源于虚弱和无助的儿童需要依赖更年长、更强壮的成人才能生存。从儿童意识到他们很弱小的那一刻开始，他们就用一生的努力去战胜他们的自卑感。在阿德勒看来，人做的所有事情，都是为了建立一种优越感来克服生活中的障碍，克服自卑感。

多数人会选择追求卓越，像一个运动员在比赛中获胜那样，我们在学习、工作和生活上也要超越他人。因为获得这些东西能使我们摆脱自卑，一个人越自卑，寻求优越感的要求就越强烈。但也有些人有自卑情结，他们认为自己比其他人差太多，以至于产生了一种无助感，而不是驱使自己去建立优越感，而是远离挑战。

从霍妮的神经症人际交往风格、艾因斯沃斯的依恋关系类型和阿德勒战胜自卑的不同方式中，我们可以看到个体有着应对人格动力的不同行为风格，这些行为方式与认知行为疗法中的补偿策略相当。在认知行为疗法中，有着负性核心信念的时候（如感到无能或不可爱），个体会为了避免暴露自己的负性核心信念而发展出补偿策略，不同的补偿策略就意味着不同的行为方式和行为风格。

可见，心理咨询修正个体的补偿策略或应对方式时，来访者的人格特征就在发生改变。

9.2 认知行为疗法的人格观

9.2.1 认知行为疗法中的人格

我们知道人格主要包括人格动力、人格结构、人格特征和人格形成等方面的内容。从认知行为疗法（特别是贝克的认知疗法）的观点来看，人格就是核心信念和补偿策略所构成的统一体。

从前面的介绍中，我们知道在多数人格心理学家眼里，人格的内核是自我或自我概念——就是个体如何看待自己。在认知行为疗法看来，人格的内核就是核心信念，核心信念不仅包括自我概念（即对自我的一般性概括性认识），还有对他人和世界的观念。认知行为疗法的核心信念要比人格的自我概念宽泛一些。

在认知行为疗法看来，核心信念其实也是人格动力的来源，当个体具有负性的核心信念，例如，个体认为自己是无能的、不可爱的或者是没有价值的，个体就会想办法来掩盖自己的这些负面特征，于是就发展出一些补偿策略，多数人会选择努力、回避、顺从、警惕等策略来应对自己的负性核心信念。相反，如果个体具有正性的核心信念，例如，我是有能力的、有爱的、有价值的，这时个体会选择追求完美，让自己变得更有能力，更受人欢迎，更有价值。由此可见，不论个体如何看待自己，核心信念都是个体行为的力量来源。

不同的人有着不同的人格特征，也就是说不同的人有着不同的行为方式或应对风格。人格心理学家喜欢按照某个标准把人区分为不同的类型。例如，卡伦·霍妮把除正常人格外的神经质人格的人分为接近人群、反对人群和脱离人群三种类型，阿德勒把人分为追求卓越和远离挑战的两种类型，以及艾因斯沃斯根据依恋关系把人格分为安全型关系、焦虑—矛盾型关系和回避型关系类型。

前面已经提到，补偿策略对应着个体的人格类型或行为方式与应对风格。换句话说，在认知行为疗法中，不同个体的人格特征可以应用补偿策略来加以描述，可以根据个体采取的补偿策略不同而区分为若干不同人格类型的人。

例如，一个对自己有完美主义要求的人，他们通常的核心信念是“我是无能的”，他们采取了“努力策略”，在做人做事的过程中总是竭尽一切努力追求完美结果，这样的人格在精神病学里被称为强迫型人格。

生活中你也可以看到有不少人，他们一般会表现得很顺从，一切按照别人的安排行事，不太愿意自己做主或做决策（尽管他人的决定可能会损害其自身利益）。在大家一起吃饭的时候，如果你问她想吃什么，她经常回答“随便”“都可以”等不表达自己意愿的话。这样的人，他们的补偿策略（即行为方式）是顺从的，其核心信念可能是“我是无能的”或“我是不可爱的”。他们为了避免暴露自己的无能或不可爱，多采取听话、顺从、不表态的措施，避免被人看出自己的无能或者被人反对或不满意。这样的人在精神病学里被称为依赖型人格。

9.2.2 影响人格形成的因素

认知行为疗法认为人格的形成是遗传（基因影响）、环境（他人期望、他人评价、社会比较、创伤事件）和个体自身（儿童对早期经历的解读、过度发展的行为方式）三个方面的交互作用形成的。认知行为疗法按照“情境→认知→情绪 / 行为”模式分析人格形成。按照这个模式，个体人格形成中的情境包含重要他人期望、社会比较和创伤事件，认知包括重要他人评价和儿童自身的认知解读，而情绪 / 行为方面就表现为过度发展的行为方式。

（1）基因影响个体反应倾向

个体的核心信念的形成，是建立在先天因素基础之上的。这些先天因素过去通常称之为遗传因素，现在把它们具体化为基因影响。正是由于这些先天因素差异，使得不同的个体对相同的刺激有了不同的反应方式。有的孩子对于父母的严厉要求表现出顺从，而有的孩子则表现为逆反，他们发展出了不同的补偿策略；有的孩子把达不到父母期望归因于自己能力不行，但也有的孩子将此归因于自己不可爱，进而形成了不同的核心信念。

（2）重要他人的期望或要求

基因、遗传或气质指的是个体核心信念形成的先天性基础，而后天环境方面的因素则是与重要他人（甚至是周围人）互动及其结果。具体来说包括三个方面的因素：重要他人期望或者要求、社会比较和创伤事件。

在认知行为疗法看来，对个体核心信念形成起重要影响的人物，不仅有父母还有老师等其他人。因此认知行为疗法倾向于使用重要他人这个词来描述一切对个体产生重要影响的其他人。这里自然包括父母和其他重要的长辈，以及同辈群体。

生活中我们经常发现父母对孩子的期望很高，远远高出孩子的实际表现。无论孩子有多么杰出和优秀，家长仍不满足。对活泼好动的孩子，家长并不满足，希望他安静一些；而一个安静的孩子，家长最希望他活泼好动一些。一个有着文学天赋的孩子，家长却希望他数理化也优秀；一个有着体育天赋的孩子，家长可能希望他文化课也要优秀。总体来说，一旦个体经常达不到重要他人的要求，这就很容易使个体形成“无能的”和“不可爱的”负性核心信念。

（3）社会比较

在成长过程中，个体总是将自己与别人比较，获得对自己和对他人的认知，并进而形成其核心信念。例如，一个人学习成绩非常杰出，优于自己的兄弟姐妹，他就会感到自己是有能力的；相反，如果他有一个杰出的兄弟姐妹，就比较容易形成“无能的”信念。在同班同学群体中，如果一个人名列前茅则会认为自己是有能力的，如果排名中下则可能认为自己是“无能的”。

愿望的满足通常也是比较的重要参考点，如果家长把好吃的东西或礼物奖赏给某个孩子，其他孩子没有得到满足，这些孩子就可能认为自己是不可爱的，父母不喜欢自己。在学校里也是这样，老师表扬某些学生而没有表扬另一些学生，对某些学生笑容可掬，对另一些学生不苟言笑。这些会让前者认为自己是可爱的、受人欢迎的，而让后者认为自己是不可爱的、不被老师喜欢的。

与同伴是否相同也是一个比较的点。对许多孩子来说，与同伴不同是一种威胁，它可能意味着自己不被同伴群体所接纳。所以一些孩子往往希望自己的说话方式、用词用语、着装打扮、行为模式都与同辈群体一致。这在青春期的孩子中表现得尤为明显。例如，有的孩子青春期发育比较早，他们会显得非常焦虑，因为别人还没发育，他们会掩盖自己的性别特征；要是别人都发育了，而自己还没有发育，他们会更加焦虑，觉得自己不正常，认为别人会奚落自己。

（4）**创伤事件**

创伤事件最能摧毁个体，它易于使个体形成负性核心信念。那些遭遇创伤事件的个体，之所以多年以后都未曾走出来，最根本的原因在于创伤事件使其形成了负性核心信念。这样的核心信念会长久地影响个体的自动思维、情绪和行为。他们也许能做到遗忘事情本身，但这件事情给他带来的影响却是无处不在，无法抹去的。

生活中，经常能见到的创伤事件有：

- 遭受躯体虐待或家庭暴力；
- 遭受心理虐待或忽视、歧视；
- 罹患慢性疾病或身体残疾；
- 遭受性虐待或强奸；
- 父母离异或死亡；
- 被父母给送走或寄养；
- 频繁搬迁，适应困难；
- 贫困中长大，遭受歧视。

（5）重要他人评价

重要他人对个体核心信念形成的影响，除了前述的“他人的期望和要求”外，言语评价也会对个体核心信念产生直接影响。心理学研究结果表明，15 岁以下的个体往往缺乏客观的自我评价能力，比较容易受到成年人评价的影响。年龄越小的孩子，越是这样。因此，在个体成长过程中父母和老师对孩子进行评价会影响孩子的核心信念。

（6）儿童对早期经历的认知解读

在认知行为疗法看来，儿童对于发生在外部世界的认知解释才是其核心信念形成的关键因素。对孩子来说，如何看待重要他人的期望，如何看待重要他人的评价，如何看待人与人的差异，如何进行社会比较，如何看待遭遇的创伤事件，这些才是核心信念形成的、内部的直接原因。

如果儿童把重要他人的期望，理解为对自己能力的否定，如果儿童把重要他人的评价，接收并加以认可，如果儿童社会比较时把自己与优秀的人相比，如果儿童把经历的创伤事件，解释成是自己的无能造成的，这样的话儿童就会形成负性的核心信念，但如果儿童能对此有其他解释那就不一样了，结果就不一定了。

（7）过度发展的行为方式

人格的形成或者说核心信念的形成，本质上是在个体与周围环境互动的过程中形成的。前面我们介绍了六个方面的因素，其中他人期望、社会比较、创伤性事件、他人评价构成人际互动的外部因素，而基因和认知解读则是个体内部因素。

在人际互动的过程中，个体会先对外部因素进行认知解读，并在基因影响下选择某种方式予以应对，而环境中的他人（特别是重要他人）则对这种反应予以反馈，某些行为可能是接受的、肯定的，而某些行为方式则是否定或拒绝的。在一次一次的人际互动的尝试中，个体逐步形成某种更为有效的行为方式，而放弃无效或达不到预期目的的行为方式。这种个体在童年时期形成的行为方式，我们称之为补偿策略或应对策略。

9.2.3 人格的形成和发展

弗洛伊德对于人格形成的观点主要表现在其心理性欲发展的五个阶段上。弗洛伊德根据个体发展过程中快感获得的来源不同区分为有固定顺序的五个阶段：口唇期（0 ~ 1岁）、肛门期（1 ~ 3岁）、性器期（3 ~ 6岁）、潜伏期（6 ~ 11岁）及生殖器期（12岁及其以后）。弗洛伊德认为成年人的人格几乎是在五六岁时就全部完成的。

客体关系理论从人际关系模式的角度来研究人格的形成和发展，该理论研究者认为母婴关系是所有人际关系的基础，而母婴关系主要是在0 ~ 3岁确立的，个体的人格发展聚焦在0 ~ 3岁的时期。玛格丽特·马勒（Margaret Mahler）的客体关系发展阶段最具代表性。马勒认为，个体发展的第一个时期为正常的自闭时期（0 ~ 4周），在这个时期里，婴儿没能觉察到外部世界的存在，自己就像是住在一个蛋壳里的。然后进入第二个时期共生时期（4周 ~ 6个月），婴儿意识到自己的需要依靠母亲来满足，非常依赖母亲，与母亲形成依恋关系。第三个时期是分离 / 个体化阶段，它从6个月起至3岁，这个时期又可以分为分化期、实践期、整合期等阶段。

俗话说"三岁看大，六岁看老"，似乎说明了精神分析理论对人格形成解释的合理性，生活中我们也可以看到，6岁以前的经验对个体人格发展非常重要，但后来的发展（特别是18岁成年之前的发展）的影响也不容忽视。

实际上，爱利克·埃里克森（Erik Erikson）的心理社会发展理论就是对弗洛伊德等人理论的修正。埃里克森认为个体在其一生不同发展阶段都会经历不同的挑战，对这些挑战的不同应对及其结果就会形成不同的人格特征，他认为个体一生的发展阶段为信任对不信任（0 ~ 1岁）、自主性对羞愧怀疑（1 ~ 3岁）、主动性对内疚感（3 ~ 6岁）、勤奋对自卑（6 ~ 12岁）、同一性对角色混乱（12 ~ 20岁）、亲密对孤独（20 ~ 40岁）、繁衍感对停滞（40 ~ 65岁）和自我整合对失望（65岁以后）。

上面介绍了精神分析学派对于人格发展的观点，接下来介绍认知行为疗法对人格形成和发展的看法。

（1）重要他人与个体的相互作用影响其人格的形成和发展

重要他人是一个非常重要的概念，它指那些对个体具有重要影响的其他人，当然父母（或监护人）是重要他人。除了父母之外，居住在家里的长辈、学校的老师、同学对个体来讲都是重要他人。和精神分析不同，认知行为疗法强调所有重要他人对个体人格形成的影响。

母亲是影响个体的第一个重要他人，母亲对个体人格形成有着非常重要的影响，个体由于要依赖母亲才能生存，与母亲形成依赖关系，母亲对个体影响主要是在6个月至2岁期间。根据心理学家特别是约翰·鲍尔比（John Bowlby）和艾因斯沃思的研究，这个时期婴儿对母亲的存在更加关切，特别愿意和母亲在一起，与母亲在一起时特别高兴，母亲离开时哭喊不让离开，别人还不能代替母亲。2岁以后个体知道母亲爱自己不会抛弃自己，把母亲当作一个交往的伙伴，这时候与母亲在空间上的临近性变得不那么重要。此外，随着年龄增长，其他重要他人逐渐进入个体的生活中，如其他养育者（保姆、照看孩子的老人等）、学校老师等，由于这些重要他人与个体相处时间更长，对个体影响更大，母亲对孩子的影响就有所降低。

个体与母亲互动所形成的行为方式会影响个体与其他重要他人互动时的初始互动模式，如果这种行为模式能够应付个体与其他重要他人的需要，个体就会维持这样的行为模式，这样一来，由母婴关系所形成的人格特点就会得到巩固。但如果其他重要他人（如老师）对孩子施加了相反的或者不同的影响，孩子就有可能会学习不同的行为方式来加以互动，随着这些重要他人的影响持续，孩子和重要他人互动的行为方式就会发生改变并固定下来，个体的性格特征就被后来的重要他人改变了。

例如，某个孩子在家里可能是被溺爱的，家长总是想办法满足孩子的愿望，使其形成了自我中心的性格和行为方式，进入学校后，有家长会想方设法让老师尽量满足孩子的愿望，这样孩子的自我中心的性格就会得到持续和巩固。但如果家长做不到这一点，孩子进入学校后，老师对所有学生都一视同仁，不再过分关注他，孩子就会慢慢学习平等相处、与人分享等行为方式。这样孩子原来的性格特征就被修正了。

又例如，一个孩子在家里是被拒绝的，他的母亲患有心理疾病，对孩子的需求忽视，不关心孩子的需要，常常毫无缘由地发怒。这个孩子与母亲的距离是远的，与母亲相处是警惕的。进入学校以后，他依然会沿用这样的方式对待老师和同学，如果这些老师和同学疏远他，他这样的行为方式和性格特征也就持续下去了。但如果老师能够给予他温暖和爱，其他同学也能善待他，他就会采取接近老师而不是回避，相信同学而不是警惕同学的行为方式了。

从这里我们可以看到，所谓“三岁看大，六岁看老”的说法，是基于个体能够继续沿用过去的行为方式去处理后续与重要他人的互动，但如果后来的重要他人对个体施加了不同的影响，个体的人格发展就会出现某种程度的变化。

（2）认知能力影响个体人格形成和发展

认知行为疗法把核心信念作为人格的内核，也就是说，个体对自我、他人和世界的一般性和概括性的观念是人格的内核，个体人格的形成必然以其认知能力为基础。个体如何看待自己、看待他人、看待世界影响其人格形成和发展。个体的自我意识、自我概念是随着年龄增长而逐步发展起来的，因此个体的人格并非在婴幼儿时期就已经定型的。

关于婴儿自我意识的发展，S. 哈特（S.Harter）总结大量研究之后提出了婴儿的自我意识分为“主体我”（作为主语的我，英语单词“I”）和“客体我”（作为认识对象的我，即宾语的我，英语单词“me”）的发展模式。哈特发现，9 ~ 12 个月的婴儿能够认识到自己是活动主体，他们以自己的动作引起镜像的动作（站在镜子面前，用自己的动作引起镜子中的镜像动作）；18~24 个月的婴儿具备了用语言标识自我的能力，代词我和你表示自我与他人。

婴儿能用“我”来称呼自己，是自我概念发展的重要阶段，具有里程碑意义。

尽管如此，这个时期个体的自我认识程度还是不高，6 岁前儿童对自己的描绘仅限于身体特征、年龄、性别和喜爱的活动。6 ~ 12 岁的儿童的自我描述从对外部特征的描述转向心理术语的描述性。回答我是谁的问题时，低年级的学生提到姓名、年龄、性别、家庭、住址、身体特征、活动特征，高年级的学生试图根据品质、人际关系以及动机来描述自己。

心理学家让·皮亚杰（Jean Piaget）认为，儿童在11岁到12岁期间，其思维能力从具体运算思维向抽象形式思维转变。进入青春期的个体已经不再用很具体的词语来描述他们的特征，而是更经常用概括性的词语来描述。这表明进入青春期后个体的抽象思维能力有了明显提高，对自我、他人认识的抽象概括程度提升。这为核心信念的最终形成奠定了智力基础。

进入青春期后，青少年的内心世界越发丰富起来。他们经常思考："我是谁""我是什么样的人""别人是否喜欢我""我的人生理想是什么"等问题。这个阶段就是埃里克森所说的自我同一性时期。在这个时期，个体需要对自我的各个方面进行整合并形成统一的自我认识（即自我概念），一旦完成自我同一性，个体就形成了较为巩固和稳定的自我概念（即核心信念），这也就意味着个体人格的形成。

当然，自我同一性的整合并不容易。埃里克森[①]认为，自我同一性的形式存在的身份整合远大于个体在童年时期所获得的各种身份的简单相加。这是一种自我将所有身份同性欲变迁、后天能力和社会角色所提供的机遇整合为一体的经验的积累。个体的自我同一性的获得需要解除"我是谁"和"别人认为我是谁"之间的矛盾，这不仅涉及个体经验协调或矛盾，也涉及个体认知能力能否驾驭这些矛盾、分歧、多样的信息。如果无法完成自我同一性，个体将无法体验存在感，会出现有关存在价值和意义的心理问题。

总体来说，在认知行为疗法看来，个体人格的形成是在与重要他人相互作用以及遭遇一系列事情的过程中形成的，早期的重要他人对个体人格形成有先入为主的影响，但他们对人格的影响并不是唯一的，后来出现的重要他人对个体人格发展也存在影响，他们或者强化原来的人格特征，或者修正了人格特征。在这个过程中，个体的认知能力是影响人格形成和发展的内在因素，随着个体年龄增长，认知能力逐渐发展，个体对自我和他人的认识从外部客观特征过渡到内部的心理特征。到青春期，个体随着其

① 埃里克森．童年与社会［M］．高丹妮，李妮，译．北京：世界图书出版公司，2018：241.

抽象思维能力的巨大发展，便开始整合自己各个方面的特点，形成一个概括的自我概念（和核心信念），个体人格就最终形成了。

9.2.4 人格障碍的本质

人格是个体经常表现出来的、跨时间维度、跨情境的稳定的为人处事的习惯化行为方式。这种习惯化行为方式被称为人格特征，是个体补偿策略的具体体现。如前所述，**人格是核心信念和补偿策略所构成的统一体**。

人格障碍通常指个体的行为方式（即人格特征）偏离文化背景而不易被别人理解，并因不适应环境而影响个体的社会功能，给个体自身或他人造成痛苦的情形。在心理咨询实践中，经常把人格障碍限定在人际关系范围内讨论，把那些造成广泛人际关系困难的行为方式称为人格障碍。这样的行为方式在多种人际关系中都存在，如亲密关系、职场关系、同学关系，等等。如果只在某个人际关系中存在问题，就称为某某人际关系问题，则不能称为人格障碍。例如，某人与一个同事不能相处好，就不能称为人格障碍，如果与多数同事都不能相处好，也不能称为人格障碍，只有在多种人际关系中都存在与人相处不好的问题时，才可以称为人格障碍。例如，某个人不仅与多数同事都不能相处好，他还与配偶难以相处，甚至与孩子也有冲突，这样的话，将此人诊断为人格障碍才是合适的。当然人格障碍的诊断还有别的标准，这里只就人格障碍与人际关系问题的区别做一个说明。

关于人格障碍类型的分类，DSM-5 把人格障碍按照症状表现分为三种类型，A 类人格障碍表现为古怪或怪异的模式，包括偏执型人格障碍、分裂样人格障碍、分裂型人格障碍；B 类人格障碍表现为戏剧化、情绪化或不稳定的模式，包括反社会型人格障碍、边缘型人格障碍、表演型人格障碍、自恋型人格障碍；C 类人格障碍表现为焦虑或恐惧的模式，包括回避型人格障碍、依赖型人格障碍、强迫型人格障碍。

实际上，人格障碍的核心是人际关系的问题模式，我们可以按照人际关系模式的特点区分为关系寻求、关系冲突和关系疏离三种人格障碍类型。关系寻求的人格障碍类型包括表演型人格障碍（以追求他人注意为特征）、自恋型人格障碍（以需要他人赞扬与认可为特征）、强迫型人格障碍（以需要他人顺从为特征）和依赖型人格障碍（以需要他人照顾为特征）；关系冲突的人格障碍类型包括偏执型人格障碍（以猜疑和不信任为特征）、边缘型人格障碍（以依赖他人和警惕他人为特征）和反社会型人格障碍（以侵犯和利用他人为特征）；关系疏离的人格障碍类型包括回避型人格特征（以担心他人负面评价，回避社交为特征）、分裂样人格障碍（以脱离社交关系，情感冷淡为特征）和分裂型人格障碍（以脱离社交关系，观念行为古怪为特征）。

上述按照人际关系模式把人格障碍分为关系寻求、关系冲突和关系疏离三种人格障碍类型，与霍妮把人按照人际交往风格分为接近人群、反对人群和脱离人群三种类型一致。在这里，关系寻求的人格与霍妮的接近人群对应，关系冲突的人格与反对人群类别对应，关系疏离人格与脱离人群对应。

我们将人格障碍按关系模式的角度进行划分，主要是为了帮助大家更好理解人格障碍的本质，以便对患者人格障碍类型进行诊断。一旦我们知道患者的人际关系模式是为了与他人建立关系，我们就可以在关系寻求的人格障碍类型中做鉴别，如果我们发现患者的人际关系模式是不与人交往，我们就可以在关系疏离的人格障碍类型中做鉴别，从而具体确定患者的人格障碍类型。

理解人格障碍类型，我们可以从核心信念和补偿策略的角度来认识，人格障碍类型可以用两个核心信念（关于自我和他人的核心信念）与补偿策略（处理人际关系的行为方式）来描述（见表 9-1）。当个体认为自己和他人都是无能的，例如，自己和团队同事（或者配偶）都是无能的，他们就会选择承担起责任来，努力把事情做好，他们往往会追求标准，表现为完美主义要求，对他人不信任，不相信他人能够把事情做好，为了减少自己的精力和工作的付出，往往要求秩序和伦理规则，等等，这些表现就是强迫型人格的特点，强迫型人格（或人格障碍）就可以用“我是无能的”和“他人是无能的”这两个核心信念和“我必须努力追求完美”的补偿策略来描述。

表 9-1　10 种人格障碍类型的核心信念和补偿策略

人格障碍	关于自我的核心信念	关于他人的核心信念	补偿策略
强迫型人格障碍	无能的	无能的	使用努力策略，让自己变得有能力，应对他人的无能。他们往往追求高标准和细节、秩序和伦理规则，过度囤积以应对灾变
依赖型人格障碍	无能的或不可爱的	全能的	使用顺从策略，服从于他人有能力，解决自己的无能；依靠他人建议保证和承担责任，顺从他人以维持关系
表演型人格障碍	无能的或不可爱的	全能的	使用努力策略，喜欢表现自己，渴望得到他人肯定；吸引他人对自己的关注和兴趣；寻求得到他人的恭维和肯定
偏执型人格障碍	无能的	坏的	使用警惕策略，担心无法保护自己，保持警惕可预防伤害警惕他人对自己可能的伤害，怀疑他人
分裂型人格障碍	无能的	坏的	使用回避策略，保持安全距离并保持警惕免受伤害；发展特殊兴趣让自己变得有能力
自恋型人格障碍	无能的或不可爱的	全能和坏的	使用自恋策略，幻想自己是全能的、可爱的，通过肯定自己，希望得到他人的认可，指责他人过失，彰显自己能力
边缘型人格障碍	无能的和不可爱的	全能和坏的	使用顺从和警惕策略，既依靠他人的全能，但又保持警惕免受他人伤害，循环交替使用两种策略
回避型人格障碍	无能的和不可爱的	全能和坏的	使用回避策略和警惕策略，避免表现自己的无能，避免受到他人的否定，担心他人的负面评价
分裂样型人格障碍	不可爱的	坏的	使用回避策略，回避与他人建立紧密关系
反社会型人格障碍	坏的	坏的	使用努力策略，以坏对坏，对他人表现力量，逃避社会规范和社会责任

如果个体认为自己是“无能的”，而他人是“全能的”，面对一个强大的对手，他又会怎么办呢？他有两种选择，第一种是使用努力策略，战胜强大的对手，希望采用各种各样的方式来表现自己，希望得到他人的关注或赞许，使用这种策略的人，可以被诊断为表演型人格。第二种选择就是化敌为友，他可以选择依附对方，顺从对方，希望对方来保护自己，让对方为自己做主，替自己做决定，一旦对方抛弃自己，就立刻寻求下一段关

系。使用这种策略的人被诊断为依赖型人格。

更多的人格或人格障碍的核心信念和补偿策略内容分析，大家可以参阅表 9-1。当然人格障碍类型并不只有表格中的 10 种类型，因为个体可以使用的补偿策略不止表格中提到的这些，对于其他类型的人格障碍，大家可以尝试从核心信念和补偿策略的角度去分析。

9.3 从中间信念到核心信念

9.3.1 走进核心信念阶段

9.3.1.1 是否有必要进入核心信念

认知行为疗法遵循“对症治疗”和“先治标后治本”的策略开展心理咨询。有许多咨询个案都止步于自动思维或中间信念阶段，没有最终走到核心信念阶段。

如果来访者因为具体的问题情境引发心理问题，没有涉及其他类似的、更多的问题情境，这样的咨询可能在自动思维阶段后就结束了，一般不会进入中间信念甚至核心信念的阶段。例如，一个来访者因为公众演讲时有些焦虑，但她与其他人互动没有问题。按照认知行为疗法“对症治疗”的策略，心理咨询应当围绕她演讲情境中的认知和行为进行干预，改善来访者的情绪体验和演讲过程中的表现，这既是来访者对于心理咨询的期望，也是心理咨询应当达成的目标。在咨询目标实现后，整个心理咨询也就结束了，不必进入中间信念阶段。

如果来访者的问题涉及某个心理侧面或领域，心理咨询就需要进入中间信念阶段。例如，一位女性来昭良心理北京中心咨询父母催婚的问题，她已经 30 多岁了，有博士学位，在大学教书。父母经常催她找男朋友结婚，她按照父母要求谈了男朋友，但父母对男朋友不满意，在父母的监督下分手了，现在又要求她继续找男朋友结婚。来访者说，自己按照父母说的去找也不对，不找也不对，自己对此感到非常苦恼。如果来访者的问题仅仅是父母催婚的问题，在自动思维阶段，来访者需要处理自己面临父母催婚时候的自动思维和相应的情绪体验，调整自己的行为方式来应对父母的催婚，最终达到父母尊重自己婚姻自主的目的。一旦实现这样的目标，自动思维阶段完成后咨询就可以结束了。

但经过咨询会谈咨询师发现，不仅在婚姻问题上，甚至在生活中的许多方面，来访者都会采取顺从父母（或者阳奉阴违）的方式应对父母的要求，这样做的结果往往是自己并不满意，有时父母也不满意。这也就是说，来访者在处理与父母的关系上存在问题。在自动思维阶段结束后，咨询还可以继续，进入中间信念阶段。在中间信念阶段，咨询师要处理来访者与父母关系的行为方式，减少与父母互动过程中双方的不满和意见，让自己与父母的关系变得更加和谐。

许多个案在中间信念阶段完成后就结束了。这是因为从对症治疗的策略来说，经过自动思维和中间信念咨询，来访者存在的现实生活问题得到了解决，来访者关心的问题得到了解决，他们往往对治本并没有多大的意愿，也就不再继续咨询了。

一般来说，能够进入核心信念阶段的咨询个案有两个特点：第一，病程足够长，能进入核心信念咨询的个案的病程通常在 3 ~ 5 年甚至更长，一般人认为只有病程够长，自己才愿意花更多时间去解决问题，如果病程只有 1 个月，来访者不会愿意花一年或更多的时间去解决问题；第二，病情要够严重，那些给患者带来严重痛苦和显著影响社会功能的心理问题，往往是由于更为核心的信念影响的结果，这样的个案往往要进入核心信念阶段才能处理，自然也就需要进入到核心信念阶段。

能够符合上述两个标准的个案，通常有抑郁症、焦虑症、恐怖症、强迫症、创伤后应激障碍、饮食障碍、性心理障碍、睡眠障碍、人格障碍等严重心理问题。

9.3.1.2 何时进入核心信念阶段

正如进入中间信念阶段的情况并没有一个固定答案一样，何时进入核心信念阶段也没有统一的标准。但我们也可以像中间信念阶段一样，通过评估来访者对正性核心信念（修改后的核心信念）的相信程度并以此作为评价标准。

如果来访者对正性核心信念的相信程度评估低于50%，就说明现在并不是进入核心信念的时机，最好回到中间信念继续工作。继续工作一段时间后，再次评价来访者对于正性核心信念的相信程度是否高于50%。

如果来访者对于讨论后提出的正性核心信念高于50%，就意味着我们可以进入核心信念阶段。有的咨询师或许不那么急于进入核心信念阶段，依然选择继续在中间信念阶段工作，累积更多支持正性核心信念的经验或证据，过一段时间再进入核心信念阶段，来访者对正性核心信念的相信程度就会高得多。这样的话，核心信念阶段需要的时间就会少一些。

9.3.1.3 核心信念的解释或修正

核心信念的解释和修正是两个不同的任务。

在自动思维和中间信念的咨询过程中，咨询师经常会碰到需要向来访者解释心理问题的成因，要让来访者理解自动思维和中间信念是基于核心信念而产生的，这个时候咨询师不可避免地就需要向来访者解释其核心信念内容及其形成过程，这是对核心信念进行解释。如果咨询师希望来访者能够接受和同意其解释，咨询师就需要充分了解来访者的成长经历，明了来访者自动思维意义和补偿策略内容，并能厘清自动思维、中间信念与核心信念的关系。也就是说，咨询师需要掌握充足的资料，并能做出合理的分析解释。

对核心信念进行解释，其目的是让来访者理解其心理问题的原因，表层原因（自动思维和中间信念）和深层原因（核心信念）之间的关系，加深对自身想法、情绪和行为的理解，增强来访者改变自动思维和中间信念的动机。例如，一位来访者总是怀疑他人的好意，觉得他人好意背后都藏着不可告人的目的，如此一来，来访者与同事和朋友的关系就无法建立或保持下去。实际上，来访者对他人敌意的想法是来自其深层的核心信念，认为“他人是坏的”和“我是无能的或不可爱的”，如果咨询师能够让来访者看到其自动思维并非真实情境的反映而是来自其深层核心信念的影响，来访者就更愿意接受更有效、更有用的解释（替代思维和新的中间信念）。我们发现，通过对自动思维和中间信念的深入分析，找到其核心信念方面的原因，可以起到动摇来访者原有自动思维和中间信念的效果。

来访者同意咨询师对其核心信念的解释，不意味着来访者就能接受对其核心信念的修正，也不意味着能接受咨询师提出的替代性的核心信念（即正性核心信念）。这是因为来访者接受新的核心信念，需要更多支持新核心信念的证据。

我们知道，在自动思维和中间信念阶段，咨询师对核心信念所能做的就只是对核心信念进行解释。到核心信念阶段后，咨询师才有可能对核心信念进行修正，这是因为前面两个阶段积累了许多支持新的核心信念（正性核心信念）的证据。

9.3.2 从治标到治本的转变

自动思维和中间信念阶段解决的现实生活中来访者存在的问题，是认知行为疗法“对症治疗”策略的具体体现，属于治标阶段。进入核心信念阶段就是解决引发心理问题的深层原因，属于治本阶段。这样看来，从中间信念到核心信念，心理咨询就从治标转向了治本。

9.3.2.1 认知信念的转变

我们先看一个实例。一位大学生对学习的中间信念是：“得不到奖学金是很糟糕的”（态度），“如果努力，学习才会有成效”（积极假设），“如果懈怠，学习就有问题”（消极假设）和“我应该努力学习”（规则）。他的核心信念是这样的：“我是无能的”（关于自我）和“对手是强大的”（关于他人）。

通过对上述中间信念和核心信念的比较，我们就会发现这两个信念有两个明显的区别。

（1）中间信念是关于心理生活的某个侧面的，而核心信念是关于整体的。上面这位学生的中间信念是关于学业的，而核心信念则是关于自我和他人的整体评价的。

（2）中间信念是关于现实生活的，而核心信念是关于人的。中间信念讨论的是个体在现实生活中各个生活侧面的认知信念和行为方式，而核心信念则是关于人（自我和他人）的整体性和概括性认识及评价，这个认识和评价概括了个体生活各个侧面的表现。

由此可见，从中间信念到核心信念，咨询工作的对象——认知信念内容发生了转变：从关于某个生活侧面的信念转变到关于社会生活整体的信念，从关于现实生活的信念转变到关于人的信念。从中大家就知道，核心信念阶段的工作所涉及的方面更为广泛、更为全面，需要的时间就会更长久。

如果我们用城池来比喻中间信念和核心信念的关系，它们就是面和体的关系，中间信念就是城池的各面，而核心信念就是城池的整体。当个体在某个生活侧面出现问题时，就意味着这个侧面的补偿策略出了问题，这就好像城池的某个城门被攻破一样，敌人就会通过这个城门攻入城内，城池就陷落了。也就是个体的负性核心信念暴露在外，个体就会体验到消极痛苦的情绪。

心理咨询工作就像将军要重新夺回城池一样，他需要修复被攻陷的城门，建立起更加牢固的防御措施，这就是中间信念阶段把补偿策略变成应对策略，个体能够更好应对现实生活侧面的挑战。当外敌不再侵入，将军就有力量修复城中被入侵者破坏的城内结构，恢复城内秩序和组织系统，让城市管理者变得更加有力、更加有效，无畏外面的挑战。

我们用城池来比喻中间信念和核心信念，一方面是为了形象地说明二者的关系，它们是侧面和整体的关系，另一方面是为了说明从中间信念到核心信念阶段的过程。我们知道，如果敌人从一个城门（如东门）攻入，将军只需要收复东门，然后就可以致力于重建城内秩序和组织系统，但如果敌人是从两个城门或更多城门攻入的话，将军就需要花更多的时间来收复陷落的城门。

这也就是说，如果来访者是因为某一个生活侧面问题前来求助，其他生活侧面没有爆发问题，例如，上面这学生仅仅存在学业方面的问题，咨询双方就可以在有关学业的中间信念完成之后，直接进入核心信念。但如果这位来访者不仅有学习问题，同时还有同学关系问题，这就相当于城池的两个城门陷落，咨询师就需要帮助来访者重建有关学业和同学关系的中间信念，然后才能去处理核心信念。

在中间信念的基础上，咨询师和来访者一起建立起更为有效且有用的核心信念，来访者就对自我、他人和世界有了正性的信念。这就相当于将军重建了城池内部的秩序和组织系统，将军就能抵御更强的攻击，并保持城池不倒，始终维持在自己手中。

9.3.2.2 行为的转变

自动思维的行为改变是特定情境下的具体行为改变，例如，当你遇到困难不知道怎么办的时候，你可以学习求助他人，这个行为改变可以帮助来访者解决当前的问题。又例如，当你回想不幸往事，陷入糟糕情绪中时，你可以转移注意力，做一些别的事情，把自己从当前的情绪中解脱出来。

中间信念的行为改变是行为方式的改变。行为方式改变不是针对某个具体情境的行为改变，它是针对所有这类情境的行为改变。例如，遇到困难不知怎么办的来访者，在中间信念阶段可能需要学习求助方式，即在必要情况下“求助他人”，并学习如何求助他人。至于经常陷落在往事不能自拔的来访者，在中间信念阶段可能需要学习的行为方式是“把握现在并行动起来”。

到了核心信念阶段，行为改变就已经不再是某个具体的行为或行为方式问题了，而是行为倾向的问题，它不是如何做，而是要不要做的问题。通过认知改变技术，个体发展出正性核心信念，一旦获得正性核心信念，个体就能意识到：自己是有能力、有爱和有价值的，至于他人，有些人能力强，有些人弱，有些人是善良的，有些人是邪恶的。个体知道自己和他人都不是完美的，并且能够接受自己的不完美。在这些信念的基础上，个体的行为倾向概括起来就是：敢于挑战，接纳失败，扬长避短，发展自己。

具体来说，一个有着正性核心信念的个体，他的行为倾向表现为三个方面：

（1）对于未知的事情自己敢于尝试，成功了固然高兴，因为发现了自己的能力；如果失败了也没有什么，毕竟知道了自己在这方面的局限。

（2）对自己能做好的事情努力做好，对自己不擅长的事情放弃就可以。

（3）如果有些事情不能回避，他们愿意面对，发展自己，让自己在这些方面做得更好。

简单来说，核心信念阶段的行为改变就是个体在“承受失败和享受成功”的心态下愿意采取行为的意向。

9.4 核心信念识别与心理教育

核心信念阶段的咨询过程包括核心信念识别、心理教育、认知评估、正性核心信念的提出、正性核心信念巩固、成长经验重构等六个环节。在这里，我们先介绍核心信念的识别和心理教育内容。其他内容放在后面介绍。

9.4.1 核心信念的识别

核心信念的识别在本丛书的《认知行为疗法入门》这本书中做了详细的说明，这里我们只做简单介绍，感兴趣的读者可以阅读那本书。

识别核心信念有多种方式，最简单的一种方式就是从自动思维中去识别，经常用到的技术是通过箭头向下技术进行识别，另外，咨询师也可以通过归纳其自动思维得到核心信念的内容。

方法一：从自动思维中识别核心信念

有些来访者在报告与情境相关的自动思维的时候，也会把自己的中间信念和核心信念都报告出来。因此我们有可能从自动思维中识别其核心信念。

因为核心信念是对自我、他人和世界最概括的、最普通的认知，因此句型有着如下特点：（1）主语是关于我、他人和世界的词语；（2）谓语是表语结构，是判断性的，例如，“我就是一个笨蛋”“我太无能，我很无用，没有人会喜欢我”（即我是不被人喜欢的），“别人太强大，他人很笨，这个世界很冷漠”，等等。

因此，我们在来访者的自动思维报告的内容中发现关于自我、他人和世界的一般性认识的时候，就可以识别出来。

方法二：通过归纳自动思维识别核心信念

除了从某个自动思维去识别核心信念以外，我们也可以从多个情境的自动思维中进行归纳，从众多自动思维的内容中去分析，个体的负性核心信念涉及什么样的类别。

例如，一位大学生在老师宣布需要 146 个学分才能毕业时，他的自动思维是“他们都比我聪明”；思想政治课老师要求完成一篇 5000 字的论文时，他的自动思维是“我写不出来”；在完成《高等数学》作业题时，他的自动思维是“太难了”。这三个情境中的自动思维都涉及自己是否胜任当前的任务，并没有涉及人际关系，也没有涉及个人的价值判断，可见这位大学生的核心信念是关于“无能的”。

方法三：应用箭头向下技术识别核心信念

箭头向下技术是一种提问技术，它从个体最表面的具体想法开始，探索决定这个想法背后的深层想法，然后探索决定这个深层次想法后面更为深层次的想法，这样一步一步探索下去，逐步深入，最后就能发现决定个体所有想法根源的核心信念。

箭头向下技术主要是应用提问方式来促进当事人进行探究，探究想法背后的想法。当个体对这个提问做出回答后，我们在回答基础上继续提问，直到触及核心信念为止。它主要的提问模式是：“如果你的想法是对的 / 真的 / 真的发生，它意味着什么 / 会怎么样 / 是什么意思？”

有位心理咨询师突然对自己的健康关心起来，过去她都认为自己很健康，不会死的。但最近发生的两件事让她开始关心这方面的事情，并担心自己是否也会突然离世——像她的朋友一样突然猝死。她的朋友也是一位心理咨询师，做完心理咨询工作后在回家的公交车上猝死。自己帮忙处理了朋友的后事，这位离异的朋友年纪轻轻离世，丢下两个未成年的孩子，自己和其他朋友都为两个孩子的未来忧心。前些天在某省卫视的一档真人秀节目录制过程中，一位 35 岁的男星突发心肌梗死而死，据说这位男星身体非常健康。接连出现的正值壮年、身体非常好的人辞世，让她突然担心起自己是否也会像他人一样突然辞世。

因为自己也是心理咨询师，她便对自己的核心信念进行了探索。当自己加班过度，感到非常疲劳的时候，她会冒出自动思维："我会不会像他人那样因疲劳而突然猝死？"她从这个自动思维开始，按照箭头向下技术的流程进行了自问自答。

自问：如果我的想法"像他人那样因疲劳而猝死"是真的，会怎么样？

自答：我就不能把自己的孩子养大。

自问：如果我真不能把自己的孩子养大，就会怎么样？

自答：孩子就无法健康成长，甚至有可能无法在世上活下来。

自问：如果孩子真不能健康成长甚至活不下来，这对我意味着什么？

自答：我就没有尽到做母亲的责任。

自问：如果我真的没有尽到做母亲的责任，这对我意味着什么？

自动：我就是没有价值的。

从这段自我探索的对话中（当然一般的心理咨询是咨询师与来访者之间的对话），这位心理咨询师意识到自己的核心信念是"我是没有价值的"。她关注健康问题，希望自己能够长长久久地活下去，就是希望自己能够把孩子抚养长大，体现自己的价值，因为孩子的成长（健康长大）需要她。

9.4.2 核心信念的心理教育

在自动思维被识别和提出后，心理咨询师就可以进行核心信念方面的心理教育环节。心理教育的目的是帮助来访者了解其核心信念与自动思维和中间信念的关系，了解核心信念的维护机制以及知晓核心信念是在其童年时期形成并在成长过程中得到巩固的，最后咨询师还需要向来访者说明，核心信念只是一个观念，它是可以被证明和修正的。

9.4.2.1 核心信念与自动思维和中间信念的关系

咨询师需要让来访者认识到自动思维和中间信念从根本上都是被核心信念决定的。关于核心信念和自动思维、中间信念的关系，咨询师可以通过一些具体的实例来说明。

（1）在核心信念和自动思维的关系问题上，咨询师可以从自动思维开始，应用箭头向下技术找到核心信念来予以证明和揭示。就像我们在前面所谈到的那位心理咨询师“我会不会像他人那样因疲劳而突然猝死”的自动思维，其背后的核心信念是“我是没有价值的”。通过箭头向下技术这个问答过程，来访者就能明白自动思维和核心信念之间的关系。

（2）关于核心信念和中间信念的关系，咨询师可以从核心信念和中间信念的具体内容上进行分析。例如，我们在中间信念阶段提到一位来访者，被领导安排下沉基层，他认为下派基层的人都是“能力不强，工作不积极努力的”，而自己被下派基层就说明自己在领导眼里也是能力不强和工作不努力的，觉得领导不信任和赏识自己了。经过咨询分析，来访者认识到自己的中间信念是：“不被领导信任和赏识是非常糟糕的”（态度），“如果工作努力，就能得到领导认可；如果不努力，就不能得到赏识”（假设）和“我应该努力工作追求进步”（规则），核心信念是“我是无能的”。

揭示中间信念和核心信念内容后，咨询师就可以让来访者认识到，中间信念的态度“不被领导信任和赏识是非常糟糕的”实际上是核心信念“我是无能的”的具体化，它是核心信念在工作领域的具体表现，而规则“我应该努力工作追求进步”则是对核心信念的回应，避免暴露自己的负性核心信念的具体措施。

9.4.2.2 核心信念的维护机制

在与重要他人互动和遭遇一系列事件（包括创伤事件）的过程中，个体会逐渐形成核心信念。核心信念形成后，个体需要维护和巩固已经形成的核心信念。核心信念的维护和巩固需要依靠一定机制来履行，我们把起着维护核心信念作用的机制，称为核心信念的维护机制。

核心信念的维护机制本质上是一种认知歪曲方式。它是在核心信念的控制下，对外部信息（事件或情境）进行选择性注意，个体有意无意地注意那些与核心信念一致的信息，忽略与核心信念不一致的信息，如果不能忽略这些不一致的信息，就对它进行歪曲、否认或拒绝。

那些通过维持机制的信息会被存储在记忆中，被保存下来，这些信息在记忆中与过去的记忆经验以及核心信念发生联系，放在相应记忆层级上。这种按照层次结构组织，形成一个统一的经验结构，在认知心理学中往往被称为“图式”。在认知心理学中，图式是指一种经验的结构，它具有选择性注意、组织和记忆的功能。

咨询师向来访者说明核心信念的维护机制，重点放在图式的选择性注意上面，至于图式的组织和记忆功能不做详细阐释。咨询师给来访者介绍核心信念维护机制可以按照下面步骤进行。

（1）**咨询师先绘出三个层次的核心信念维护机制图**（见图 9-1）。咨询师最好先画最下层的核心信念层，在矩形框内画上几个表示消极事件的符号“▱”，在矩形框外写上来访者的核心信念。咨询师可以这样说：“这个框里面的东西表示你的过去经验，在负性核心信念的影响下，你经常记住的都是一些消极事件（同时画上几个“▱”号），这个框整体上表示你的核心信念是“我是脆弱的”（同时把它写在框外面）。”然后，咨询师要解释中间层次的维护机制层，这时可以这样说：“这是起着过滤作用的层次，就像我们的口罩一样，让氧气能够通过，把一些细菌阻挡在外面。由于你的核心信念是负性的，因此它是一些“▱”形状的图形（画出若干各相应的形状）。最上层是生活事件层次，此处咨询师先留空就可以，只需在旁边写下“生活事件”几个字就可以了（图中已经画了三个积极事件和消极事件的过程图，这个放在第二、第三步讲解）。

（2）**说明消极事件的核心信念过程**。咨询师可以用过去自动思维过程或者最近几天发生的消极事件为例说明。咨询师提问有关事件，然后询问其自动思维，接着解释其核心信念过程。

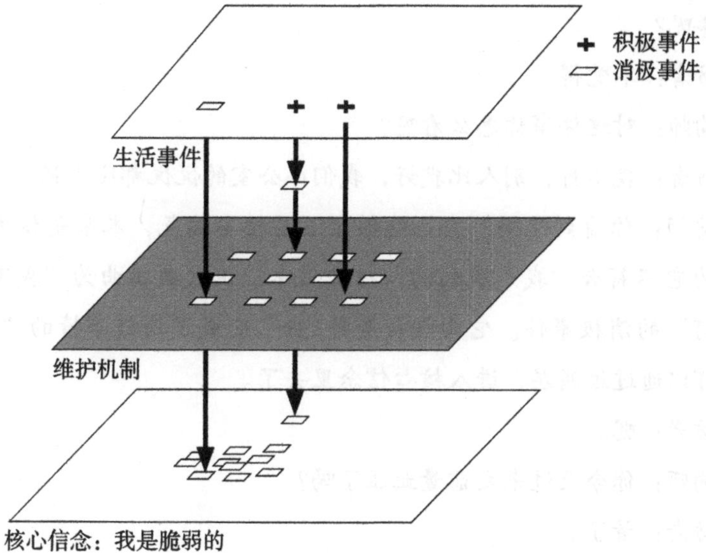

图 9-1　核心信念维护机制图

咨询师：你上周告诉我说，你发现自己有些咳嗽，吃了一些药不见效。当你发现用药不见好转时，你是怎么想的呢？

来访者：我身体素质不行了。

咨询师：你看，咳嗽用药后不见好转，在你看来就是身体不行的证据，这样的事情就是消极或负面的事情。这样的事情可以用“▱”来表示。因为它的形状是“▱”，它可以直接通过核心信念的过滤层，进入核心信念“我是脆弱的”里，在核心信念里，这件事情就被保存并记录下来了，从而就巩固了你的核心信念。

（3）**说明积极事件的核心信念过程**。核心信念对积极事件的处理通常是忽视、扭曲、低估甚至否认。咨询师需要应用来访者生活中对积极事件的歪曲处理的例子予以解释说明。

咨询师：记得你刚才说自己爬上五层楼没有喘气，你会不会觉得自己身体很棒呢？

来访者：不觉得。

咨询师：对这件事你怎么看呢？

来访者：我不行，别人比我好，我们办公室的悦悦都比我强。

咨询师：你看到了吗？自己能够上五层楼不喘气，本来是体力好的证据，因为它不符合“我是脆弱的”核心信念，但它被扭曲为“我不行，别人比我好”的消极事件。它由积极事件“+”变成了消极事情的“▱”，这样它就可以通过过滤层，进入核心信念里去了。

来访者：嗯。

咨询师：你今天过来之前量血压了吗？

来访者：量了。

咨询师：结果怎么样呢？

来访者：正常的。

咨询师：血压正常是否意味着自己是健康的呢？

来访者：没觉得，这不算什么。

咨询师：你注意到了吗？血压正常本来是身体健康的某个方面的证据，但你不认为这是正面证据，你的核心信念对此进行否认，因为它与核心信念不吻合。不能通过核心信念的过滤层，被阻挡在外了。

来访者：原来是这样呀。

（4）**说明认知歪曲的机制**。经过前两步的解释，来访者认识到核心信念的维持是通过对消极事件的选择性注意和对积极事件的歪曲处理，使得进入核心信念中的事件都是消极的，从而维护了负性核心信念。在此基础上，咨询师还可以进一步说明核心信念维护的具体机制，并用具体例子来加以说明。

- **选择性负面关注**。有选择性地关注那些与负性核心信念一致的事件，忽略正面的、与负性核心信念相反的事件。例如，当来访者认为自己是脆弱的时候，就会注意到身体健康状况不良方面的信息，如咳嗽、疲劳等，而对于饮食、睡眠、血压方面的正常信息就不再注意了。

- **低估正面证据**。对于进入来访者意识中的正面证据，核心信念会采取低估正面证据意义的方式处理，来访者会认为这不算什么。例如，来访者可能会注意到自己的血压正常，但他认为这不算什么，大家的血压都是正常的。
- **否认正面证据**。有些事情看起来是正面的，但由于它与负性核心信念并不吻合，来访者除了采取低估的方式外，甚至还可以采取否认的方式。例如，一个认为自己不可爱的人，当别人对她表示喜欢她的时候，她往往会认为这不是真的，别人只是礼貌和客气而已。
- **拒绝相反假设**。对于某些正常的事件或现象，来访者可能会认为是消极事件，但客观结果证明这些事件或现象是正常的，这个时候核心信念往往会采取拒绝或否认的方式，坚持认为这件事情就是消极的，从而进入核心信念中。例如，来访者可能会发现自己有些心慌，认为自己心律不齐，结果去医院检查后发现心脏并在没有什么问题。对于这个结果，来访者可能并不接受，坚持认为自己身体是有问题的。

9.4.2.3 形成于童年时期

核心信念维护机制解释了核心信念形成后如何得到巩固，接下来可以说明核心信念是如何形成的。对于核心信念形成的解释需要建立在对来访者成长经历的充分掌握的基础上，所以，咨询师在搜集资料的时候要重点了解来访者与重要他人互动的典型事件，来访者对这些事件的认知解读和自己的行为反应方式。

在掌握相关资料的基础上，咨询师可以应用认知行为疗法有关核心信念的观点与来访者分享自己对其核心信念形成的看法，并寻求来访者对咨询师解释的反馈。了解来访者在多大程度上接受咨询师的解释。讨论结束后，可以邀请来访者回去后继续思考这个问题。如果来访者有什么新的思考或疑问，可以在后续的咨询中继续讨论。

9.4.2.4 核心信念只是一个观念

咨询师需要让来访者认识到核心信念只是一个观念，尽管他以为是真的。咨询师通过对前面核心信念的形成和维护机制的说明，可以让来访者知道核心信念并不符合事实，它只是对自己经历中部分经验和事实的归纳和概括。在当下生活和成长过程中，来访者都有许多与自己负性核心信念不一致的经验。

一个观念或信念是否有效，可以通过实践来验证。至于来访者现有的核心信念是否正确或有效，它是可以通过试验来检验和证明的。咨询师可以邀请来访者对其核心信念的有效性进行检验。

9.5 核心信念的修正

9.5.1 激发动机

核心信念的修正，就是要把负性核心信念转变为正性核心信念，把不符合客观实际并且会给来访者带来负面和消极心理影响的负性核心信念，转变为符合客观实际并能给来访者带来积极作用和行为动力的正性核心信念。

既然要修正负性核心信念，咨询师就需要激发来访者改变核心信念的动机。咨询师用来激发来访者改变旧信念的技术通常是评估信念利弊的方法。评估信念的利弊就是指咨询师与来访者一起讨论，相信原有信念（即负性核心信念）带来的好处和弊端分别是什么。通过利弊分析，来访者认识到坚持原有核心信念已经弊大于利，没有必要继续维持这样一个并不适用的信念，有必要对其进行修改了。

例如，一个来访者的核心信念是“我是不可爱的”，在不同的人际关系中经常采取努力讨好或者是顺从他人的策略。虽然这让来访者得到了他人的喜欢和认可，但他自己常为此感到很累，并且常常在顺从和讨好他人，内心感到非常不平衡。

咨询师与来访者讨论其核心信念“我是不可爱的”想法的利弊，经过讨论，来访者认识到这个核心信念的好处是自己能够与他人维持人际关系，弊端是自己感到累和心理不平衡。尽管自己感到不快，但鉴于能维持和谐关系，这个核心信念还是利大于弊的。经过诱因事件（自己无论采取讨好还是顺从，单位内部有几个同事还是对她不满意）之后，她发现核心信念的好处不明显（没有达到人际关系和谐，还是有人不喜欢自己），但弊端就很大了（自己更加不平衡，而且觉得与人相处非常累心）。通过讨论，来访者认识到自己需要改变原有的核心信念了，开始对核心信念进行修正。

9.5.2 负性核心信念的检验

9.5.2.1 评估核心信念的相信程度

和前面自动思维和中间信念阶段的咨询一样，在干预认知信念之前和干预过程中我们都需要对新旧信念进行评估，用以了解心理咨询进展和评价咨询效果。

完成心理教育和激发动机工作后，检验旧核心信念之前，咨询师和来访者要评估来访者对于原有负性核心信念的相信程度。评估方法和对自动思维、中间信念的相信程度评估方法是一样的。它们都是邀请来访者用 0 ~ 100% 标尺评估相信程度。

如果来访者对信念的相信程度是完全相信就评定为 100%，如果完全不相信就评定为 0，如果半信半疑就可以评定为 50%，总体来说，相信程度越高，给出的评定结果就越接近于 100%，相信程度越低就越接近于 0。

对核心信念的相信程度的评估要求每天进行一次，来访者最好每次晚上睡觉之前都进行评估。睡前来访者可以根据自己一天的表现对核心信念的相信程度进行评估。

9.5.2.2 监控核心信念运作

核心信念修正的第一步是对负性核心信念进行检验。检验负性核心信念的方法就是监控核心信念的运作，通过监控核心信念运作来修正核心信念维护机制中的认知歪曲机制（选择性负面关注、低估正面证据、否认正面证据、拒绝相反假设）。一旦核心信念的维护机制得到修正，来访者生活中的积极事件、正面证据就能通过维护机制，并最终进入核心信念中。

监控核心信念运作包括两个内容，其一，邀请来访者关注每日生活中发生的事情，不论积极的还是消极的；其二，矫正核心信念的认知歪曲，增加和积累积极事件的数量。

咨询师邀请来访者关注生活中发生的所有事情，并把它记下来。咨询师可以这样对来访者说："为了检验你原有的核心信念，我想邀请你记录每天发生的事情，不管是积极的还是消极的。这里有一张表，你可以把生活中发生的积极的事情记在左边，消极的事情记在右边，每一件事情写一条。记录的事情越多越好。希望你能够及时地记录下来，以免遗忘。你可以每天安排两三个时间点来填写这个表格。"（见表 9-2）

表 9-2　每日生活事件表

日期	积极事件（+）	消极事件（▱）

来访者把表填好带来后，咨询师需要做的工作就是讨论表格中的积极事件和消极事件，确认其中是否存在核心信念的认知歪曲，并修正存在的认知歪曲，目的是增加积极事件的数量。讨论结束后，请来访者继续记录每日生活事件，并且注意自己是否存在认知歪曲的情况。

在讨论初期，咨询师需要重点关注来访者存在的"选择性负面关注"认知歪曲，当来访者存在选择性负面关注的时候，就会存在消极事件记录多而积极事件很少甚至没有的情况。这个时候，咨询师可以引导来访者了解什么是积极事件，我们可以从以下两个角度来判断：其一，和过去相比，自己有进步的事件；其二，如果不具备就意味着糟糕的话，自己目前的才能或表现。这两个标准的实质就是对评估零点技术的应用。在这两个标准的指引下，来访者会逐渐增加积极事件的数量。

例如，对于一个觉得自己不可爱的来访者来说，出门上街的时候，有几个邻居热情地向自己打招呼，她并没有把这件事记录在积极事件中，但这件事如果按照上面的第二个标准（如果不具备就糟糕的话），这就是一个积极的事情，可以记录在积极事件中，对来访者而言，这样的事情在日常生活中有很多，如果她能够把这些事都记录在其中的话，立刻就会发觉自己是受欢迎的。

再者，她的工作上周得到了领导的肯定，这显然也是一个积极事件，但她没有将此事写在积极事件中，因为她认为领导也表扬了其他人。如果我们应用第一个标准（和过去比进步的事件），这就算作积极事件，因为和过去比，她取得了进步，领导开始表扬她了。

随着咨询的深入，来访者能够逐步应用评估零点技术克服“选择性负面关注”，咨询师就需要进一步处理来访者的其他认知歪曲，看其是否存在低估正面证据、否认正面证据和拒绝相反假设的情形。关于这一点，咨询师可以建议来访者记录生活中的更多事件，可以在表 9-3 中增加中性事件，把那些来访者认为不属于积极或消极的事件记录在其中。

这样，咨询师可以重点讨论来访者记录的中性事件，看看里面是否存在低估正面证据和否认正面证据的认知歪曲，咨询师也需要关注消极事件看看其中是否也存在拒绝相反假设的情形。

表 9-3　每日生活事件表（修正）

日期	积极事件（+）	中性事件（○）	消极事件（▱）

我们需要知道，矫正长期以来形成的认知歪曲习惯需要耗费一些时间，咨询师和来访者对此都要有心理准备。当然，监控核心信念运作的工作进行得时间越长，来访者就越能改变原有的认知歪曲方式，转变为健康的认知方式。

9.5.3 正性核心信念的提出

9.5.3.1 正性核心信念的表述和提出

随着来访者监控核心信念运作的时间增加，进入核心信念记忆中的积极事件或正面证据就会越多，这些正面证据或积极事件就会与负性核心信念发生抵触，来访者原有的负性核心信念就显得越发不合理，就不能概括核心信念记忆的全部事实了。

这时就需要提出新的核心信念来替代原来的负性核心信念。新的核心信念一定能概括记忆中的积极事件的内容，也能包含记忆中的消极事件的内容。因此，新的核心信念的内容一定不是“完美的”，不是从一个极端走向另一个极端。例如，原来负性核心信念是“我是无能的”，新的信念就不能是“我是全能的”。这是因为无能和全能都不符合事实，因为个体有能做成的事情，也有不能做成的事情。新的信念一定是介于无能和全能之间的某种程度即“有能力的”。

此外，原有的核心信念是负性的，因为它对个体是否定的；新的核心信念是正性的，因为它对个案而言是肯定的，尽管个体不是完美的，但个体依然是有能力的、有爱的和有价值的。个体凭借自己的能力生活，与相爱的人共度人生，在社会中创造自己的价值，能做到这些，就是值得肯定的，人并不需要全知全能、汇聚天下人的热爱才是好的。因此，在新核心信念（即正性核心信念）的表述上，应当表达两个要点：个体是被肯定的，个体是不完美的。

这在具体表述的句型方面可以有两种形式，第一种形式是“某种程度正面”的表述，例如，“多数时候我还是可爱的”，或者“我还是能够得到许多人喜欢的”，这两句话中都包含了程度的词语“多数时候”和“许多人”，它在肯定自我的同时，也暗示了自己有时也不可爱，也有人不喜欢自己的情况。第二种形式是同时包含正面和负面的表述，例如，“我做事还行，与人相处就弱”“我就是一个普通人，有优点也有不足”，在这两句话中，都包含了正面和负面的内容。第一句话的正面内容是“做事还行”，负面内容是“与人相处就弱”，第二句话的正面内容是“有优点”，负面内容是“有不足”。

来访者监控核心信念这件事需要运作到什么时候，我们才可以提出新的核心信念呢？咨询师可以根据来访者对原来核心信念的相信程度来判断。我们知道，随着积极事件或正面证据进入核心信念的记忆中，与负性核心信念相反的证据越多，来访者对原有核心信念的相信程度自然就会下降。当原有核心信念下降到某个程度的时候，我们就可以讨论并提出新的核心信念了。

那么对负性核心信念的相信程度下降到多少，我们就可以提出新的核心信念了呢？一般情况而言，认知行为治疗师会选择来访者对其有30% ~ 50%的相信程度的时候，讨论并提出新的核心信念。

提出新信念的时候，咨询师可以和来访者一起回顾进行核心信念健康以来所记录的各方面的证据，包括积极事件和消极事件，讨论来访者对原有核心信念下降的原因，和来访者对原来核心信念的认识或看法。在此基础上，咨询师邀请来访者针对所有核心信念中的记忆（特别是最近记录的这些积极事件和消极事件），归纳总结出新的核心信念。

来访者在总结新的核心信念的时候，如果总结是从一个极端转到另一个极端，咨询师就可以提示来访者，新信念应当是肯定的和不完美的，并引导来访者提出新的正性核心信念。

9.5.3.2　正性核心信念的评估

一旦提出了新的核心信念，咨询师就需要让来访者对新旧核心信念进行评估，了解他对这两个信念的相信程度。这样的评估和前面的安排一样，每天都要进行一次这才便于咨询师了解来访者信念的改变情况。

表 9-4 核心信念评估表（示例）

日期	我是无能的（相信程度 %）	我还是能做成一些事情的（相信程度 %）
4月5日	40	65
4月6日	30	70
4月7日	30	65

核心信念评估表的样式就像表 9-4 一样，这个表格包括日期、旧信念相信程度和新信念相信程度评估三列，在评估的时候，我们需要把具体的旧信念和新信念的内容填写在表格的第一行，就像表 9-4，我们把旧信念“我是无能的”和新信念“我还是能做成一些事情的”直接填写在表格的第一行了。

表格的主体部分就是来访者每天对这两个信念的相信程度的评估，需要说明的是，来访者对于两个信念的相信程度是波动的，这主要是视其对每天发生的积极和消极事情的认识而定，但趋势是对旧信念的相信程度下降，对新信念的相信程度上升。

还需要说明的是，上面只涉及个体关于自我的核心信念的评估，如果其中涉及有关他人或世界的核心信念，那么表格右边可以增加一列用以评估这方面的相信程度。

9.5.4 正性核心信念的巩固

正性核心信念提出之后，来访者对其的相信程度不会立刻达到认知行为疗法所要求的 90% 以上的水平，咨询师还需要继续工作，提升来访者对正性核心信念的相信程度。这个环节的工作我们称之为正性核心信念的巩固。

9.5.4.1 核心信念作业表

核心信念作业表是巩固正性核心信念的基本技术，它是在监控核心信念运作的基础上发展出来的，核心信念作业表（见表 9-5）的项目与每日生活事件表（表 9-2）有相同的地方，它们都包含积极事件和消极事件两个部分，只不过“积极事件”项目被“支持新信念 / 反驳旧信念的证据”这个名称所代替，而“消极事件”被“支持旧信念证据及其重新解释”所代替。

从表 9-5 中，我们还可以发现，核心信念作业表与监控核心信念运作的“每日生活事件表”有两个不同。第一个不同点，在这个表格中有新旧核心信念具体内容的表述，例如，在这个表格中记录了来访者的旧核心信念（即负性核心信念）为“我是平庸的人”，新核心信念（即正性核心信念）为“我可以做很多事情”，这样做的目的，是希望来访者能够把生活中所发生的积极事件与新核心信念联系起来，这样有助于增强新核心信念。当然，消极事件（即支持旧信念证据）也能增强旧的核心信念，不过这个表格中要求来访者对消极事件进行重新解释。

表 9-5 核心信念作业表示例

<table>
<tr><td rowspan="2">日期</td><td>新的核心信念</td><td>我可以做很多的事情</td><td>旧的核心信念</td><td>我是平庸的人</td></tr>
<tr><td colspan="2">支持新信念 / 反驳旧信念的证据</td><td colspan="2">支持旧信念证据及其重新解释</td></tr>
<tr><td>6月2日</td><td colspan="2">1. 演讲稿写得很好
2. 自己能够理解这个作业
3. 母亲夸我做的菜很好吃
4. 我主动帮助室友解决了电脑问题
5. 散步时间创出最新纪录</td><td colspan="2">课堂上没有理解货币银行学的概念——可是，我以前没有读过这些方面的内容，以后我会懂的，也许是老师的错，是他没有讲明白。</td></tr>
<tr><td></td><td colspan="2"></td><td colspan="2"></td></tr>
</table>

重新解释后的消极事件就不再有力，对旧核心信念的支持力度变小了。在上面这个表格中，来访者记录了一个消极事件“课堂上没有理解货币银行学的概念”，来访者应用自动思维阶段的技术对此进行了处理。来访者对此的重新解释是“我以前没有读过这些方面的内容，以后我会懂的，也许是老师的错，是他没有讲明白”（这是应用发散思维技术），而且认为“以后我会懂的”（这是可能区域技术）。经过这样的重新解释，虽然是消极事

件，但它已经对旧信念的支持力度减少了。对消极事件的重新解释也是核心信念作业表关键的地方，也是它与每日生活事件表不同的第二个点。

9.5.4.2 积极自我陈述记录

核心信念记录表要求来访者记录每日发生的积极事件（支持新核心信念的证据）和消极事件（支持旧信念的证据），如果来访者每日发生的积极事件多而消极事件少，并且这些消极事件经过重新解释后变得不那么能够支持旧核心信念，经过更长一段时间，来访者对于新核心信念（正性核心信念）的相信程度必然升高，而对旧核心信念（负性核心信念）的相信程度必然下降。

但如果来访者每日生活发生的积极事件比较少而消极事件比较多，来访者对新旧信念的相信程度还是会像上面所描述的那样，新核心信念相信程度上升而旧核心信念相信程度会下降？结果也许会是这样，但一定比较困难。

为了应对这种积极事件少而消极事件多的情况，认知行为疗法专家采取了反其道而行之的方法，个体之所以维持负性核心信念，是因为有“选择性负面关注”的认知歪曲机制，如果我们也使用选择性关注的策略，但我们不关注那些负面的东西，而关注那些正面的东西，结果会怎样呢？

认知行为治疗师发现，如果有意识地增强来访者对积极事件的关注，减少对消极事件的关注，来访者就更容易增加其对新核心信念的相信程度。我们把这个方法称作积极自我陈述记录技术。

这个技术要求来访者每日都关注生活中发生的积极事件，就是那些支持新核心信念的事情，并且把它记录下来，对于消极事件，来访者可以应用自动思维阶段的技术进行重新解释（就像核心信念作业表那样），不过不用记下来。也就是说，来访者只需要记录积极事件，支持新核心信念的事件，不用记录消极事件。如果我们将表 9-5 中的素材改编为积极自我陈述记录表的话，就是表 9-6 的样子。

表 9-6　积极自我陈述记录表示例

日期	新的核心信念	我可以做很多的事情
	支持新信念的证据	
6月2日	1. 演讲稿写得很好 2. 自己能够理解这个作业 3. 母亲夸我做的菜很好吃 4. 我主动帮助室友解决了电脑问题 5. 散步时间创出最新纪录	

在这里，大家可能有一个问题，什么样的情形可以称得上积极事件，特别是当来访者的状况比较糟糕时。这个问题其实我们在监控核心信念运作的过程中已经介绍过，那就是：（1）和过去相比自己有进步的事件；（2）如果不具备就意味着自己就是糟糕的，而自己目前已具备的才能或表现；（3）被人称赞和自我肯定的事情。

9.5.4.3　正性核心信念的实践

核心信念的巩固，一方面是依靠我们修正核心信念的维护机制，矫正选择性负面关注等认知歪曲的方式来实现。咨询师和来访者一起通过监控核心信念运作、核心信念作业表和积极自我陈述记录等技术的应用，来访者可以更多关注到生活中存在的积极事件，减少对积极事件的歪曲解释，对消极事件进行创新解释。这样一来，进入核心信念中的积极事件就越来越多，来访者对于正性核心信念的相信程度就会增长，也就变得越发巩固。

另一方面，正性核心信念是否有效还需要在实践中去检验，需要应用核心信念来指导来访者的自动思维和行为反应。通过实践的结果来检验核心信念。如果实践的结果与核心信念吻合，来访者就会增强对核心信念的相信程度。随着这样的实践越多，来访者按照正性核心信念去行事的可能性也就越大，到最后来访者就会自觉或不自觉地接受正性核心信念的指导，按照正性核心信念去行事。到这个时候，个体的核心信念就得到了完全的修正。

在核心信念阶段咨询师如何指导来访者按照正性核心信念去实践并通过实践的结果来巩固正性核心信念呢？这里就涉及核心信念阶段的会谈议程问题。核心信念阶段的会谈议程主要聚焦在两个方面内容，一个方面是对家庭作业的讨论，另一个方面是对来访者生活中具体问题应对的讨论。

家庭作业的讨论主要是指咨询师要求来访者回家后完成的各种作业的讨论，具体来说就是应用监控核心信念技术填写的每日生活事件表，应用核心信念记录表技术填写的核心信念记录表，应用积极自我陈述记录技术填写的积极自我陈述记录表，以及我们应用童年经验重构技术完成对各种家庭作业的讨论。

生活问题应对的讨论是指来访者在生活中遇到各种需要解决的问题，这些问题被来访者列入会谈讨论中，希望与咨询师讨论这样的问题该如何应对，也就是该怎么样想和怎么做。当来访者希望讨论生活中的问题的时候，就是一个非常好的应用正性核心信念的时机，也是检验正性核心信念的时机。

我们举一个例子来说明咨询中如何操作。我们前面在核心信念作业表（见表 9-4）中提到的这位来访者，她原来的核心信念是“我是无能的”，新的核心信念（即正性核心信念）是“我还是能做成一些事情的”。在一次咨询会谈中，她希望讨论一下要不要参加单位歌咏合唱比赛的问题，因为单位工会的领导来找她，希望她参加单位的合唱团，和其他同事一起代表单位与其他单位比赛。

来访者能够提出这个问题来讨论，说明她的信念和行为方式已经发生了改变。这是因为，如果在过去，她会毫不犹豫地拒绝。她会认为，自己不能唱好歌，会给单位丢脸，对于自己不自信的事情，她的行为方式（即补偿策略）就是回避。但今天不一样了，经过自动思维和中间信念的咨询，她改变了自己原有的认知和行为，变得有些犹豫并且没有马上拒绝。

咨询师：你没有立刻答应工会领导的邀请，你在想什么呢？

来访者：我担心自己唱不好，会拖单位后腿，影响单位的成绩。

咨询师：你有注意到，这个想法和自己原来的核心信念“我是无能的”之间的关系吗？

来访者：没注意到。

咨询师：当你体验到消极情绪的时候，你的自动思维往往就是过去的核心信念跑出来作怪的结果。你看看能不能从“我是无能的”这个核心信念得出在唱歌情境中“我唱不好，会拖单位后腿”这样的想法。

来访者：是呀，我以前没有注意过这个问题。的确是这样，我唱不好就是“我不行”在合唱这件事情上的具体表现。

咨询师：现在你明白了自己的自动思维是原来核心信念作用的结果，这很可能并不是真实的。如果是按照新的核心信念去想唱歌这件事情你会怎么想，你还记得新核心信念是什么吗？

来访者：我还是能做成一些事情的。

咨询师：对，如果按照新核心信念去想唱歌这件事情，你会怎么想呢？

来访者：我可能会唱好，也可能唱不好，因为我过去并没有这方面的经验。

咨询师：也就是说，如果按照新的核心信念来指导自己的思维的话，结果是自己可能唱好，也可能唱不好，并不确定。

来访者：是这个意思。

咨询师：既然两种可能性都存在，而不是一种可能性——唱不好，拖单位后腿，你觉得自己可以怎么做呢？

来访者：我要不试试看？

咨询师：非常好。不试的话，你就不知道自己到底能不能唱好，在这个方面自己是不是有能力。

来访者：那倒也是。

咨询师：如果试验下来，你发现自己能够唱好歌，你会怎么想？

来访者：感到非常高兴，自己居然还有这方面的能力。

咨询师：如果发现自己唱不好呢？你会怎么想？

来访者：比较遗憾，看来自己不适合唱歌，以后就不要参加这方面的活动了。

咨询师：从我们刚才行为反应的选择来看，你是按照新核心信念的指导去行事的，你选择了尝试，愿意去探索，去挑战。要是过去，在旧核心信念的指导下，你会如何反应呢？

来访者：我就拒绝，就回避了，我不会去尝试，以免遭遇失败。

在上面的对话中，关于是否参加单位合唱队这件事，咨询师主要从认知和行为角度进行了讨论，并且比较了新旧核心信念下的自动思维和行为反应的不同，目的是增强来访者应用新核心信念的自觉性，了解在不同信念指导下认知和行为反应的差异。

随着咨询的进展，来访者自觉地按照新的核心信念来指导自己的自动思维和行为反应。这样的实践越多，正性核心信念就越能融入生活中，影响来访者生活的各个方面，当然来访者对正性核心信念的相信程度越高，正性核心信念就越会被巩固。

9.6 成长经验重构

核心信念是在儿童青少年时期形成的，尽管通过前面的工作我们已经让来访者建立起对新核心信念的信任，相信程度可以保持在比较高的水平（如 90%）。如果我们不对原有核心信念的形成过程做一些处理，这样的心理咨询就是不完整的，旧的核心信念依然能得到成长经验的支持。在应用当下经验巩固新核心信念之后，心理咨询师还要和来访者一起探索其成长经验，让过去的童年经验也能变得支持新核心信念。

9.6.1 关注现在与关注过去

认知行为疗法本质上是关注现在的，心理咨询的绝大部分时间（有些咨询甚至是全部）都是聚焦当下问题的讨论，这是“对症治疗”的咨询策略所决定的，一般情况下，心理咨询师不会与来访者讨论过去的问题。对于过去的问题，如与父母的恩怨、童年的创伤，这些往往不会被咨询师过多关注。

如果来访者非常希望倾诉过去经验给自己带来的痛苦和感受，咨询师通常的做法是基于共情性的理解，往往不会对这个经验进行处理。认知行为疗法认为，把时间花在对过去经验或问题的讨论上，对来访者当前面临的问题并没有多大的直接收益，不如讨论当下问题的收益更大。

当然，认知行为治疗师也不是绝对不能在自动思维或中间信念阶段讨论来访者的过去经验或问题。如果来访者对过去经验有着严重的负面情绪，并且陷入这个情绪中不能自拔，如果不处理这样的情绪，心理咨询就无法进行下去，咨询师还是需要对这样的情绪事件进行必要的处理。尽管咨询师可能需要去处理来访者这个过去未完成的事件，咨询师处理结束后还是要引导来访者回到当下，回到现在，面对现在的问题。

例如，有一位女性来访者，40 多岁，单身未婚，在国内一线城市工作，她母亲目前在养老院生活，父母离婚已经 20 多年。她和父亲没有来往，她前来咨询的主要问题是和母亲的问题。小时候母亲对她很严苛，动不动就打骂她，而且生活中一有不如意，就拿她撒气，经常对来访者说她是自己的拖累。来访者对母亲有严重的不满，并且希望此生都不要想起母亲和见到母亲。自上大学离家后，她就和母亲没有什么联系了。前一段时间，养老院的负责人给自己来电话，说母亲住在养老院，希望女儿能够去看她，能够给她打电话。

接到电话后，来访者感到非常焦虑和矛盾，自己本心是并不想去看母亲，也不想打电话，但自己并不想成为别人眼中的不孝女。自己勉强与母亲通过几次电话，但都很简短。每次电话之后，来访者都非常恨自己，也增加了自己对母亲的恨意。

对于这位来访者，她和母亲的恩怨已经严重影响到当下她处理与母亲的关系了，在咨询过程中，咨询师与来访者讨论当下她与母亲沟通前、沟通中和沟通后的自动思维和情绪体验的时候，她时不时要把话题引向自己在成长经验中和母亲的恩怨上。在这种情况下，咨询师与来访者协商每次咨询安排出 20 分钟时间专门讨论她过去的事情，剩下的时间讨论她当下与母亲的关系问题。

当咨询进展到核心信念阶段，认知行为疗法还是需要讨论过去的。认知行为疗法通过讨论现在而重建来访者的核心信念后，还需要通过讨论过去来重建成长经验，这样新的核心信念才能从现实和历史的两个角度来到验证和支持。

这样看来，认知行为疗法既关注现在也关注过去，当然对现在关注更多，会谈时间更长，但关注过去也是必需的，尽管会谈时间较短。

9.6.2 成长经验支持负性核心信念的机制

个体的成长经验支持负性核心信念并促成核心信念的形成，有这样几个方面的机制。

（1）**选择性记忆机制**。个体在成长过程中存在互相矛盾的两个方面的经验：积极的和消极的。例如，个体有时觉得父母是爱自己的，有时觉得自己是不被爱的；有时发现自己能做成很多事情，有时又发现自己做不成很多事；有时发现自己是受人喜爱的，有时又发现自己是不被人喜欢的。这种相互矛盾的信息对于年幼的孩子是无法同时处理的，因此，他们往往会选择记忆某类信息而忽视或遗忘另一类信息，他们基于保留的记忆形成核心信念。一旦负性核心信念形成，个体就会根据这个核心信念对成长过程的消极事件进行选择性的负面关注。这样一来，个体的成长经验中通常都是负面经验或伤痛的记忆。

（2）**自我否定式的认知解读是负性核心信念形成的第二个机制**。个体在与重要他人互动的过程中，年幼的孩子往往不能正确解读重要他人言行的含义（有时候成人也存在词不达意的情况），孩子会把与重要他人互动过程中发生的事情，归于自身，认为是自己的不足造成的。例如，自己在写作业的时候，父母在吵架，而自己又存在写作业不专心的情形（也许是父母的争吵吸引了注意力），这时母亲发现孩子写作业不专心，又回过头来把孩子骂一顿，在这种情况下，孩子就很有可能认为是自己不好导致父母吵架的。又例如，有一个六岁的小孩，精力充沛活泼好动，妈妈看到孩子动个不停，看到孩子在自己面前晃来晃去的，心中不胜其烦，就对他说："你给我歇会儿好不好！"孩子听到妈妈这样说，很有可能会认为自己的活泼是不好的。

（3）**个体所采取的行为方式巩固了负性核心信念，这是负性核心信念形成的第三个机制**。当孩子认为是自己的不好造成了一切，他们便会尝试采取某种方式来应对目前的局面，一旦这个方式有效，个体就会更加倾向于用这种方式来解决问题。例如，对上面这位认为是因为自己不好导致父母吵架的孩子来说，他可能会采取逃避的方式，放学后逗留在外面，晚些回家避免碰到父母吵架的局面。如果这种方式奏效，就说明个体关于自己的信念（自己是不好的）是对的，自己采取的措施（逗留在外晚回家）是有效的。一旦个体这样认为，个体就会倾向于继续采用这样的行为方式。对上面那位六岁男孩来讲，妈妈说他跑来跑去是不好的，在妈妈的絮叨下，他选择了听话，按照妈妈的意愿停了下来，结果妈妈的情绪也就平静下来了。这样一来，孩子也会增强"自己是不好的"信念，并助长"顺从妈妈"的行为方式形成。从这里我们就可以发现，正是年幼个体所采取的行为方式应对了当前的问题，更加巩固了原来的信念，同时也有助于补偿策略（即行为方式）的形成和巩固。

（4）**第四个机制是情绪记忆**。对于一个有着负性核心信念的个体而言，负性的情绪记忆经常起着强化和唤醒负性核心信念的作用。当个体体验到负性情绪（如愤怒、沮丧、失望、抑郁等）的时候，通常都是自己的愿望被否定的时候。在这样的情况下，个体的认知往往是自我否定并且是无能为力的。因此，负性情绪就成了自我否定或者负性核心信念的线索。在成长过程中，个体一再体会到类似的负面情绪，当个体体验这些负面情绪的时候，这个负面情绪也就成了线索，特别容易唤起其过去的负性情绪记忆——那个曾经受伤的往昔——自己被否定、无能为力的时刻。反复回忆起负性情绪经验事件，无疑会更加巩固个体的负性核心信念。

我们还是用上面两个案例说明，对于第一个孩子而言，父母吵架后妈妈过来凶他，这让他感到恐惧，后来他选择了回避的方式，来避免面对这样的恐惧情境。恐惧情绪就是这件事情给他留下的记忆，后来他在与妻子互动的过程中，只要妻子一生气，他就感到恐惧，而这种恐惧情绪就容易唤起他的童年记忆——被妈妈训斥的情境，于是面对他的妻子（像过去面对父母吵架一样），他选择了逃避，待在外面几天都不回家。对第二个案例来说，自己跑来跑去被妈妈阻止和训斥，他体验到的是愤怒，但自己不敢和母亲作对，只有压抑下来，表现出温顺的样子。在他进入职场后，与上司或者权威人士打交道的过程中，只要他们对他的想法和做法不赞同的时候，他经常会体验到愤怒或不满，但他不会发作，言行表现得非常顺从。对权威人士的不满和顺从有时会让他想起小时候妈妈对他的否定。如此一来，对自己的母亲也就充满了怨恨。

9.6.3 重构成长经验的策略

既然成长经验中的负面经验构成了负性核心信念的支撑，认知行为疗法和其他许多关注成长经验的咨询流派一样，就需要回到来访者成长的过去，处理过去的成长经验，修正负性核心信念的形成机制。

（1）**认知行为疗法先要修正的是选择性负面记忆**，为此咨询师会邀请来访者回顾过去，补充积极正面的记忆内容，通过增加积极正面的经验记忆，平衡负面记忆带来的影响，也为新的核心信念提供支持。

（2）**需要重构对过去消极情绪事件的认知和情绪体验**。这要求来访者讲述过去那些伤痛的时刻，即那些有着负性情绪记忆的事件。在咨询过程中再现这个情境，对这个情境中的认知和情绪进行概念化，应用自动思维阶段的技术对自动思维进行修正，一旦认知得以修正（变得不再自我否定了），来访者的情绪体验就会发生变化。如此一来，这个负性情绪记忆事件就变得不再支持或者较少支持负性核心信念了，而且负性情绪也减少了（甚至消失了）。

（3）**重建行为反应**。来访者在负性情绪记忆事件中的行为反应，是在自我否定的认知解读基础上产生的，并且这个行为反应也强化了来访者的负性核心信念。在这里，我们需要来访者在新的自动思维（修正后的认知）的指导下，做出新的行为反应。一旦这样做，这个负性事件的结局就会发生改变，一出悲剧或许就变成了喜剧。

（4）**重建与重要他人的关系**。对于重要他人给自己带来的伤害，来访者往往是愤懑的。客观来说，重要他人给我们带来的影响一定是双面的，有伤害和冲突的一面，也有温暖和爱的一面。当来访者不再选择性地关注重要他人给自己的负面影响，而且也能注意到他们对自己的照顾、温暖和爱时，来访者自己就会感到被肯定和被爱，这对修正来访者负性核心信念和巩固正性核心信念也是非常重要的。一个被重要他人爱和重视的人，才能自爱和自我肯定。

成年经验重构策略的具体应用体现在后面的“传记分析技术”和“两个我的对话技术”中，请大家在学习这两个技术的时候，从这些策略的角度仔细领会。

9.6.4 传记分析技术

写一个自己成长的传记，有助于个体重新审视自己的成长经历，找回忽略的感受和鲜活的经验，写成长传记也可以让我们去审视那些自我否定式的认知解读，并重构那些歪曲的解读方式。写成长传记还可以让我们有机会换一个角度来看待自己的成长历程，也能开启新的人生。

传记分析技术就是邀请来访者撰写一个关于自己人生至今的传记，通过撰写传记、丰富传记、讨论传记和修改传记，最终个人传记就变成了支持正性核心信念而非过去所支持负性核心信念的证据。传记分析技术有如下几个步骤。

第一步，完成成长传记初稿。

咨询师向来访者解释写成长传记的原因并布置撰写成长传记的家庭作业，来访者完成成长传记的初稿。咨询师可以这样对来访者解释：

经过前面的会谈，你可以发现自己原有的核心信念是受到过去经验支持的，实际上成长经验就是核心信念得以形成的重要支撑。你也许也会发现自己的成长经验是有偏差的，你能记住的往往都是一些负面的记忆，而对正面的记忆要么根本不记得，要么即使记得自己也不觉得有多重要。为了让新核心信念能从成长经验中找到支持，也为了帮助你处理成长经验中的负性情绪记忆，我邀请你写一份属于自己的成长传记。

成长传记就是撰写成长历程中自己所经历过的事情，你可以按照年龄从小到大的顺序或者按照年龄由远及近的顺序来撰写。撰写传记的时候，你可以每件事情写成一段（或几段），最好不要把几件事情都写在同一段里面。另外，你可以把事情写得详细一些。

布置完撰写传记的家庭作业后，来访者就可以按照要求完成传记的撰写了。在第二次咨询会谈的时候，咨询师就可以和来访者来讨论提交的传记版本。讨论来访者的传记，咨询师应当先询问撰写传记过程中和传记完成后的感受或体验，然后对这些传记内容与原来的核心信念之间的联系的认识进行询问。接下来，咨询师可以就传记内容和来访者讨论，传记内容的讨论主要聚焦在格式和内容细节两个方面。

在格式上，咨询师可以建议来访者把传记区分章节，并给相应的章节进行命名，为每个章节拟出标题。章节一般可以按照年龄段或者人生的转折点来进行划分，例如，0 ~ 6 岁为上学前的时期、6 ~ 12 岁为小学阶段、12 ~ 15 岁为初中阶段等。如果你在这个年龄阶段中有巨大的改变，也可以分为更多阶段，例如，在 0 ~ 6 岁期间，有可能是 0 ~ 3 岁时在姥姥家成长，3 ~ 6 岁时回到爸妈身边并上幼儿园，这样 0 ~ 6 岁就可以区分为两个阶段。另外，有时候在小学阶段，来访者可能存在异地上学的情形，例如，小学 1 年级至 4 年级在老家上学，5 年级至 6 年级来到大城市上学等。总体来说，章节的划分主要依据来访者的人生转折和阶段。划分出章节后就可以为各种章节拟订标题，例如，0 ~ 3 岁在姥姥家的那段时光，可以拟订这样的标题如“寄存在姥姥家”，或“姥姥、姥爷和我”，或“姥姥家的时光”，标题反映来访者对那段时光的体验和感受。对于来访者传记中记录的每件事情，也可以拟订一个标题（如果来访者对拟标题感到困难，就可以不用勉强）。

来访者提供的传记初稿往往是概略的，需要补充许多的细节，丰富传记内容。具体来说，这就是要求来访者补充情境描述、自己当时的认知、情绪体验和行为反应，以及这件事的后果等内容。例如，一位来访者这样记录了自己在幼儿园时期的事情：

我上了幼儿园，记得有一次，老师教我们念儿歌，我念错了好几回。老师不耐烦了，便说："听清楚再念。"这一次，我听清楚了，便和小朋友们念道："听清楚再念。"老师更加生气，只好再教一遍。

在这个事情的记录中，来访者描述了情境、行为和后果，缺少了自己的认知和情绪体验等方面的内容。咨询师便和来访者讨论，询问她当时的想法和情绪体验。经过讨论，这个段落被修改成这样：

我上了幼儿园，记得有一次老师教我们念儿歌，儿歌的名字我已经记不得了。我念错了好几次。从老师的语气中，我听得出来她非常不高兴，我心里想：自己怎么这么笨，总是出错，惹得老师不高兴，自己为此感到非常羞愧，于是便下定决心一定要听清楚老师说什么。接下来，我听到老师说："听清楚再念。"我听清楚了，便毫不犹豫地念出来："听清楚再念。"有几个小朋友和我一样重复了老师这句话，惹得班上同学哈哈大笑，老师也笑了，而我更加羞愧了。

第二步，充实正面经验记忆内容。

来访者第一版的传记实际上是在原来负性核心信念指导下完成的，来访者先回忆起来的或是说最容易想起来的都是支持负性核心信念的事情，偶尔可能也有一些正面的证据，毕竟来访者撰写传记的时候，她的核心信念已经转变称为正性的了。

为了帮助来访者转变核心信念，咨询师需要让来访者从过去经验中寻找那些被忽视或遗忘的积极的、正面的事情，并把这些事情补充进这个传记中。需要注意的是，这次要求来访者补充正面证据是在正性核心信念的指导下来补充和寻找的。咨询师可以这样对来访者说：

我们已经完成了初稿，也就是传记的第一版，这个版本是你凭借自己的回忆来完成的，传记中的多数事情都是比较负面的，因为它们是经过原有核心信念（“我是无能的”）所筛选留下来的，那些与负性核心信念不吻合的积极正面的事情就没有被保留下来，被遗忘了，或者被放在记忆的某个角落里了。

经过咨询，你也发现自己的核心信念并不是负面的，而是正面的，故此，我们需要通过成长经验来证明或支持新的核心信念（我还是能做成一些事情的）。接下来，我们需要对传记进行修改和补充，你需要以新的核心信念为指导，回想并补充曾经被忽略或遗忘的积极的事情或证据。

这些补充的证据按照发生时间放在传记的相应位置。补充证据之后，如果你觉得原有的章节标题不合适，你可以对标题进行修改。

来访者在完成修改后，咨询师与来访者就传记可以进行这样的讨论：传记撰写过程中或撰写完成之后的感受，来访者对于新的核心信念的相信程度。然后咨询师可以花一些时间倾听来访者对传记中有关故事的分享，听一听来访者讲述正面和积极的事件也是有帮助的。

这一环节最重要的是帮助来访者找到更多的正面证据，这个时候来访者仅凭自己的记忆是不够的，需要查找自己过去成长过程中的各种“文物”资料，也就是那些自己还保存的有关个人成长经历的物品，可能是照片、奖状、证书、毕业证、成绩单、玩具，等等。这些资料能够引发来访者的回忆。

为了补充更多的资料，咨询师经常会建议来访者邀请他人提供自己成长过程中的素材。来访者先要提供人员名单，这个人员名单包括自己成长各个时期的人物，如家人、老师、同学、朋友、同事、邻居等；然后联系他们，邀请他们提供他们关于自己的一些记忆，他们现在对来访者还有怎样的期望，以及未来的关系怎样发展等。

他人提供的内容不仅充实了个人传记的内容，更重要的是他人的回信提供了一个旁观者的视角，这个视角往往不像来访者自己的看法那么负面，阅读这些充满正能量的回信，来访者也能受到鼓舞，有助于正性核心信念的巩固，不仅如此，与曾经的重要他人再次取得联系，也能加深自己与他人之间感情。

第三步，重新解释传记中的负性事件。

最后要做的工作，就是重新解释传记中的负性事情。我们已经在第一步中完成了对负面记忆事情的描述，在这里咨询师需要做的事情是和来访者一起对这件事情进行重新解释，通过重新修正来访者的认知，改变其情绪体验和行为反应。这个版本就是最终版。

以我们上面那个上幼儿园的故事为例，说明重新解释的应用：

我上了幼儿园，记得有一次老师教我们念儿歌，儿歌的名字我已经记不得了。我念错了好几次。从老师的语气中，我听得出来她非常不高兴，我心里想：我怎么啦，今天总出错，是不是状态不好，没有休息好，我一定要集中精力听老师读的是什么。接下来老师说："听清楚再念。"我听清楚了，我感到很开心，便毫不犹豫地念出来："听清楚再念。"等我念完的时候，我才意识到这句话不需要念，我太紧张了。有点搞笑，班上有几个小朋友和我一样重复了老师这句话，惹得班上同学哈哈大笑，老师也笑了，我也笑了。

在这个重新解释的版本中，自动思维方面已没有"自己怎么这么笨，总是出错，惹得老师不高兴"的负面评价，而是改为"今天总出错，是不是状态不好，没有休息好"的解释，情绪从过去的羞愧变成了没有情绪，最后的情绪从"更加羞愧"变成"我也笑了"。

一个重新解释的负面情境的故事，就变得不再支持原来的核心信念了。经过重新解释之后的传记从一定意义上就不再是原本真实的传记了，它是一个穿越版的传记。咨询师和来访者穿越回过去，修改了对过去事件的认知、情绪体验和行为反应，也就修改了事件的后果。改变了过去，也就意味着你改变了现在。

9.6.5 两个我的对话技术

两个我的对话技术，是一种情绪体验表达的咨询技术，通常用来处理成长过程中的具有负性情绪的一些创伤事件。这些事件给来访者带来了深深的伤痛，严重影响了来访者的负性核心信念。两个我的对话，就是现在的我和过去的我的对话。通过现在的我与过去的我对话，重建过去的我在那个情境中的认知、情绪和行为。

两个我对话的技术与传记分析技术中"重新解释传记中的负性事件"有异曲同工之处。我们可以把传记分析技术中"重新解释传记中的负性事件"看成文字版本，是纸上谈兵，而两个我的对话则是实际的演出，是鲜活的表演，有着深切的体验。一般来说，对一些负性情绪体验不太强烈的负性事件，应用传记分析技术的重新解释方法就可以，但对于一些有着强烈情绪体验的负性事件应用具有体验表达性质的两个我的对话技术就更合适一些。

两个我对话技术的应用步骤如下。

第一步，安全地带练习。让来访者回想过去的负面事件，往往会引起其强烈的情绪，咨询师需要让来访者回想起负面情绪之后，迅速回到平静状态。因此，两个我的对话技术首先就要练习安全地带意象。当来访者在想象安全地带的时候，情绪就能够回到平静状态。

两个我的对话练习通常是从安全地带意象开始，并从安全地带意象结束的。

一般而言，让来访者想象一些风景就能让来访者体验到内心平静，如海滩、高山、牧场、森林、沙漠和草原等。有些人在这些风景中也可能缺乏安全感，这时咨询师可以把咨询室作为安全地带的场景。治疗时可以指导患者从办公室周围的景物开始和结束意象。治疗师要求患者对他们看到听到或感觉到的每一样东西都进行观察和描述，等到来访者感觉自己和治疗师在一起是安全的，并且能把办公室看作安全的空间之后才开始进行后面的练习。

第二步，确定负性情绪事件。对于一些来访者来说，这些负性情绪事件是活跃的，经常被回想起来，常常影响着她当下的情绪和生活。但对于多数来访者来讲，这样的负性事件往往是被压抑的，不太容易想起。即使能够想起的，可能也只是其中的一个部分。

如果有必要，我们可以引导来访者从被遗忘的记忆中把它搜寻出来，通常来说这些负性事件往往是：（1）任何令自己感到痛苦的童年事件；（2）和父母双方发生的令自己感到痛苦的事件；（3）和其他的重要他人（包括同龄人）之间发生的自己感到痛苦的事件。

引导来访者回忆的指导语要简短，避免指导过多影响回忆。例如，你可以这样说："现在请闭上你的眼睛，并且允许一幅画面进入你的脑海，不要给它压力，而只是让它自然地进入你的意识，并告诉我你看到了什么？"咨询师要求患者用现在时和第一人称大声地描述此时看到的情境，就像正在发生一样。咨询师要求来访者就像看电影一样，并且投入进去，把现在的我投入过去的我身上，去体会过去的我的想法、感受、情绪和生理反应等，并要求来访者大声地说出来。来访者报告的时候，咨询师要把相应的内容记录下来。

确定负性情绪事件的想象是从安全地带想象开始的，也就是先让来访者想象让自己平静的场景或画面，然后再过渡到搜索负性情绪事件的想象。等负性情绪事件想象结束后，来访者知道咨询要回到安全地带的场景中，并且待在那个情景中直到情绪恢复平静才停止。

第三步，重构负性情绪事件的对话。前两步都是为第三步进行准备的，第三步才是两个我对话的核心，这一步将对负性情绪事件进行认知行为干预，改变来访者对于过去那件事情的认知、情绪和行为反应。

和确定负性情绪事件一样，重构负性情绪事件的两个我的对话也是从安全地带开始的。由于要重构负性情绪事件，因此，来访者在进入安全地带意象后，要进入到负性情绪事件中，也就是要从想象中再现负性情绪事件的场景，然后咨询师再引导来访者现在的我与过去的我进行对话。

我们举一个例子来说明应用两个我的对话来重构负性情绪事件的应用。

这是一位在校硕士，因为抑郁来昭良心理深圳中心咨询。经过一段时间咨询，抑郁症状得到根本好转，而且社会功能得到了完全恢复，由于来访者希望能够彻底地解决自己的深层次问题，咨询进入核心信念阶段。在有关成长经验的重构中，他回想起一个情景。

我在小学一年级时候考了班里第一名，家里很高兴，奶奶把奖状郑重地镶嵌在木框里，挂在墙上。但第二次没有考好，我受到了爸爸的批评，奶奶也无情地把那张奖状撤了下来，我感到心情很沉重。

咨询师应用两个我的对话来处理他的负性情绪。为了方便描述，我们给来访者起个名字叫明明，下面是两个我对话的干预过程（省略了安全地带练习的内容）。

咨询师：我们进入到过去那个场景。你把考卷给爸爸，让爸爸签字，因为学校老师要求必须要家长签字，你只好请你爸爸签字。现在请你想象那个场景，你想到了就点头示意我。

来访者点头。

咨询师：现在你就把自己当成童年时候的那个自己，当你能够想象自己就是那个自己的时候，就示意我。

来访者点头。

咨询师：好的，你现在就是童年的自己，我就用“童年的明明”来称呼你。童年的明明，请你告诉我，那是一个什么场景，都有什么人在场，他们都在做什么？

来访者（童年的明明）：这是我们家的堂屋（正屋），中间有一个吃饭的方桌，正面的墙上挂着我上次考试得到的奖状，爸爸坐在桌子前抽烟，奶奶在隔壁厨房收拾东西，弟弟也在桌子旁边玩。

咨询师：挺好，童年的明明你现在把考卷给你爸爸递过去，让他签字。

你爸爸有什么反应？

来访者（童年的明明）：他问这是什么？

咨询师：童年的明明，你是怎么回应的？

来访者（童年的明明）：这是期中考卷，班主任老师让家长在试卷上签字。

咨询师：爸爸看了试卷什么反应？说了什么没有？

来访者（童年的明明）：他皱起眉头，说了句："怎么都只有90多分？"

咨询师：童年的明明，当你爸爸这么说的时候，你怎么想？

来访者（童年的明明）：我没有考好，爸爸不满意。

咨询师：童年的明明，你体验到什么情绪呢？

来访者（童年的明明）：我感到羞愧。

咨询师：接下来又发生了什么呢？

来访者（童年的明明）：爸爸就开始说肯定是我学习不努力，不理解爸爸挣钱的辛苦。

咨询师：童年的明明，爸爸说你的时候，你怎么想呢？心情如何？

来访者（童年的明明）：知道没考好，只能挨训了，心情非常沮丧。

咨询师：后来又发生了什么呢？

来访者：爸爸在数落我的时候，奶奶在厨房听见了，就停下了手里的活，走到堂屋，也批评我。

咨询师：童年的明明，你奶奶是怎么说你的呢？

来访者：奶奶说："我白疼你白爱你了，给你做这么多好吃的。上次你考一个好分数得了个奖状，奶奶多有面子。现在考这么点分数，说出去多丢人。你肯定是翘尾巴了吧？"

咨询师：童年的明明，奶奶这么说你，你心里在想什么，是什么心情？

来访者：我觉得都是我的错，没有考好，惹得一家人都不高兴，我感到心情沉重。

咨询师：童年的明明，后来又发生了什么？

来访者：奶奶越说越激动，后来把挂在墙上的奖状取下来，从相框里把奖状拿出来，当着我的面一把火烧了。

咨询师：童年的明明，你对此什么心情?

来访者：心情难受到极点（忍不住哭起来)。

咨询师：童年的明明，我们让现在的明明通过时空隧道穿越回现场，让成年的明明告诉童年的你一些不同的事情好吗?

来访者（童年的明明)：好的。

咨询师：童年的明明，现在成年的明明就在你面前，你可以和他说话了，你想和成年的明明说些什么呢?

来访者（童年的明明)：为什么爸爸要这么说我，对我的考试不满意呢?

咨询师：现在你切换身份，扮演成年的明明，回应童年的明明的提问。

来访者（成年的明明)：爸爸只是希望你考好，上次你考了一个好成绩，对你的期望自然非常高，这次你没有考好，他有些失落。另外，爸爸说你不理解爸爸挣钱的辛苦，实际上爸爸是希望能够得到家人的理解，甚至包括年幼的你的理解。

咨询师：现在作为童年的明明，你觉得成年的明明说得有道理吗？你相信他的话吗?

来访者（童年的明明)：我觉得有道理，爸爸应该是这样想的吧。

咨询师：一旦你像成年的明明那样想，你现在的心情如何?

来访者（童年的明明)：心情轻松多了，也没有多少羞愧和沮丧了。

咨询师：很好，童年的明明现在继续和成年的明明交流，你还有什么困惑吗?

来访者（童年的明明)：奶奶为什么要烧掉我的奖状？那个奖状是我好不容易得来的。

咨询师：成年的明明，你怎么回应呢?

来访者（成年的明明)：奶奶和爸爸一样，都希望你能考好，对你抱了很大的希望，烧毁你的奖状是为了刺激你，想让你努力读书。

咨询师：童年的明明，你同意成年的明明的解释吗?

来访者（童年的明明)：说得有道理。

咨询师：童年的明明，你难受的心情好些没？

来访者（童年的明明）：好些了，但还是难受。

咨询师：成年的明明，你还有什么想要对童年的明明说的吗？

来访者（成年的明明）：童年的明明，你这次考试不理想的原因是什么呢？是不努力了吗？骄傲了吗？

咨询师：童年的明明，你怎样回应呢？

来访者（童年的明明）：不是这样的，我努力学习了，就是考试时候比较着急，看错了两道数学题和答错了一道语文题。

咨询师：成年的明明，请你继续和童年的明明沟通。

来访者（成年的明明）：你希望爸爸怎么对待你呢？

咨询师：童年的明明，你怎么回应呢？

来访者（童年的明明）：我希望爸爸不要数落我，而是给我一些鼓励。

咨询师：成年的明明怎么回应？

来访者（成年的明明）：你这个想法挺好，你走到爸爸的面前，对爸爸说："爸爸我知道错了，我一定努力争取下次考好。这次考试我也是努力学习了，只是因为粗心被扣分了，我保证下次细心些，不要因粗心扣分。考个好成绩让你高兴高兴。"

咨询师：童年的明明，你试着按照成年的明明的建议，走到爸爸的面前，把成年的明明教给的话，说给的爸爸听。

来访者（童年的明明）照做了。

咨询师：童年的明明，你能告诉我，爸爸听了你的话以后，什么反应吗？

来访者（童年的明明）：表情轻松了，摸了摸我的头，让我好好努力。

咨询师：童年的明明，你对爸爸的反应满意吗？

来访者（童年的明明）：满意。

咨询师：成年的明明，请你给童年的明明一些建议，帮助他与奶奶沟通，怎样才能让奶奶不要烧毁奖状？

来访者（成年的明明）：童年的明明，你和爸爸的沟通取得了你期望的结果。你觉得这样做可以吗？你走到奶奶面前，向奶奶表态下次努力考好，让奶奶把奖状保留在原处，如果下次还没有考好，自己就主动取下来烧掉它。

咨询师：童年的明明，你按照成年的明明的建议试试看会是什么结果。

来访者（童年的明明）照做了。

咨询师：你奶奶什么反应呢？

来访者（童年的明明）：奶奶不生气了，奶奶也同意继续把奖状挂在那里。

咨询师：童年的明明，你现在心情如何？

来访者（童年的明明）：心情轻松了。

这段对话是两个我对话的主体部分，咨询师先进行了情境再现，通过情境再现，让来访者置身其中，然后咨询师进行了认知概念化，确认了在整个事件发展过程中每个环节的自动思维和情绪体验，在这些基础工作完成后，咨询师再引入“现在的我”进入场景中，与“过去的我”进行对话，通过对话对来访者的认知和行为进行干预。通过干预，来访者改变了对爸爸和奶奶言行的看法，来访者的情绪好转，另外，“成年的明明”建议“童年的明明”做一些当年未曾做出的行为改变，给爸爸解释和承诺，请求奶奶保留奖状，结果爸爸和奶奶的反应也改变了。原来这样一个负性情绪记忆的事件，就因为认知改变和行为改变，而变成了温暖的记忆。

两个我的对话形式也可以变通，上面采取的意象对话的形式，就是在头脑中通过想象进行这样的对话干预，咨询师如果熟悉其他类似的形式也可以用来达到相同的目的。例如，空椅子技术的形式，在空椅子技术中，咨询师可以用不同的椅子来表示场景中的相关人员，现在的我和过去的我用不同的椅子来代表。又例如，心理剧的形式，在心理剧中，可以让不同的人来扮演场景中的不同人物，通过人物对话来完成干预。实际上不论形式是什么，认知行为疗法的内核最重要，就是需要在这些形式中实现认知概念化、认知改变和行为改变的干预，以及效果评估等操作。

9.7 结束咨询

经过核心信念修正和成长经验重构两个环节的咨询，来访者能够从当下每天发生的事情中获得正性核心信念的证据，也能从成长经验中获得对正性核心信念的支持经验，来访者对正性核心信念也就变得越发巩固，到这个时候心理咨询就该结束了。

来访者的心理问题往往是因重要他人而起的，心理咨询最后也就到回到原点，与重要他人实现和解，就是咨询结束的最后环节。来访者认识到重要他人给自己带来的伤害和不利影响，但随着来访者的成长，也能认识到重要他人对自己的扶助和正面影响。来访者需要把两种影响整合起来，从一个比较现实的角度来看待重要他人。

其实，我们在长大成人以后，会发现我们成长过程中的重要他人也是普普通通的人，有着自己的喜怒哀乐，有着自己的能力和局限。如果来访者能够从成人的角度来看待你生命中的重要他人，往往就能客观地看待他们，也就能够实现与重要他人的和解：感恩他们对自己的付出，宽恕他们对自己的伤害。来访者只有与重要他人实现和解，才能放下历史的牵绊，走出属于自己的人生，在正性核心信念的指引下，开启人生辉煌的篇章。

与重要他人和解主要有两种形式：一种是给重要他人写信，第二种是直接沟通。下面我们分别介绍这两种技术方法的使用。

9.7.1 给重要他人写信

来访者的负性核心信念，如“我是无能的”“我是不可爱的”或者“我是坏的”等，主要是在与父母的互动中形成的。例如，当孩子饭撒了一地的时候，妈妈对他说：“你怎么这么笨呀，连吃饭这件事都做不好！”或者对他说：“你怎么这么不乖，连饭都不好好吃。”这些话，如果说多了，就会对孩子产生消极影响，孩子会逐渐形成自己是“无能的”或者是“不可爱的”信念。可见家长对于孩子负性核心信念的形成有着不可推卸的责任。

当来访者认识自己的负性核心信念是造成自己痛苦的心理根源，也就能逐渐认识到父母或其他重要他人对其消极评价和有关互动是造成这一负性核心信念的深层原因。来访者就会对父母产生抱怨、指责等消极情感。给他们写信，一方面，可以宣泄或表达这样的情感，这样的表达有助于修复最后的伤痕，利于康复；另一方面，给父母写信表达自己曾经是父母不当教育方式的受害者，并且表达自己不再受过去负性生活经验的影响，自己将开启新生活的愿望和决心，这将有助于患者开启新的人生。

信的内容主要讲述自己是如何受到父母的不当教育方式的影响的，这样的影响让自己形成了负性核心信念，负性信念给自己的生活带来什么样的影响；通过心理咨询，自己认识到这些，也愿意原谅父母的过失，自己将要抛弃这些消极的东西，开始自己新的人生。

下面这封信是一位社交恐惧症患者在治愈之后给父母写的信。

爸爸妈妈，

感谢你们给了我生命，让我看到这个精彩的世界。你们辛勤地劳动，为我提供更好的环境，满足我的需求。对这些，我只有感谢。

在你们的羽翼下，我像雏鸟生活了23年，面对学校，面对社会，我蓦然发现我更像一只惊弓之鸟，胆小、懦弱、无能。但是我与自己对话，我是这样的吗？这是我吗？答案是：肯定不是。我是一个自信、坚强、聪慧、可爱、自尊的女孩！我现在要做一个决定：彻底地“离开”你们，健康地成长！这算是我写给你们，也写给自己的告别宣言吧！

比起许多父母，你们算是称职的，特别是妈妈，无论是在精神上，还是物质上，都给了我许多许多，但是，有很多时候，你们的意图是好的，方式却大有问题，例如，夸大别人的优点，带过我的成绩，凸显我的失败或缺点，又例如，打骂，严厉的脸色和神情，语气，近乎啰唆的说教，时常焦虑不开心的氛围，贬低我的言语，对于细节的挑剔，明显或含蓄的攀比，带讥讽的眼神和语言，辱骂的词语，暴怒的言行，近乎完美的要求，过高的期望，敏感细致的监督……都扭曲了我幼小的心灵，使我过早远离天真无邪，活泼快乐及自信！

逐渐变得越来越听话，越来越“乖”，越来越多愁善感和胆小懦弱，无理由地贬低自己，变成了你们希望我成为的那个样子。但是你们也是无知和无辜的。只是现在我要宣布：离开你们，离开以前的自己，我已长大了，我具备了所有的能力，我不需要再依靠任何人，再畏惧任何人，我要自己成长。

从今以后，我要彻底告别那个“过去的我”，也许她近期还会不时出来作怪，但我一定会及时和她做斗争，做辩论。我要树立我的新形象，因为我已经长大了，我对自己负全责！我的新生命就是自信、健康、快乐、大方、豁达、充满个性魅力的！从此，我要练习积极思考，大小事都鼓励自己，表扬自己！放大自己的优点，接受和重视自己的长处和优点，对于短处或不足，改一下就好了。

我要每天记积极日记，一有成绩，大的小的我都要好好地表扬和鼓励自己，对自己非常好，非常喜爱自己！我还要每天早、中、晚拿出时间和身边的人、熟人、陌生人、男人、女人、老人、年轻人和小孩温柔、急躁、仔细、粗犷地交流，去认识更多的人。

我已经掌握了生存的技能，我已经掌握了引导自己心理健康成长的方法。我坚信过不了多久，我的心灵会越来越强壮，我会越来越自信，越来越自我，快乐，健康，幸福！我的人生也将丰富多彩，充满阳光！

以前我总是想我不行，以后我只想我行！我很正常，很好，很有气量。一个人一生最重要的是不断被认可，先是被自己认可，批评否定是不重要的。曾经，“过去的我”太大，压得我喘不过气，现在我看清楚了，想明白了，我要利用手中的利器将她轰出去，夺回自己的领地。这样，我就会健康了。

这是我人生的成人礼，这是我的告别宣言。过后，我成熟了，明事了，有能力了，有辨别力和自主力了。我有力量依靠我自己，一步步稳稳地走下去，我依靠我自己，我信赖我自己，我要找回我自己，我只做我自己！

让来访者给重要他人写信，其内容本质上是来访者在内心与重要他人的对话，这封信没有必要真寄给当事人。来访者写好后带到咨询室，读给咨询师听，咨询师听完之后可以说说自己的感受，然后咨询师读这封信给来访者听，来访者听完之后，也谈谈自己的感受。这样相互读和听的形式也可以采取角色扮演的形式来进行，来访者读的时候，咨询师可以扮演收信人，咨询师读的时候，来访者扮演收信人。

在多数情况下，我都会建议来访者不要真把这些信件寄给父母（或其他的重要他人）。如果来访者能够处理对方收到信函之后的反应才能这么做。例如，来访者可能会激怒他们，可能变得更加痛苦，也可能对此感到内疚，可能面临来自其他相关人员的指责，甚至可能因此而结束与他们之间的联系。

9.7.2 与重要他人直接沟通

虽然把自己给重要他人写的信交给当事人并不是一个好办法，但有时候与当事人直接沟通反而是比较好的方式。

（1）与重要他人进行直接沟通，来访者可以根据重要他人的反应来决定对话的内容，从而可以避免事情向糟糕的方向发展。

（2）与重要他人直接沟通，来访者可以聆听当事人对事情的认知和看法，了解当事人的内心感受，这有助于来访者增进对当事人的认识和了解，纠正自己的某些认知歪曲。

（3）来访者向当事人表达自己的感受和心路历程，帮助当事人理解和同情来访者，这有助于改善他们之间现在的情感联系。

如果条件允许，可以邀请重要他人到咨询室来，在咨询师在场的情况下，让来访者与当事人进行沟通。这样沟通有几个好处：

（1）这样的沟通方式显得比较正式；

（2）咨询师可以掌控直接沟通的走向，避免冲突和问题恶化；

（3）当事人见证来访者的成长，获得了新的人生。

直接沟通的流程如下。

（1）来访者讲述自己通过心理咨询走出了困境，获得了成长。

（2）通过心理咨询自己认识到当事人对自己的扶助，这里可以具体描述当事人对自己的帮助和引领等内容。

在完成这两个内容接触上，再触及一些核心问题。

（3）来访者可以就成长过程中自己耿耿于怀的一些事情与当事人分享（虽然这些事情前面已经处理过，但与当事人讨论也是有必要的），询问当事人是否记得这些事情（一件一件地分享），并询问当事人当时的想法和感受是什么，然后来访者再讲述自己的想法和感受，这个环节的目的是澄清而不是指责，因此需要注意用词用语。

（4）回到现实中来，说明自己已经走出来了，能够释怀过去的那些事情，让当事人放下包袱。

（5）来访者和当事人讨论对相互之间关系的期望和调整的办法等。

第10章 巩固性会谈

心理咨询进展到核心信念阶段后，整个心理咨询的咨询性会谈就算结束了。从前期（自动思维阶段到中间信念阶段）的治标到后期（从中间信念阶段到核心信念阶段）的治本，三个咨询阶段完整地走下来，就实现了认知行为疗法的治标与治本相结合，先治标后治本的咨询策略。

咨询性会谈的结束通常有一个结束会谈的环节，无论咨询性会谈在哪个阶段（自动思维阶段、中间信念阶段还是核心信念阶段）结束，都有一个结束会谈的环节。结束会谈主要是回顾和展望两个话题，所谓回顾，就是回顾咨询历程、咨询进展和取得的进步，所谓展望就是咨询结束后的安排、可能遇到的问题、什么情况下再次启动咨询等。有关结束会谈的内容在本丛书的《认知行为疗法入门》的相关章节有介绍，感兴趣的读者可以阅读此书。

整个心理咨询性会谈包括评估性会谈、咨询性会谈和巩固性会谈。咨询性会谈结束后，不意味着心理咨询就完成了，心理咨询还有一个巩固性会谈的阶段。巩固性会谈阶段的设立是为了预防复发和确保咨询效果，在咨询结束之后的一年内安排两三次会谈。我们在本章给大家介绍巩固性会谈的相关内容。

10.1 巩固性会谈的必要性

对一些严重的精神疾病，如精神分裂症、双相障碍、抑郁症等问题，精神科医生在患者发作期间通过药物治疗控制症状，经过一段时间的药物治疗，患者症状得到缓解，有时候也被称作治愈。但鉴于这样的疾病非常容易复发，精神科医生会在症状缓解之后规划一个康复期。在康复期，患者需要继续用药（虽然用药量和种类会有所减少）。一般来说，越是严重的精神疾病，维持用药的时间越长。如果患者在康复期内症状不再恶化或者再不出现，患者的疾病才能算作治愈了。简单来说，精神科疾病的治疗通常分为急性期和康复期两个阶段，急性期医生的任务是控制症状，缓解症状，康复期医生的任务是维持健康状态和预防复发。不论是急性期还是康复期，患者都需要用药。对于精神科医生而言，患者健康状态维持和预防复发是通过让患者继续用药的手段来实现的。

与此类似，心理咨询的问题也是有可能复发的，心理咨询师的应对策略是安排巩固性会谈，让来访者在咨询性会谈结束后，继续一定次数的会谈。其道理和做法就像精神科医生让患者在康复期间继续用药一样。

心理咨询规划巩固性会谈的必要性，首先在于控制心理问题的复发。有些心理问题是比较容易复发的，特别是一些比较严重的心理问题，像焦虑障碍、抑郁障碍、强迫症和人格障碍等问题，心理咨询师对待来访者的这类问题也是需要安排一定次数的巩固性会谈来巩固咨询效果。

其次，**教会来访者成为自己的咨询师，遇到问题后能够应用心理咨询中所学到的方法去解决**。例如，有的来访者因为抑郁症前来咨询，过一段时间可能由于生活事件的原因再次陷入抑郁状态，这个时候，咨询师可以通过巩固性会谈，引导来访者继续应用行为激活的技术来应对抑郁的复发。又例如，来访者的社交恐惧再次复发，咨询师可以引导来访者应用过去习得的暴露技术去应对。

这里的问题包括老问题，就像上面提到的抑郁和焦虑问题，也包括来访者面临的新问题。例如，一位来访者因为恋爱问题前来咨询，咨询结束后两个人走入婚姻殿堂生活在一起。进入新阶段，两个人就遇到了之前未曾遭遇的情形，如家务分配、春节去谁家过年等问题，对于这些问题，通过巩固性会谈的方式，咨询师可以引导来访者应用以前会谈中学到的技术来加以应对。

再次，**便于来访者及时求助**。遭遇心理问题的时候，来访者往往并不会想到去求助。我们发现，有许多人在工作生活中遭遇困难而需要他人帮助的时候，他们会变得更加退缩，很少与人打交道，这样人们就不太了解对方的情况，也就不太可能提供帮助。安排巩固性会谈，来访者定期与咨询师见面，咨询师就可以发现来访者的问题，并及时予以帮助。

最后，**处理分离焦虑的手段**。人生最痛苦的事莫过于生离死别。来访者与咨询师进行定期的会谈，两个人之间慢慢地就建立了感情，有了一定程度的依恋关系，随着咨询进入尾声，两个人的关系也就要中止了。结束两个人的关系对许多来访者来讲都是有难度的。一方面有感情的割舍，另一方面还可能引发来访者被抛弃的信念。在咨询结束后安排巩固性会谈，可以让来访者认识到，咨询关系并没有终结，双方还是可以再见面的，如果有需要还是可以继续咨询的。

以上的分析是针对来访者而言的，巩固性会谈对咨询师和咨询机构也是有积极意义的，一方面，通过巩固性会谈，咨询师可以了解咨询的效果，在结束会谈之后来访者问题有没有复发，并且可以根据这些结果评估自己的咨询效果，也可以调整和优化咨询方案。另一方面，对咨询机构而言，安排巩固性会谈也就巩固了机构与来访者之间的关系，培养了客户的忠诚度。

10.2 规划巩固性会谈

10.2.1 预告巩固性会谈

心理咨询会谈包括评估性会谈、咨询性会谈和巩固性会谈三个阶段，这方面的信息应当在心理咨询正式开始之前就让来访者了解。对缺乏心理咨询经验的人来讲，他们可能认为首次会谈就可以解决问题，认为会谈流程往往就是自己提出一个问题，咨询师就给出一个解决方法，他们不知道心理咨询先要对问题进行评估，确定咨询方案，然后再开展咨询，咨询结束之后，还要巩固咨询效果。

因此，咨询师在首次会谈的时候，就需要向来访者普及心理咨询三个阶段的知识，让他们了解到进入心理咨询先要进行的是评估性会谈，然后才能开始咨询性会谈。咨询师把这些内容对来访者交代后，就调整了来访者的预期，他们就知道自己不能马上期待问题的答案，需要先讲述自己的问题以及成长经验方面的事情，然后才可能进入问题解决阶段。

在评估性会谈中，咨询师搜集足够资料后，就需要和来访者讨论问题清单和咨询目标以及咨询方案，通过与来访者的充分讨论，来访者明白了心理咨询的目标和方案后，对心理咨询的未来进程有了充分的心理准备，也就能很好地与咨询师建立咨询联盟关系，双方有效配合推动咨询的进展。

在通常情况下，咨询师在与来访者讨论咨询方案和计划的时候，就需要告知巩固性会谈的安排。例如，一位咨询师对他的抑郁患者是这样解释的：

我们把咨询的目标确定为减少抑郁，恢复正常的工作和日常生活。根据我们过去的经验，像你这种情况大致需要 14 次至 20 次会谈，会谈间隔是每周一次，到后期可以是每两周一次。当你的症状好转以及实现咨询目标后，我们还需要安排三次巩固性会谈，用来防止抑郁复发。只有巩固性会谈期间抑郁没有再次复发，才是真正的康复。

在评估性会谈的结束和咨询性会谈开始之前，咨询师需要对巩固性会谈的安排做出说明，这样好让来访者对此心中有数，避免安排巩固性会谈时其感到突兀和不解。

10.2.2 安排巩固性会谈

随着咨询性会谈的进展，来访者的问题逐渐得到解决，心理咨询也就进入尾声。咨询师需要考虑心理咨询最后一个阶段的规划和咨询结束之后的安排，并且在适当时候和来访者来讨论这样的规划和安排。

一般情况下，咨询师可以在剩余三次会谈时，或者在讨论最后一个疗程（一个疗程一般是 7 ~ 10 次会谈）的安排之前，与来访者讨论巩固性会谈的安排。我们以上面这位抑郁来访者的巩固性会谈的安排为例予以说明。

咨询师：我们经过了三个疗程的咨询，你觉得自己恢复得怎么样？

来访者：我感觉挺好的，心情也比过去好多了，也能够开始工作和处理各种日常事务了。

咨询师：真为你感到高兴。

来访者：谢谢。

咨询师：按照我们的规划，咨询还有三次就要结束了，我们花一点时间讨论一下最后阶段的咨询安排。

来访者：好的。

咨询师：按照目前两周一次的安排，我们还有一个半月就要结束了。按照心理咨询的规范，我们在咨询性会谈结束之后，还有一个巩固性会谈的阶段。你还记得我在首次会谈的时候，给你提到过巩固性会谈吗？

来访者：记得。

咨询师：巩固性会谈就是在咨询结束后安排几次会谈时间，用以巩固咨询会谈的效果。你目前抑郁好了并不是真好了，因为它有可能在未来一段时间复发，你只有在未来一段时间（如一年）里能够维持健康状态，才能算是真正康复了。

来访者点头。

咨询师：为了让你在咨询结束后依然能够保持健康状态，我需要安排几次巩固性会谈，用以保障结束咨询后，你依然能够保持健康状态。

来访者：哦，那要安排几次，隔多长时间来一次呢？

咨询师：不同的心理问题需要的次数不一样。像抑郁症这样的问题，需要安排三次会谈，第一次安排在结束咨询后三个月，第二次安排在六个月，第三次安排在一年。

来访者：明白了。

咨询师：也就是说，我们在结束咨询后，还有机会见面，我会持续关注你的健康状态。

来访者（笑了）：是呀。

此后，在最后一次咨询性会谈结束之前，咨询师需要和来访者落实巩固性会谈的具体时间和相关注意事项。

咨询师：今天我们还有最后一个议程，讨论结束咨询会谈后巩固性会谈的时间安排。

来访者点头。

咨询师：按照计划，巩固性会谈有三次，分别是三个月、六个月和一年后。我们把具体日期落实下来。

来访者：好的。

咨询师：今天是10月4日，第一次是三个月后，应该就是明年2月4日；第二次是六个月后，应该就是明年5月4日；第三次是一年后，就应该是明年10月4日。

来访者：嗯。

咨询师：现在你把它记录在日历上，以免忘了。

来访者（在手机的日历的相应日期里增加咨询事项）：好的。

咨询师：到时，请你提前一周与我预约会谈时间。

来访者：好的。

咨询师：如果你没有与我联系，为了避免你遗忘，我会与你联系确认巩固性会谈的事情。

来访者：这样好。对于巩固性会谈，我需要做什么准备吗？

咨询师：你这个问题好。你来之前可以想想自己的心情如何，工作生活方面怎么样？也就是自己的健康状态如何？工作生活中有没有什么问题需要讨论的？

来访者：明白了。

咨询师：到时我们会讨论的康复状况和你遇到的工作生活等方面的问题是否解决，如果你有问题需要解决的话。

来访者：谢谢你！

10.3 开展巩固性会谈

当来访者如约来到咨询室，与咨询师进行巩固性会谈时，巩固性的会谈就开始了。巩固性会谈主要涉及三个方面内容：一是心理健康状况评估，也就是评估康复状况，来访者的心理问题是否复发或者健康状况是否恶化；二是当前问题的讨论，如果来访者当下生活中出现问题，不能自行解决，咨询双方可以就这些问题进行咨询讨论；三是会谈后的咨询安排。

10.3.1 健康状况的评估

巩固性会谈的主要目的是防止心理问题的复发，因此，巩固性会谈先要做的事情就是要评估来访者的心理健康状态，判断心理问题是否复发。对来访者进行心理健康状况的评估，主要根据两个途径来判断。

第一个途径，需要通过心理测评问题搜集客观的资料，判断来访者的心理健康状况水平。咨询师需要安排来访者进行与评估性会谈和咨询性会谈期间相同的心理测评问卷。在评估性会谈期间，心理咨询师为了评估心理问题的性质和严重程度，往往需要安排一定数量的心理测评问题，在咨询性会谈期间，来访者也需要完成相同的问卷，咨询师可以通过问卷分数的变化来评估咨询效果，在巩固性会谈期间，咨询师同样需要安排相同的问卷测试来了解康复水平。

例如，抑郁患者在评估性会谈期间进行了贝克抑郁问卷测试，当时得分是32分，咨询性会谈结束的时候得分为5分。巩固性会谈时得分为10分，这个测试分数要比当初结束时候的分数高，这说明来访者的健康状况有些恶化。当然，如果得分与结束时候相当甚至更低，就说明没有复发或恶化。

第二个途径，评估健康状况应当依据原初的咨询目标和结束时候的评估水平。咨询师可以对照原初的咨询问题或对应的咨询目标，在与来访者的会谈中，逐项进行核实，确认是否存在某些咨询问题复发或咨询目标没有达标的情况。

例如，一位来访者的咨询目标有如下四个项目：

（1）改善学习成绩；

（2）减少抑郁；

（3）与人交往；

（4）参加集体活动。

咨询师可以和来访者讨论上面四个方面的改善情况以及和咨询结束时候的表现是否恶化。第一项是检查学习成绩如何，是否和咨询结束是相当，经过讨论发现，来访者的学习成绩和排名甚至有所提升；第二项是检查减少抑郁，经过讨论，来访者自我感觉心情好，此项没有恶化；第三项是检查与人交往，来访者报告说，和咨询结束时没有什么变化，此项结果没有恶化；最后一项是检查参加集体活动，来访者报告有所减少，但是因课业负担重所致，此项评估没恶化。

综合上述两个方面的评估，咨询师就可以得出来访者的问题是否有恶化的结论。

10.3.2 当前问题的咨询

巩固性会谈的第二项议程是处理来访者面临的问题，也许来访者原来的问题复发，也许来访者面临新的问题，也许来访者并没有什么需要处理的问题。下面我们分三种情况讨论。

第一种情况，来访者当前状态良好，没有什么问题需要讨论，那么这个环节就可以省略。

第二种情况，来访者的问题是老问题，咨询问题再次出现，这意味着

问题复发了。咨询师应当向来访者了解问题再次出现的原因，是否是外部生活事件所致，是否是躯体疾病所致，是否是来访者疏于应用从咨询中所习得的认知技能和行为方法所致。如果是后者，咨询师需要和来访者回顾过去从心理咨询中所学习的认知技能和做法，建议来访者重新复习这些习得的技能，并且在生活中继续练习和应用这些技术方法。如果是前面两种原因（外部生活事件所致，和躯体疾病所致），就可以按第三种情况处理。

第三种情况，咨询面临新问题。咨询师可以帮助来访者应用原来学习到的认知技能和行为方法来解决当前的问题，让来访者学会举一反三。帮助来访者对当前的问题进行概念化，找到在这个情境中自己的自动思维、情绪和行为反应是什么，帮助来访者应用认知技术去处理自动思维，改变认知，一旦认知改变，情绪就会好转，最后帮助来访者在认知改变的基础上，改变行为方式，去最终解决问题。

10.3.3 巩固性会谈后的安排

巩固性会谈后的安排需要视本次会谈的情形来确定，依据不同的会谈结果，有着不同的会谈安排。

对于上面所说的第一种情形，来访者状态良好，问题没有复发，没有恶化，就可以安排下次的巩固性会谈，如果本次就是巩固性会谈的最后一次，就可以结束整个咨询会谈不再安排巩固性会谈。咨询师可以告诉来访者："基于你上次咨询问题的咨询，会谈到今天就全部结束了，经过这段时间的巩固性会谈，你的健康状况维持良好，没有复发，说明这个问题解决了。我们关于这个问题的咨询就完全结束了。如果在未来生活中遇到问题，欢迎你与我联系，让我继续有机会帮到你，维护心理健康，保持良好的生活状态。"

对于第二种情形，在问题复发的情况下，咨询师要与来访者讨论复发的应对措施，并安排作业让来访者巩固咨询效果，如果本次会谈效果良好，来访者能够自行去实施这些作业，就可以等到下次巩固性会谈再见面。否则，咨询师就要和来访者讨论安排一定次数的咨询性会谈来处理这个问题了。

对于第三种情形，处理方式和第二种情形一样，如果本次的会谈能够让来访者过去所习得的认知行为技能迁移，把原有的技能应用到新的情境中，本次巩固性会谈就可以结束。但如果本次的会谈只能部分解决问题的话，咨询师就要考虑安排一定会谈次数来处理这个问题了。